# Dimensionen therapeutischer Prozesse in der Integrativen Medizin

AF173868

Mathias Bertram · Harald Joachim Kolbe
(Hrsg.)

# Dimensionen therapeutischer Prozesse in der Integrativen Medizin

Ein ökologisches Modell

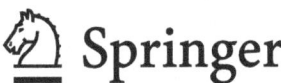 Springer

*Herausgeber*
Mathias Bertram
Universität Witten/Herdecke
Witten, Deutschland

Harald Joachim Kolbe
Landschaftsverband Westfalen-Lippe
Herne, Deutschland

ISBN 978-3-658-12148-8      ISBN 978-3-658-12149-5 (eBook)
DOI 10.1007/978-3-658-12149-5

Die Deutsche Nationalbibliothek verzeichnet diese Publikation in der Deutschen National-
bibliografie; detaillierte bibliografische Daten sind im Internet über http://dnb.d-nb.de abrufbar.

Springer

Gedruckt auf säurefreiem und chlorfrei gebleichtem Papier

Springer ist Teil von Springer Nature
Die eingetragene Gesellschaft ist Springer Fachmedien Wiesbaden GmbH

# Inhaltsverzeichnis

# Autorenverzeichnis

**Thomas Abel-Wolf** Herne, Deutschland

**Dr. Bettina Berger** Herdecke, Deutschland

**Dr. Mathias Bertram** Witten, Deutschland

**Rüdiger Eckardt** Herne, Deutschland

**Jun.-Prof. Dr. Axel Föller-Mancini** Alfter, Deutschland

**Maria Glasen** Bochum, Deutschland

**Angelika Jensen** Herdecke, Deutschland

**Jenny Lena Kanitz** Berlin, Deutschland

**Ullrich Kleinrath** Herdecke, Deutschland

**Harald J. Kolbe** Herne, Deutschland

**Christine Kolbe-Alberdi Vallejo** Berlin, Deutschland

**Dr. Michael Kramer** Herten, Deutschland

**Monika Layer** St. Gallen, Schweiz

**Alejandra Mancini** Witten, Deutschland

**Kim Pretzer** Berlin, Deutschland

**Katrin Pumplün** Herdecke, Deutschland

**Heine Rolf** Filderstadt-Bonlanden, Deutschland

**Prof. Dr. Georg Seifert** Berlin, Deutschland

# Geleitwort

Die Sorge um kranke und pflegebedürftige Menschen und ihre Behandlung ist vor allem in der klinischen Medizin auf viele Schultern verteilt. Aufgaben, die noch vor 30 Jahren von wenigen Akteuren verantwortet wurden, haben sich derart ausdifferenziert, dass chronisch kranke Menschen – und das ist der überwiegende Teil unserer Patienten – heute von einem multidisziplinären Team aus Fachärzten, Therapeuten und spezialisierten Pflegenden betreut werden. Jede und jeder von ihnen sieht einen immer kleineren Ausschnitt des Patienten und seiner Leiden. Dieser ist aber nicht die Summe seiner Symptome, sondern ein je einzigartiger Mensch, der körperlich und leiblich, seelisch und geistig seine individuelle Art des Krankseins lebt. Rationale Therapie erfordert also ein Bild des ganzen Menschen, wie es sich heute nur noch aus den Perspektiven aller maßgeblichen Akteure am Krankenbett zusammensetzen lässt. Umso wichtiger ist es geworden, disziplin- und berufsübergreifend zu kommunizieren, einander zu verstehen und alles therapeutische Handeln zu synchronisieren.

Ein Hindernis solcher integrativen Bemühungen sind die vielbeklagten Gräben zwischen den Berufsgruppen. Verschärfend kommt hinzu, dass nicht nur im Bereich unkonventioneller Therapiemethoden verschiedene „Sprachen" gesprochen werden. Osteopathen, Musik- und Kunsttherapeuten, Pflegende, die mit Mitteln der basalen Stimulation oder Validation arbeiten und Ärzte, die Homöopathie einsetzen oder psychosomatisch behandeln, legen ihrem Handeln eine je eigene Ratio zugrunde. Sie müssen, wollen sie sich verständlich machen, Übersetzungsarbeit leisten.

Vor diesem Hintergrund ist es sehr zu begrüßen, dass Mathias Bertram und Harald J. Kolbe hiermit einen übergeordneten theoretischen Rahmen vorlegen, der es erlaubt, auch jenseits spezieller Schulen die Wirksamkeit therapeutischer Interventionen zu kommunizieren.

Die Autoren beschränkten sich dabei nicht allein auf den theoretischen Entwurf. Vielmehr haben sie und ihre Coautoren das Modell im Sinn einer medizinischen Anthropologie als Heuristik genutzt um mit ihm Fälle aus ganz verschiedenen therapeutischen Settings zu beurteilen. In diesen Beiträgen wird das Modell lebendig und erweist sein Potential: Es erlaubt die konsistente Einordnung diverser Therapien und Interventionen, die vordergründig ganz verschiedene Heilungsmechanismen anzusprechen schienen.

Besondere Erwähnung verdient schließlich die Tatsache, dass in dem hier vorgelegten *ökologischen Modell therapeutischer Prozesse* der Patient eine explizite Stimme bekommt. Seine subjektive Perspektive ist integraler Bestandteil des Modells.

Mathias Bertram und Harald J. Kolbe geben nicht vor, den Stein der Weisen entdeckt zu haben. Vielmehr verstehen sie ihr Modell als ersten Entwurf eines Beitrags nicht zur Vereinheitlichung, aber doch zur Konsentierung aller therapeutischen Bemühungen zugunsten des Patienten. Wie ernst es ihnen mit der Erprobung und Weiterentwicklung dieses Modells an der Praxis ist, erweisen sie im letzten Kapitel, welches als eine Art Synopse die Ergebnisse zusammen fasst: Hier kritisieren sie selbst ihr Modell und mahnen seine Weiterentwicklung durch Überprüfung, weiterführende theoretische Reflexion und empirische Forschung an.

Dieses Buch ist ein Werk, das ins Gespräch bringen kann. Es wendet sich gleichermaßen an Therapeuten wie Wissenschaftler und hat das Potential Brücken zu schlagen. Ich wünsche ihm gute Verbreitung und dass sich der hiermit angestoßene Prozess fruchtbar weiter entwickeln möge.

Univ.-Prof. Dr. Peter Heusser
Inhaber des Lehrstuhls für Medizintheorie, Integrative und Anthroposophische Medizin
Universität Witten/Herdecke

# Vorwort

Mathias Bertram und Harald J. Kolbe

Integrative Therapieverfahren werden von vielen Menschen hoch geschätzt. Insbesondere in der Behandlung chronischer Krankheiten und in der palliativen Versorgung von schwer kranken Menschen haben sie eine große Bedeutung erlangt. In vielen Fällen stellen sie eine konkurrenzlose Ergänzung der naturwissenschaftlichen Therapien dar, wenn es um Symptomkontrolle und Lebensqualität geht. Auch haben sie in aller Regel den Vorteil, nebenwirkungsärmer zu sein als allopathische Medikamente und können bisweilen helfen, invasive Maßnahmen hinauszuzögern oder sie sogar zu erübrigen.

Die Angebotspalette komplementärer oder integrativer Therapieverfahren ist ebenso vielfältig wie deren Wirksamkeiten. Auch sind es sehr heterogene Interventionen aus Bereichen wie der manuellen Therapie, der Naturheilkunde, der Mind-Body-Verfahren und anderen. Manche folgen einer Ratio, die sich an der naturwissenschaftlichen Medizin anlehnt; Massagen beispielsweise werden angewandt um Muskulatur zu lockern. Parallel zeigen diese Verfahren oft auch Wirkungen, die sich einem eindimensionalen Erklärungsmuster entziehen. So kann eine Massage oder Einreibung eine gleichwertige Maßnahme gegen Schmerzen oder für einen erholsamen Schlaf sein, wie ein allopathisches Medikament. Der Auslöser ist oft klein, die Wirkung vielfältig.

Andere Interventionen folgen der Logik einer eigenen Schule mit eigener Sprache. Das betrifft zum Beispiel die Traditionelle Chinesische Medizin, die Homöopathie oder die Anthroposophische Medizin. Die Erklärung von Therapieziel und Beurteilung der Wirksamkeit erfordert Übersetzungsleitungen. So ist es für einen naturwissenschaftlich orientierten Arzt nicht unmittelbar einleuchtend, warum

Fieber, warum eine Infektion überhaupt ausgestanden werden sollten, anstatt sie sofort medikamentös zu kupieren.

Obgleich zum Wohl der Patienten immer mehr eine integrative Medizin, eine Kombination des besten aus allen Systemen, beschworen wird, sieht der Alltag insbesondere der klinischen Medizin noch immer ganz anders aus. Hier herrschen weiterhin die „Demarkationslinien" der Berufe und Weltanschauungen, wie Gerald Wagner 1998 in seinem medizinsoziologischen Werk „Die programmierte Medizin" die Situation pointierte. Zwar finden auch in Krankenhäusern komplementäre Therapien statt. Allzu oft entbehren sie aber einer interdisziplinär konsensfähigen Zielstellung. Der Kommunikation und Kooperation sind noch immer viele Riegel vorgeschoben.

Mit diesem Buch unternehmen wir den Versuch, erfahrene Anwender ganz unterschiedlicher Interventionen oder Therapieverfahren aus der Anthroposophischen Medizin und der forensischen Psychiatrie mit ihren Erfahrungen zu Wort kommen zu lassen. Und wir interpretieren diese Erfahrungen auf der Grundlage eines voraussetzungslosen theoretischen Modells. Dieses „Ökologische Modell" genügt unseres Erachtens dem Anspruch, jenseits spezieller Interpretationsmuster einen Rahmen zu legen, der im Sinn einer anthropologischen Medizin die Wirksamkeiten von Therapien als Phänomene sichtbar machen kann.

Prämisse dieses Buches ist, dass die Wirksamkeit einer Therapie letztlich nie vom Erreichen bestimmter messbarer Wirkungen abgeleitet werden kann. Diese objektiven Messwerte meist körperlicher Parameter sind sehr wichtige Puzzlesteine zur Gesamtbewertung eines Therapieerfolgs. Andere nicht minder wichtige Puzzlesteine sind jedoch die leiblichen und seelischen Effekte sowie die geistigen beziehungsweise spirituellen Auswirkungen einer Therapie. Diese Ebenen sind objektivierenden Verfahren weitgehend unzugänglich. Therapeutisch Tätige und über Therapie Forschende bedürfen also neben den naturwissenschaftlichen Messverfahren weiterer Zugänge zum alten, kranken oder pflegebedürftigen Menschen, wenn der als ganze Person angesehen und behandelt werden soll. Dies sind Zugänge, die die subjektiven Dimensionen erschließen. Denn Therapie ist erst wirksam, wenn sie aus der subjektiven Perspektive des kranken Menschen nachhaltig als wirksam erlebt wird.

Das ökologische Modell therapeutischer Prozesse diente uns in diesem Werk als einheitlicher und ganzheitlicher (den ganzen Menschen und seine Umwelt umfassender) heuristischer Rahmen, vor dem die Fälle interpretiert wurden. Dieses Vorgehen führte zu einem ebenso intensiven wie fruchtbaren Diskurs mit unseren Coautorinnen. Und oft hat es uns als Wissenschaftler und den Therapeuten als erfahrene Praktiker die Augen geöffnet für Aspekte der Wirksamkeit, die vorher vielleicht manchmal geahnt, nicht jedoch in Worte gekleidet werden konnten.

Dieses Werk ist die Dokumentation eines offenen Forschungsprozesses mit dem Ziel, eine berufs- und schulübergreifende Kommunikation und Begriffsentwicklung anzustoßen zum besseren gemeinsamen Verstehen therapeutischer Prozesse in ihrer ganzen Komplexität. Es ist insofern gänzlich unfertig. Aus unserer Perspektive hat sich der Versuch jedoch gelohnt, wenn er einen Weg aufzeigen kann, in welche Richtung geforscht und therapeutisch gearbeitet werden kann, um Krankheit und Heilung des ganzen Menschen besser verstehen, darüber kommunizieren und forschen zu können.

Auch an Dank soll nicht gespart werden. Dieses Buch schuldet seine Existenz nicht zuletzt der Tatsache, dass Mathias Bertram am Lehrstuhl für familienorientierte und gemeindenahe Pflege an der Universität Wittern/Herdecke von Prof. Wilfried Schnepp die Chance bekam, eigene Fragestellungen zur integrativen Medizin wissenschaftlich vertiefen und entsprechende Methoden weiter entwickeln zu können. Hilfreiche Unterstützung bekamen wir außerdem zur Veranstaltung einer initialen Schreibwerkstatt für unsere Coautorinnen durch die Stiftung Helixor. Und auch wir Herausgeber haben schließlich das Bedürfnis, uns gegenseitig zu danken für eine erfrischend fruchtbare kritisch-konstruktive Zusammenarbeit.

Mathias Bertram & Harald J. Kolbe
Witten im März 2015

# Entwurf eines ökologischen Modells therapeutischer Prozesse

Mathias Bertram und Harald J. Kolbe

## Zusammenfassung

Das Medizinsystem folgt überwiegend einem naturwissenschaftlichen Paradigma und ist höchst leistungsfähig, wenn es um die rasche Behandlung akuter Erkrankungen geht. Das Krankheitsspektrum hat sich in den westlichen Industrienationen seit der zweiten Hälfte des letzten Jahrhunderts jedoch stark zugunsten der chronischen Erkrankungen verschoben. Hier stehen anstelle von Heilung dauerhafte Linderung von Symptomen und Ermöglichung der optimalen Lebensqualität im Vordergrund.

Auf diesem Feld können komplementäre Therapieverfahren einen großen Beitrag leisten. Dabei handelt es sich um eine Palette sehr heterogener Behandlungsmöglichkeiten. In diesem Beitrag geht es darum, einen Rahmen zu entwerfen, mit dem sich komplementäre Therapien und ihre Wirksamkeit konsistent interpretieren lassen, ohne auf ein voraussetzungsreiches Paradigma (z.B. Naturwissenschaft oder Anthroposophie) zurück zu greifen.

Das hier entworfene ökologische Modell therapeutischer Prozesse rekurriert auf die Phänomenologie und fokussiert insofern die Phänomene vor aller Bedeutungszuschreibung einzelner Schulen oder Therapierichtungen. Es stellt den Anspruch, im Sinn einer medizinischen Anthropologie einen heuristischen Rahmen zu entwerfen, mittels dessen sich die Wirksamkeit von Therapien voraussetzungslos interpretieren lässt.

„Um Lebendes zu erforschen, muß man sich am Leben beteiligen." Victor von Weizsäcker

# 1    Grenzen der Akutmedizin

Mitteleuropa ist ein Zentrum hochtechnisierter Länder mit ausdifferenzierten Ge-
sundheitssystemen. Der Anteil des Gesundheitswesens am Bruttoinlandsprodukt
betrug 2010 in Deutschland bereits über 11%. Das entsprach 287,3 Milliarden
Euro. Man sollte also meinen, dass es Deutschland – was seine Gesundheitsversorgung angeht – an nichts mangeln dürfte. Tatsächlich aber schreibt der Sachverständigenrat für die konzertierte Aktion im Gesundheitswesen 2001: „Die zahlreichen
in diesem Gutachten aufgeführten Beispiele für Über-, Unter- und Fehlversorgung
stützen die These, dass unser gegenwärtiges Gesundheitssystem in vielen Fällen
nur unzureichend an die Erfordernisse der Behandlung chronisch Kranker ange-
passt ist. Diese Fehladaptation lässt sich im Wesentlichen darauf zurückführen,
dass die gewachsenen Strukturen der Gesundheitsversorgung, der Qualifikation
und Sozialisation der Leistungserbringer im Wesentlichen dem akutmedizini-
schen Paradigma verhaftet sind. Anders lässt sich das deutliche Missverhältnis
zwischen den hohen Aufwendungen für die akutmedizinische Versorgung auf der
einen Seite und der Vernachlässigung von Prävention und Rehabilitation chronisch
Kranker auf der anderen Seite kaum erklären" (S. 212).

Das bedeutet: Im Bereich chronisch Kranker besteht eine Versorgungslücke.
Für zahlreiche Bedarfe gibt es kein, für andere nicht das richtige Angebot. Menschen mit chronischen Schmerzen beispielsweise erfahren oft nur unzureichende
Hilfe durch die allopathische Schmerztherapie und oft übersteigen die Nebenwirkungen im Lauf der Zeit den therapeutischen Nutzen. Viele betroffene Menschen
finden erst bei den komplementären Therapieverfahren nachhaltig Linderung. Daher genießen diese in der Bevölkerung seit vielen Jahren eine hohe Anerkennung.
So konstatierte das Institut für Demoskopie Allensbach 2010 auf der Grundlage
einer repräsentativen Studie: „Über zwei Drittel der erwachsenen Bevölkerung in
Deutschland haben schon einmal Naturheilmittel verwendet (70 Prozent)" (S. 3)-
Für viele Patienten und Therapeuten ist die Trennung von Schulmedizin und
komplementären Verfahren irrelevant. Sie wissen, dass es auch in der Akutbe-
handlung nicht immer nötig ist, „mit Kanonen auf Spatzen zu schießen": Eine
Bronchitis kann in der Regel auch ohne „prophylaktische" Antibiose und ggfs.
unterstützt durch einen Brustwickel ausheilen und im Kindesalter kann ein Zwie-
belsäckchen bei einer Mittelohrentzündung die beste erste Hilfe sein. Die sehr

große Palette an komplementären Therapie- und Pflegeverfahren stellt insofern keine Alternative, sondern eine notwendige Ergänzung zur schulmedizinischen Behandlung dar. Erst durch sie werden die Pflege- und Therapieangebote vollständig, so wie sich der Farbkreis erst durch die Komplementärfarben zu einem Ganzen schließt.

Auch ein chirurgisches Trauma verheilt nicht, weil es operiert worden ist. Vielmehr heilt es über viele Wochen, weil der Organismus über ein komplexes Selbstheilungssystem verfügt. Hier greifen Stoffwechsel und Kreislauf, Immun- und Hormonsystem – wie man heute weiß rhythmisch – im Sinn einer überaus komplexen Selbstregulation ineinander (vergl. Cysarz, 2001). Um die Erschließung bzw. Aktivierung dieses salutogenen Potentials geht es allen komplementär arbeitenden Pflegeden, Ärzten und Therapeuten. Dies ist nicht die bessere Therapie, sondern eine sinnvolle Ergänzung zur Unterstützung von (Selbst-) Heilungsprozessen.

Spätestens im Fall chronischer Krankheit sind die Angebote der naturwissenschaftlich orientierten Medizin recht eingeschränkt, bisweilen auch kontraproduktiv. Kienle machte in seiner Studie zur Arzneimittelsicherheit bereits 1974 darauf aufmerksam, dass die Fokussierung der Arzneimittelforschung auf isolierte Wirkungen einer pharmazeutischen Substanz von einer mangelnden Differenzierung von Wirkung und Wirksamkeit zeugt. Ein einfaches Beispiel mag das illustrieren: Die kontinuierliche Behandlung einer Schlafstörung mit Benzodiazepinen führt nicht zu Heilung. Im Gegenteil: Mit der Bekämpfung eines Symptoms (subjektiv empfundener Schlafmangel) wird dem Leiden nicht an die Wurzel gegangen. Vielleicht liegt ein ernsthaftes organisches, vielleicht ein psychosomatisches Problem vor. Die regelmäßige Einnahme von Diazepam® wird dies eher überdecken und chronifizieren. Die angestrebte Wirkung (Schlaf) wird erzielt; wirksam in Bezug auf die zugrunde liegende Krankheitsproblematik ist diese Therapie jedoch nicht.

Die naturwissenschaftlich orientierte Medizin präferierte jedoch jahrzehntelang die Erforschung der pharmazeutischen Wirkungen mittels Grundlagenforschung und klinischer Studien. Die randomisierte klinische Studie (RCT) hat sich seit den 60er Jahren international zum Goldstandard entwickelt. Dass die isolierte Wirkung eines Medikaments (z.B. Diazepam®: angstlösend, beruhigend, schlaffördernd) die mittel- und langfristige Wirksamkeit der durchgeführten Therapie (Chronifizierung der Schlafprobleme) bisweilen konterkariert, wird durch die Ergebnisse des dritten Strangs akademischer medizinischer Forschung, der Versorgungsforschung, zunehmend deutlich. So urteilte der Sachverständigenrat zur Begutachtung der Entwicklung im Gesundheitswesen in seinem Sondergutachten schon 2003: „Randomisierte, kontrollierte, klinische Studien, die lediglich die Effektivität (und gegebenenfalls Effizienz) einer Maßnahme unter artifiziellen Studienbedingungen (›efficacy‹) beschreiben, werden in vielen Fällen überbewertet."

Im Unterschied zur Fokussierung von Effektivität und Effizienz isolierter Maßnahmen wird es bei der Beurteilung komplementärer Verfahren also immer um die Verfolgung komplexer Therapieprozesse im Hinblick auf eine Verbesserung der Befindlichkeit des ganzen Menschen gehen. Es interessieren durchaus die biochemischen und biophysikalischen Reaktionen eines Organismus; Beachtung verdienen jedoch auch die psychosomatischen Wechselwirkungen, die seelischen Prozesse und die transzendenten Anteile im Krankheits- und Heilungsprozess wie Bedeutung, Sinn, Spiritualität oder Religiosität.

Nicht zuletzt diese transzendenten Anteile eines jeden Behandlungsprozesses bringen die klassische klinische Forschung mittels RCT zusätzlich unter Druck: War man sich in den 1970er Jahren noch weitgehend sicher, dass die jeweilige Kontrollgruppe in der Pharmaforschung mit dem Placebo ein wirkungsloses Präparat einnahm, ist diese Annahme heute gründlich widerlegt. Die Erwartung der Patienten hat einen erheblichen Einfluss auf die Wirkung. So verbessert oder verschlechtert ein Placebo z.B. die Motorik von Parkinsonpatienten je nach ihrer Erwartung (Benedetti et al., 2003). Metzing-Blau fasst die Placeboforschung folgendermaßen zusammen: „In zahlreichen Studien wurde nachgewiesen, dass Menschen auf unterschiedliche Placebos sehr unterschiedlich reagieren, d.h. weiße Pillen helfen bei Schmerz besser als blaue, vier helfen besser als zwei, Spritzen sind effektiver als Tabletten, noch stärker wirken Scheinoperationen, auch das Auftreten und die Haltung des Arztes/der Pflegenden beeinflussen die Wirkung stark, und selbst echte Medikamente wirken kaum, wenn Patienten gar nicht wissen, dass sie welche bekommen" (2008).

Verantwortlich für diese Placeboeffekte sind verschiedene Mechanismen. So kann Konditionierung (auch bei Tieren) eine bedeutende Rolle spielen: Nach der Gabe eines chemisch wirksamen Medikaments reicht evtl. die Gabe von Placebos um fortlaufend den gleichen Effekt zu erzeugen. Die Erwartung des Therapieerfolgs und die Bedeutung, die der Therapie beigemessen werden, spielen ebenfalls eine wesentliche Rolle. Diese Faktoren haben Auswirkungen auf das Immun- (Leukozytenzahl), Hormon- (Endorphin oder Dopaminausschüttung) und Nervensystem (erhöhte Aktivität in entsprechenden Hirnarealen).

Zusammenfassend lässt sich sagen: Menschen reagieren nicht nur, vielleicht nicht einmal primär, auf ein isoliertes Therapieangebot sondern vielmehr auf das ganze therapeutische Setting und die Bedeutung, die sie ihm beimessen. Nicht zuletzt die Placeboforschung hat somit Evidenz geliefert für das Vorhandensein der Selbstheilungskräfte, mit denen die Anwender komplementärer Verfahren rechnen.

Eingedenk all dieser Vorüberlegungen können auch gut begründete kontrollierte klinische Studien Sinn machen. So untersuchten z.B. Christen et al. (2003)

die Veränderung der Befindlichkeit als Reaktion auf eine äußere Anwendung mit ätherischem Öl. Die Kontrollgruppe bekam hier die gleiche Anwendung (Wickel oder Einreibung) wie die Untersuchungsgruppe, jedoch ohne ätherisches Öl. Die Befindlichkeitsverbesserung in dieser Gruppe war signifikant geringer als in der Gruppe, die mit ätherischem Öl behandelt worden war.

Um zu verstehen, was genau passiert, ist es jedoch auch erforderlich, dem subjektiven Erleben eine Sprache zu verleihen wie in der phänomenologischen Studie von Therkleson über die Äußere Anwendung von Ingwer: „In a space of inner peace the self detaches from the osteoarthritis symptoms to consider other ways of being in the world ..." (2010, S. 8). Phänomenologische Forschung hat hier den Sinn der Theoriegenese. Inzwischen wissen wir, dass Äußere Anwendungen als Phänomen eine Reaktion auslösen können, die sich als „Befreit-Sein" oder „Lösen" von den Beschwerden bezeichnen lässt, ohne dass diese Beschwerden betäubt würden (vergl. Bertram, 2005, Kap. 3.3.1; Bertram 2016, Kap. 3). Ein wichtiges Merkmal dieser Reaktionsweise ist, dass sie Patientinnen neue Partizipationsmöglichkeiten eröffnet. Diese fühlen sich nicht mehr beherrscht von ihrem Schmerz, sondern können Entscheidungen treffen und handeln.

Vor diesem Hintergrund wird verständlich, dass sich die Erforschung komplementärer Verfahren nicht auf eine Methodik beschränken kann. Heilungsprozesse haben eine hermeneutische (Sinn und Bedeutung von Krankheit und Behandlung), eine soziologische (Beziehungen), eine psychologische (persönliches Empfinden und Befinden) und eine naturwissenschaftliche Dimension, die in der Regel ein komplexes Studienprotokoll erfordern (mixed methods).

## 2    Komplementäre Verfahren – ein weites Feld

Die Palette komplementärer Therapieangebote ist sehr weitreichend und unterliegt keinen klaren Grenzen. Zum einen gibt es Schnittstellen mit der naturwissenschaftlich orientierten Medizin. So werden Wickel und Auflagen sowohl in der Balneologie als auch in der Naturheilkunde eingesetzt. Auf der anderen Seite gibt es gleitende Übergänge in den Wellnessbereich. Saunabesuch oder Massage, Aerobic oder Radfahren können praktiziert werden, weil sie Spaß machen oder vom Facharzt empfohlen wurden.

Die National Institutes of Health (Bethesda, Maryland, USA) prägten die traditionelle Einteilung komplementärer Therapieverfahren in folgende fünf Felder: Naturheilkunde, Manuelle Therapie, Mind-Body-Medicine (Psychosomatik), Whole Medical Systems (Therapiesysteme mit eigener Ratio wie z.B. Traditionelle Chinesische Medizin, Homöopathie oder Anthroposophische Medizin) und Andere Therapieverfahren, die sich wissenschaftlicher Überprüfung entziehen (z.b. sog. Energiefeldverfahren).

Das Handbuch der Stiftung Warentest „Die andere Medizin. ‚Alternative Heilmethoden' für Sie bewertet" listet eine Palette von 53 Verfahren auf (Federspiel, 2005). Auswahlkriterien sind: Vorkommen in den Curricula ärztlicher Weiterbildungen, für die es eine Zusatzbezeichnung gibt, und den Curricula der Heilpraktikerausbildungen sowie Zugehörigkeit zu den „sogenannten klassischen Naturheilverfahren" (a.a.O., S. 52). Hierzu zählen z.b. Akupressur, Anthroposophische Medizin und Bachblütentherapie, Farbtherapie, Fasten und Feldenkrais, Geistheilung, Homöopathie und Kinesiologie, Kneipptherapie, Massage und Meditation, Reiki, Spagyrik und Yoga. „Die Wirksamkeit der Verfahren wurde gemäß den internationalen Standards der evidenzbasierten Medizin ... beurteilt" (a.a.O., S. 53). Entsprechend schlecht schneiden die meisten Verfahren ab. Oft erfolgt eine Negativempfehlung. Bezüglich der Kneipptherapie heißt es beispielsweise: „Eine Nutzen-Risiko-Abwägung fällt ... insgesamt eher negativ aus. Kneipptherapie als Ganzes ist wenig geeignet zur Therapie von Erkrankungen oder Beschwerden (a.a.O., S. 194). Hier wirkt gewissermaßen die naturwissenschaftliche „Schere im Kopf" gleich doppelt: Erstens werden Verfahren mit einer ihnen ungemessenen Ratio beurteilt, zweites wird ignoriert, dass diese Ratio auch in ihrem eigenen Feld inzwischen vielfältigen wissenschaftlichen Zweifeln unterworfen ist (s.o.).

In den Publikationen der beruflichen Pflege stehen komplementäre Verfahren aus dem Bereich der Naturheilkunde im Vordergrund (vor allem: Wickel und Auflagen, Aromatherapie, Phytotherapie) gefolgt von Verfahren der Manuellen Therapie (v.a. Einreibungen/Massagen; Basale Stimulation, Kinästhetik). Wie die bibliometrische Analyse von Bertram (2012) weiter ergab, spielen die Verfahren aus den Bereichen Mind-Body und Whole-Medical-Systems eher eine randständige Rolle (mit einem Schwerpunkt auf Singen und musiktherapeutischen Verfahren). Diese Analyse lässt allerdings keine Aussagen über die Praxis komplementärer Pflege zu. Z.B. entstanden aus dem Bereich der Anthroposophischen Pflege wenig Publikationen in den letzten 20 Jahren. Dennoch spielt sie im deutschen Gesundheitswesen eine bedeutende Rolle. Denn es arbeiten in zahlreichen anthroposophischen Kliniken Pflegende auf dieser Grundlage. In Deutschland sind es acht Krankenhäuser und eine Abteilung für Integrative Medizin, die sich unter dem Dach ‚AnthroMed Kliniknetzwerk' organisiert haben. Für diese Häuser gilt: „ein maßgeblicher Anteil der Pflegenden, mindestens jedoch ein Drittel von ihnen, kann die Teilnahme an einem vom Pflegeverband anerkannten Grundkurs in anthroposophischer Pflege nachweisen" (AnthroMed Kliniknetzwerk, 2014). Außerdem existiert heute ein differenziertes Fortbildungswesen mit akkreditieren

Kursen. (Verband für Anthroposophische Pflege e.V.; URL: http://vfap.de zuletzt geprüft am 13.06.2014.)

Als therapeutisch sollen in diesem Buch alle Aktivitäten verstanden werden, die dazu dienen, die Bewältigung gesundheitlicher Beeinträchtigungen zu unterstützen. Hiermit ist ausdrücklich keine restitutio ad integrum im Sinn der Wiederherstellung des ursprünglichen Zustands gemeint. Bewältigung von Krankheit erfordert vielmehr vielfältige Anpassungsleistungen. Ein Mensch ist nach einer bewältigten Krankheit nie derselbe wie vorher. Und oft ist Genesung gar nicht möglich: „Bei den über 65-Jährigen geben über die Hälfte der Männer und 60 % der Frauen an, eine chronische Krankheit zu haben" (Lange, 2009, S. 54). Therapie (griechisch: θεραπεία, therapeia; deutsch: Dienen) dient also der individuellen Bewältigung des subjektiven Krankseins resp. der Unterstützung erforderlicher psychischer, somatischer und sozialer Adaptationsprozesse.

## 3 Wechselwirkungen zwischen Körper, Bewusstsein und Umwelt

Aus der traditionell naturwissenschaftlichen Perspektive werden Menschen krank, wenn sie pathogenen Reizen ausgesetzt sind. So wird davon ausgegangen, dass Rauchen zum Bronchialkarzinom, zu fett- und salzreiche Kost zu Arteriosklerose/Bluthochdruck oder Übergewicht und Zuckerkonsum zu Diabetes führen. Und in der Tat passiert signifikant häufig genau das. Es sind jedoch auch hinreichend Gegenbeispiele bekannt, die diese Conclusio, *Risikofaktor führt zu Krankheit,* infrage stellen. Aus der Perspektive komplementärer Therapieverfahren interessiert diese andere Seite: Warum erkranken manche Menschen mit der Risikoexposition nicht und welche Dispositionen, Verhaltensweisen und Umweltfaktoren helfen Menschen o.g. Krankheiten und ihre Symptome zu bewältigen oder zumindest zu lindern? Diese Perspektive erfordert eine Erweiterung des Interesses auf den ganzen Menschen in seiner körperlich-seelisch-geistigen Verfassung und seinem Eingebettet Sein in die Umwelt.

Nachfolgend werden unterschiedliche wissenschaftliche Perspektiven auf die in diesem Zusammenhang wesentlichen Wechselwirkungen zwischen Körper, Bewusstsein und Umwelt vorgestellt.

## 3.1    Die Mind-Body-Perspektive

Menschen bedürfen der Berührung. Für Säuglinge ist sie sogar lebensnotwendig. Vernachlässigte Kleinkinder (mit einem Mangel an taktilen Reizen) sind bedeutend stressanfälliger als Kinder, die in einer liebevollen Umwelt aufwuchsen (Hane & Fox, 2006). Ein unsicher an die Mutter gebundenes Kind reagiert auf Stressoren auffällig sensibler, wie Messungen des Kortisolspiegels im Speichel belegen (Rudolf & Heningsen, 2013). Ein wesentlicher Grund scheint darin zu liegen, dass bei vernachlässigten Kindern wie auch traumatisierten Menschen das Stressschutzgen NR3C1 stark methyliert ist und somit schlecht abgelesen werden kann (McGowan et al., 2009). Die biochemischen Zusammenhänge sind noch nicht im Einzelnen aufgeklärt. Es gibt aber Anlass zu der Annahme, dass u.a. Oxytocin bei der Demythilierung des Stressschutzgens eine bedeutende Rolle spielt (Rüegg, 2009 & 2010). Oxytocin ist ein Hormon des Hypothalamus, dessen Sekretion durch Berührung und Streicheln (im Tierreich Lecken) stimuliert wird. Es ist mitverantwortlich für die enge Mutter-Kind-Bindung nach der Geburt.

Sicher sind zahlreiche weitere, teils noch nicht aufgedeckte Faktoren an dieser Stressprophylaxe beteiligt. Exemplarisch wird hier jedoch der Zusammenhang zwischen Nervensystem und Körper deutlich. Dies ist das Thema der sich als „neue Psychosomatik" verstehenden Mind-Body-Medizin. Die Auswirkungen dieser Perspektive sind weitreichend. Im o.g. Beispiel war es die wiederholte *Wahrnehmung* der Berührung, die eine wesentliche Grundlage einer stabilen Gesundheitsdisposition gewährleistet. Dieser Zusammenhang zwischen Körper und Nervensystem besteht jedoch nicht nur in Bezug auf die Wahrnehmung. Jegliche *Perzeption* (Wahrnehmung, Vorstellung, Urteil, Empfindung und Gefühl) ist kein isolierter Vorgang des Gehirns, sondern steht in einem zirkulären Zusammenhang mit dem Körper. Nicht nur körperliche Empfindungen (am gegebenen Beispiel der Tastsinn) wirken auf Bewusstsein, Hormon- und Nervensystem, sondern auch umgekehrt kann über das Bewusstsein aktiv auf körperliche Prozesse Einfluss genommen werden.

Eines der besterforschten Beispiele hierfür ist die Möglichkeit, Schmerzen mental zu beeinflussen. Für den Schmerz existiert ein Korrelat im zentralen Nervensystem, eine Schmerzmatrix im anterioren Gyrus cinguli des limbischen Systems (Feldman, 2009). In der Hypnose kann durch Suggestion Schmerz bei gesunden Probanden erzeugt werden (Debyshire at al., 2004). Suggestion und Imagination können aber nicht nur Schmerzen auslösen, sondern auch lindern, indem Stoffwechsel, Durchblutung und neuronale Aktivität in der Schmerzmatrix gesenkt werden (Rüegg, 2010, S. 65). Entscheidend für die subjektive Schmerzintensität sind die auf ihn gerichtete Aufmerksamkeit und die Bedeutung, die dem Schmerzgeschehen erteilt wird (Valet et al. 2004). Eine hedonistische Grundeinstellung ist eine gute Schmerzprophylaxe. Hieran sind körpereigene Opioide maßgeblich beteiligt. Auch der Placebo-Effekt wird hierdurch biochemisch erklärbar. Der Glaube an und die Erwartung der Wirksamkeit von Tabletten gegen Schmerzen führen bei knapp der Hälfte der Patienten zu einer Schmerzreduzierung (a.a.O., S66; Metzing-Blau, 2008). Die subjektive Schmerzempfindung ist gewissermaßen das „Summenpotential" aller mit ihm korrelierenden und vom Subjekt teils bewusst erzeugten Perzeptionen. „Gute Laune und positive Affekte lindern den Schmerz" (Rüegg, 2012, S. 66).

Infolge chronischer Schmerzen entwickelt sich im Cortex ein Schmerzgedächtnis. Der Schmerz wird also erlernt. Aus dem Krankheitsgeschehen (z.B. Rückenschmerzen) wird eine Schmerzkrankheit, die sich zunehmend von dem organischen Befund abkoppelt. Aus der psychosomatischen Perspektive steht die Frage im Vordergrund, ob sich dieses Schmerzgedächtnis auch wieder löschen, sich der Schmerz verlernen lässt. Und in der Tat ist das z.B. durch psychoedukative Maßnahmen möglich (Fazekas, 2007 & Sandkühler, 2009). Auch für zahlreiche komplementäre Pflege- und Therapieverfahren bildet die Schmerzbehandlung einen wesentlichen Teil ihres Anwendungsfeldes (Bertram, 2005, S. 28-42).

Das gleiche gilt für das Thema Angst. Angstkrankheiten (Phobien) sind erlernte Perzeptionen, die sich in das emotionale Furchtgedächtnis in der Amygdala (Mandelkern) eingravieren (Rüegg, 2012, S. 96). Mittels Verhaltenstherapie kann Furcht wieder verlernt werden. Auch Äußere Anwendungen können hier erfolgreich sein (Girke, 2010).

Diese Beispiele mögen genügen, um die zentrale Perspektive der Mind-Body-Medizin zu veranschaulichen: Es geht um den Zusammenhang von Nerven- und Hormonsystem mit Gehirn und Bewusstsein. Jede Vorstellung, jeder Gedanke, jedes Gefühl korreliert mit strukturellen und biochemischen Veränderungen. Wiederholte Erfahrungen führen zu Umstrukturierung bestehender und Bildung neuer Synapsen. So werden Erfahrungen als „... Engramm durch die gemeinsame Aktivität von abertausenden von Synapsen und Nervenzellen kodiert bzw. repräsentiert" (Rüegg, 2012, S. 17). Die Vernetzung der über das Gehirn weit verbreiteten Neurone erfolgt durch zeitliche Synchronisierung zu Assemblies (Krois, 2007). Dies sind letztlich die biologischen und physiologischen Korrelate für ein Schmerz- oder Angstgedächtnis. Und: Sie bleiben zeitlebens plastizierbar. Verhaltenstherapie, Meditation, Achtsamkeitsübungen, Suggestion, Placebo, Kunsttherapie, Massage und viele andere Therapieformen nutzen die perzeptive Aktivität von Menschen quasi als „therapeutische Schnittstelle", um auf diese Assemblies heilend einzuwirken. So entsteht eine „embodied self awareness realized in action and interaction with the environment and world." (Mehling, 2011). Zwischen Bewusstsein und Körper entsteht ein Bio-Feedback mit dem therapeutischen Potential zur (Selbst-) Heilung.

## 3.2    Die Body-Mind-Perspektive / Embodiment

Eine emotionale Verstimmtheit lässt sich gewissermaßen leicht „behandeln": Man nimmt einen Stift in den Mund und hält ihn allein mit den Zähnen, ohne dass die Lippen ihn berühren. Diese Haltung aktiviert den Musculus zygomaticus major auf eine Weise, wie er auch beim Lächeln angespannt wird. Probanden, die in dieser Lage Cartoons beurteilten, fanden diese signifikant lustiger als die Kontrollgruppe, die den Stift in der Hand hielt. Noch deutlich weniger witzig wurden die Cartoons von einer dritten Gruppe beurteilt, die den Stift allein mit den Lippen hielt, ohne dass die Zähne ihn berührten. Hierbei wird der M. orbicularis oris angespannt, der die Aktivierung des M. zygomaticus major verhindert (Strack et al. 1988).

Wechselwirkungen zwischen Körperhaltung und/oder Bewegung und Perzeption sind seit über 30 Jahren bekannt. Eine gekrümmte Körperhaltung erzeugt eine deprimierte, mutlose Stimmung; eine aufrechte Körperhaltung erhöht demgegenüber die Frustrationstoleranz und das Durchhaltevermögen (Riskind & Gotay, 1982). Kopfnicken verstärkt eine zustimmende Einstellung; Kopfschütteln reduziert Zustimmungsverhalten zu beliebigen Meinungsfragen (Wells & Petty, 1980; Tom et al., 2006). Eine tendenziell abwehrende Bewegung von Händen und Unterarmen erzeugt auch affektiv eine eher ablehnende Verfassung und beeinflusst den Denkstil (top-down, verengte Aufmerksamkeit, problemfokussiert). Eine eher annehmende Geste führt im Gegenteil zu einem Bottom-up-Denkstil: Viele Details werden beachtet, der Zusammenhang gesucht. Storch bezeichnet diesen Denkstil als „Weitwinkelsicht" (Storch et al. 2011, S. 60). Dieser Effekt wurde von Schwarz 1990 als Cognitive-tuning-Theorie beschrieben.

So wie die Mind-body-Medizin empirisch zeigen kann, dass sich über die Psyche vielfältig körperliche Resonanz (auf das Immun-, Nerven- und Hormonsystem) auslösen lässt, betrachtet Embodiment umgekehrt die „Seele als Spiegel des Körpers" (Tschacher, 2011, S. 16). Hier kann gezeigt werden, wie Wahrnehmung, Empfindung, Vorstellung und Denken körperlich fundiert sind. Perzeptive Prozesse erfordern körperliche (und physiologische) Aktivitäten. Wahrnehmung ist nichts weniger als die passive Abbildung der Umwelt sondern eine biographisch gebahnte Art, im Bewusstsein sinnvolle Muster zu erkennen bzw. zu generieren. Berufskraftfahrer sehen in einer Großstadt rasch die für die Orientierung notwendigen Verkehrszeichen in der Fülle an Symbolen, ein Biologe erfasst am selben

Ort v.a. den Gesundheitszustand der Bäume und Pflanzen am Straßenrand und wer für seine Familie sorgen muss, erblickt die Sonderangebote der Diskounter, die für einen Jugendlichen gewissermaßen unsichtbar sind. Für jeden Menschen tritt eine andere Figur aus dem Hintergrund hervor. Dieses Vermögen erlaubt das selektive lauschen auf eine Person in einer Gruppe miteinander kommunizierender Menschen oder das willkürliche Erkennen von Mustern in einer Strichzeichnung (Abb. 1). Für einen mit geometrischen Zeichen vertrauten Mitteleuropäer ist hier ein Quader erkennbar. Und: Der Betrachter entscheidet aktiv, ob er ihn von rechts unten oder links oben sieht.

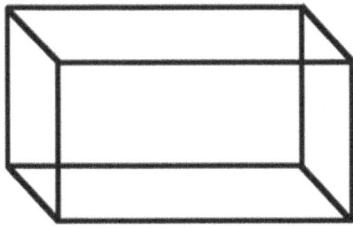

**Abbildung 1**

Tschacher bezeichnet dieses aktive, selektive Synchronisieren einer Person mit seiner Umwelt als Akt der Selbstorganisation, ein Prozess, „... der Ordnung in diese überwältigende Vielfalt bringt" (2011, S. 28). Bewusstsein ist immer Bewusstsein der Welt, in die eine Person „eingebettet" ist (a.a.O.). Ohne dieses In-der-Welt-Sein und die aktive perzeptive Teilhabe an ihr ist Bewusstsein schwer denkbar. Verstand, Gefühl und Körper sind nicht voneinander getrennte Systeme sondern durch „sensomotorische Schleifen" aneinander gekoppelt (a.a.O., S. 33). So werden Muster des Erkennens und Muster des Handelns sinnvoll nach einem einheitlichen Code synchronisiert (a.a.O.). Daraus folgt: Kein Gefühl oder Gedanke, keine Wahrnehmung ohne analoge körperliche Aktivität und umgekehrt. Durch stetige Wiederholung habitualisieren auf diese Art kultur- und milieuabhängig relativ stabile somatopsychische bzw. psychosomatische Muster. Durch therapeutische Gestaltung der Umwelt (Kunsttherapie, Massage, Eurythmietherapie, körperbezogene Therapien, Milieutherapie usw.) können diese zeitlebens plastizierbaren Muster günstig beeinflusst bzw. neu gebahnt werden.

## 3.3    Die Perspektive der Leibphänomenologie

Eine Patientin mit einem Mammakarzinom erfährt am ersten postoperativen Tag
nach der Brustamputation eine Rhythmische Einreibung nach Wegman/Hauschka
(RhE) und ist davon sehr berührt. Diese sinnliche Erfahrung vermittelt ihr ein für
diese Situation völlig überraschendes Gefühl des *Ganzseins*. „Insbesondere bei
Brustkrebspatientinnen, bei denen das Gefühl des Versehrtseins und eines exis-
tenziellen unwiederbringlichen Verlusts stark im Vordergrund stehen, kann eine
Rhythmische Einreibung dieses Wiedereinssein auslösen, eine überraschend beglückende Erfahrung" (Bertram, 2005, S. 231). *Wiedereinssein* ist eines der therapeutischen Reaktionsmuster, die durch RhE ausgelöst werden können. Es drückt
sich darin eine subjektive Befindlichkeitsveränderung aus, die bisweilen stark vom
objektiven Befund abweicht.

„Mein Leib ist die Natur, die ich bin" schreibt Gernot Böhme 2003 (S. 63)
und bringt damit die Perspektive der Leibphänomenologie am dichtesten auf den
Punkt. Der Leib ist nicht der „Körper da draußen", von dem ein Mensch sich distanzieren könnte, sondern die Instanz mit der er existentiell verbunden ist und die
ihn wahrnehmend und handelnd in *der Welt sein* lässt. Ersteres wird deutlich im
Schmerz, dessen Evidenz subjektiv aus der Erste-Person-Perspektive erlitten wird.
Die Verbundenheit mit der Welt (Natur) wird demgegenüber in der Erfahrung erlebbar, dass sich das Bewusstsein beim Handeln (z.B. Kartoffeln schälen, Autofah-
ren, Blutabnehmen) nicht im Körper (Muskelspindeln der Arme, Tastrezeptoren
der Finger), sondern am Ende des Werkzeugs (Schneide des Messers, Autoreifen
auf regennasser Straße, Spitze der Kanüle) befindet. Werkzeuge werden *eingeleibt*.
„Die Selbsterfahrung, in der der Leib gegeben ist, ist das leibliche Spüren bzw. der
Leib ist die räumliche Verteilung dieses Spürens selbst" (a.a.O., S. 13). Der erlebte
Leib ist immer schon der Leib in seiner Umwelt. Mittels des Leibes ist ein Mensch
nicht passiv *in der Welt,* sondern aktiv *zur Welt,* sich mit ihr synchronisierend.
Husserl bezeichnete diese aktive Instanz als „fungierenden Leib" (Husserl & Strö-
ker, 1995). Seine Aktivitäten sind zunächst un- oder vorbewusst.

Komplementäre Therapien sprechen auf vielfältige Weise die Sinne an. Die
dadurch ausgelösten Perzeptionen sind also nicht passive Abbilder der Umwelt,
sondern ihr leiblich engagierter Mitvollzug und mithin Quelle individuellen *Vermögens*. Sie haben außerdem den Charakter eines persönlichen Betroffenseins.
„Bereits in ,Geschehnis und Erlebnis' (1930) hatte Straus ... ein gnostisches (,er-
kennendes') und ein pathisches (,erleidendes') Moment unterschieden, die beide
an jeder Sinneswahrnehmung in unterschiedlichem Verhältnis beteiligt sind. Das
eine hebt das Was des Gegenstands hervor, das andere das Wie des Gegebenseins"
(Fuchs 2000, S. 59). Zum präzisen Empfinden, Wahrnehmen und Vorstellen (Er-

kennen) gehört allerdings, dass die Perzeptionen durch Erfahrung belehrt werden. Der fungierende Leib ist immer intentional in der Erwartung auf die Umwelt gerichtet, Sinn in ihr zu entdecken und dieser wird umso präziser bewusst, je mehr die Sinne mit Erfahrung aufgeladen sind. Wer die Symbolisierung dreidimensionaler Objekte in zwei Dimensionen nicht kennt, erkennt in der Strichzeichnung von Abb. 1 keinen Quader.

Für die Art, wie ein Mensch wahrnimmt, indem er seinen Empfindungen aktiv entgegen kommt, bemüht Merlau-Ponty das Bild der Erwartung des Schlafs: „Der Schlaf kommt, indem eine bestimmte willentlich eingenommene Haltung plötzlich von außen eine Bestätigung erfährt, die sie erwartete" (1974, S. 249). Der Organismus muss den Sinneserlebnissen also intentional entgegenkommen, damit sie Wahrnehmung werden können. Er muss wissen, was er sehen könnte. Er gerät dadurch in „eine ganz bestimmte Existenzweise" (Waldenfels, 2000, S. 85). Zahlreiche Belege hierfür finden sich bei Merleau-Ponty und Fuchs: „Jede Sinneswahrnehmung enthält einen Anteil früherer Leiberfahrung: Wir sehen die metallische Härte im Glanz des Messers, die Zerbrechlichkeit des Glases, die Biegsamkeit eines Zweiges, von dem ein Vogel wegfliegt ..." (Fuchs, 2000, S. 69).

Der Leib ist also eine Art *Resonanzkörper* für seine Umwelt (Fuchs, 2000. S. 21). Diese Resonanz ermöglicht das aktive In-der-Welt-Sein. Und in diesem Zur-Welt-Sein offenbart sich eine der Mind-Body/Embodiment-Perspektive vergleichbare Kopplung: Umwelt und Leib (Natur und „Natur, die ich bin") agieren nach dem gleichen Code (vergl. Kap. 3.2). Der Leib ist allerdings keine Instanz, die sich vom Körper abgrenzen ließe. Leib und Körper sind vielmehr zwei komplementäre Existenzweisen ein und derselben Entität. Leiblich wird sie subjektiv aus der Erste-Person-Perspektive erlebt, ein körperliches Naturding wird sie in der objektiven Beobachtung aus der Dritte-Person-Perspektive. Diese Aspektdualität ist konstitutives Merkmal aller therapeutischen Prozesse (Fuchs, 2010, S. 106).

Die leibliche Fundierung der Sinne ist auch die Ursache für Mitleid und Empathie: Das Leid eines anderen wird leiblich (pathisch) miterlebt (vergl. Fuchs, Merleau-Ponty & Waldenfels). Waldenfels sieht an dieser Stelle die Dichotomie von *Ich und Welt* oder *Ich und der Andere* durchbrochen und nennt diese Sphäre *Zwischenleiblichkeit* (Waldenfels, 2000, S. 300). Als körperliches Pendent haben sich die sogenannten Spiegelneurone erwiesen: Nervenzellen im zentralen Nervensystem, die aufgrund wahrgenommener Prozesse so aktiv werden, als würden sie diese selbst körperlich hervorbringen, ohne allerdings den Bewegungsapparat zu innervieren. Bleiben diese Prozesse des Mitleidens unreflektiert, wirken sie schlimmstenfalls destruktiv, krankmachend. Werden sie jedoch z.B. in Fallbesprechungen reflektiert, entsteht Erfahrung und schließlich die Möglichkeit, die (mit-) erlebten Prozesse begrifflich (gnostisch) zu fassen. Dieser leiblich bewusste

Mitvollzug des Handelns, Leidens oder Genesens anderer eröffnet eine weitere Dimension: Die Zweite-Person-Perspektive. Sie ist die Bedingung der Möglichkeit, therapeutische Prozesse so zu erfassen, wie sie vom Patienten subjektiv erspürt werden.

Die zweite-Person-Perspektive entsteht in der Begegnung zweier Menschen, die sich aufeinander einlassen, achtsam sind und so die Voraussetzung schaffen, einander spüren und verstehen zu können. Jeder menschliche Ausdruck zielt darauf ab, von einem anderen Menschen wahrgenommen, gespürt und beantwortet zu werden, wie Plessner anhand des Lächelns aufgezeigt hat (1950, S. 41). Erst das, was zwischen miteinander interagierenden Menschen passiert, wird zur gemeinsam getragenen Lebenswelt, die wiederum Grundlage für die jeweils eigene Wahrnehmung und daraus resultierendes Verhalten wird (ebd.). Von Weizsäcker bestimmte dieses Phänomen als Grundlage einer sprechenden Medizin (1967), die von Menschen für Menschen tätig ist und auf die leibliche Bedürftigkeit einer Person antwortet (Schnell, 2009, S. 13).

**Tabelle 1**

| Die drei Erfahrungsdimensionen der Leib-/Körperdualität | |
| --- | --- |
| Erste-Person-Perspektive | Subjektiv leibliches Spüren des Situiertseins in der Welt und in einem Körper. *Ich in Verbundenheit mit meinem Körper* |
| Zweite-Person-Perspektive | Intersubjektiv empathischer Mitvollzug leiblicher Prozesse anderer. *Ich mit anderen interagierend* |
| Dritte-Person-Perspektive | Objektive Beobachtung oder Messung körperlicher Prozesse. *Ich, der Symptome eines/meines Körpers bewusst werdend.* |

Therapeutische Prozesse sind die Antwort auf körperliche, leibliche sowie seelische Beeinträchtigungen in Form von Alter, Krankheit oder Pflegebedürftigkeit eines Menschen. Alter ist das Bewusstsein, dass das der Körper zunehmend endlich ist. Krankheit ist das Bewusstsein, dass Gesundheit gewesen ist. Krankwerden bedeutet, dass das Leben sich aufgrund körperlicher, leiblicher und seelischer Beeinträchtigungen ändert. Und Pflegebedürftigkeit ist die Folge davon, dass Selbstfürsorgestrategien nicht mehr oder nicht mehr in ausreichendem Maße wirken. Therapeuten verfügen mit der Dritte- und Zweite-Person-Perspektive über zwei diagnostische Zugänge zum Patienten: Den zum Befund und den zum Befinden. Kunst- und Psychotherapeuten, Physiotherapeuten und Pflegende, Ärzte und Heilpraktiker stützen sich in unterschiedlichen Graden auf diese beiden Dimensionen zur Beobachtung und Bewertung pathologischer und therapeutischer Prozesse. Therapieren geht insofern weit über symptom- und indikationsgeleitetes Handeln hinaus. Phänomene wie Lebensqualität und subjektiv empfundene Symptomlast bedürfen zu ihrer Einschätzung der Zweite-Person-Perspektive (ein Synonym für Empathie). Die hieraus resultierenden erfahrungsbasierten Urteile fließen in die Behandlung mit ein; sie müssen einfließen, sofern es nicht um die Behandlung von Krankheiten, sondern von Menschen geht.

## 4     Ökologisches Modell therapeutischer Prozesse

Die Kopplung des Leibes, wie er für das Subjekt (also in der Erste- und Zweite-Person-Perspektive) erlebbar ist mit dem Körper, der sich aus der Dritte-Person-Perspektive beobachten lässt, kann für den Blick des Wissenschaftlers zunächst verwirrend sein. Dieser Widerspruch lässt sich auf dem Hintergrund einer sachgemäßen Theorie biologischer Systeme als Organismen auflösen. Primär waren es die Sozialwissenschaften (Luhmann, 1998), die Psychologie (Simon, 1999) und die Pädagogik/Erwachsenenbildung (Kade, 1997), die ein biologisches Modell des Organismus seit den 1980er Jahren zu einer wichtigen Basistheorie ihrer Disziplin entwickelt haben. Der Kern dieser Konzepte ist die als Autopoiesis bezeichnete Selbstregulationsfähigkeit aller lebendig organisierten Strukturen. Von den Biologen Maturana und Varela (1987, 2000) beschrieben, bietet dieses Modell die Möglichkeit, Kausalzusammenhänge zu beschreiben, die sich von den monokausalen linearen Ursache-Wirkungszusammenhängen der Physik und Chemie unterscheiden. Autopoiesis beschreibt die Eigenschaft eines Systems, gleichzeitig umweltoffen (für Austauschprozesse mit Stoffen oder Informationen) und umweltgeschlossen (bezüglich der Modalitäten, nach denen das System seine eigenen Prozesse und Strukturen aufrecht erhält) sein zu können. So ist es z.B. „... den Lebewesen eigentümlich, dass das einzige Produkt ihrer Organisation sie selbst sind, das heißt, es gibt keine Trennung zwischen Erzeuger und Erzeugnis. Das Sein und das Tun einer autopoietischen Einheit sind untrennbar, und dies bildet ihre spezifische Art von Organisation" (Maturana, Varela, 1987, S. 56). Mit diesem Konzept lässt sich in der Biologie erklären, warum Organismen gleicher Art als Selbstverursacher auf einen Umweltreiz verschieden reagieren können: Der Reiz bedingt zwar eine Reaktion, verursacht sie jedoch nicht. Mit anderen Worten: „Die Organismen bilden sich ... aktiv aus sich selbst unter dem Einfluss äußerer Bedingungen" (Penter, 1998, S. 47). Im Sinn einer autonomen Selbstverursachung gelingt es ihnen zeitlebens, sowohl ihre eigene Identität aufrechtzuerhalten als auch sich dynamisch der Umwelt anzupassen (Mayr 1991).

Diese in biologischen, psychologischen und soziologischen Phänomenen herrschende Form der Kausalität unterscheidet sich also grundlegend von der linearen

Kausalität, wie sie naturwissenschaftlichen Erklärungen zugrunde liegt. Luhmann prägte hierfür in den Sozialwissenschaften bereits 1976 den Terminus Kontingenzkausalität. Rosslenbroich nannte denselben Tatbestand, dieses Konzept auf die Biologie anwendend, Auslöserkausalität (2001, S. 128). Die Gemeinsamkeit dieser Konzepte ergibt sich aus der Erkenntnis, dass Umweltereignisse – ein Regierungswechsel, ein Krankheitserreger – nie mehr sind, als Anlässe für individuelle und tendenziell nicht vorhersehbare Reaktionen.

Umwelteinflüsse sind also Auslöser für Prozesse, die ein Organismus selbst erzeugt. Das Maß an Prozessen, die integriert werden müssen, steigt mit zunehmendem Organisationsgrad des Lebewesens. Es leistet die Integration zahlreicher Subsysteme auf unterschiedlichen Hierarchieebenen (s.u.). Das Resultat einer therapeutischen Intervention ist also nicht der Reaktion eines einzelnen Teilsystems (z.B. Zelle oder Organ) geschuldet, sondern der autonomen Leistung eines Lebewesens im Sinn der Integration eines Umweltreizes in die komplexe hierarchische Prozessstruktur seines Organismus.

Fuchs präferiert in diesem Zusammenhang den Terminus „zirkuläre Kausalität" und entwirft eine konsistente Theorie der Kausalbezüge innerhalb des Organismus und zwischen dem Organismus und seiner Umwelt (2010). Bezüglich des Organismus geht es um die Integration von Prozessen auf der molekularen und zellulären Ebene sowie der Ebene der Organe und des Organismus. Die Kontrolle der Körperhaltung z.B. erfordert die Anpassung von Halte- und Stellreflexen über den gesamten Bewegungsapparat mittels verschiedener Basalganglien und des Kleinhirns, die Stimulierung und Hemmung von Agonisten und Antagonisten in der entsprechenden Extremität, die Generierung von Aktionspotentialen und elektromechanischen Kopplungen in spezifischen Nerven- und Muskelfasern und schließlich die Speicherung und Bereitstellung von Kalzium sowie die Synthese von Adenosintriphosphat in den Muskelzellen. Kurz: Es geht um die Systemintegration von Zelle, Gewebe, Organ und Organismus.

Zwar handelt es sich hier um eine „Abwärtskausalität" (top-down), jedoch reagiert keines der absteigenden Systeme mechanisch auf eine festgelegte Art, sondern immer im Rahmen der aktuellen Möglichkeiten. So ist vielleicht ein bereits beanspruchter Muskel übersäuert, ein anderer hat einen Mikrofaserriss; diese Bedingungen müssen (bottom-up) von den höheren Ebenen im Sinn einer Anpassung der Steuerung mittels zirkulärer Rückkopplungsschleifen verarbeitet werden.

Die oben beschriebene zirkuläre Kausalität ist eine vertikale. Der Gesamtorganismus als autopoietisches System muss jedoch auch die Synchronisierung mit seiner Umwelt mittels horizontaler zirkulärer Kausalität gewährleisten. Das betrifft z.B. die Aufrechterhaltung der Homöostase des Organismus bei wechselnden Umweltbedingungen. Diese horizontale Zirkularität endet nicht bei biophysikalischen Adaptationen von Umwelt und Organismus sondern reicht bis in komplexe soziologische Prozesse hinein: Individuen orientieren ihr Handeln an der vorfindlichen Wirklichkeit; wenn viele Individuen das tun, ergibt sich daraus eine veränderte Wirklichkeit. In einem Klassiker der Soziologie wird dieser Zusammenhang als Logik der Situation und Logik der Aggregation bezeichnet: Einzelne Akteure reagieren auf ein Werbeplakat und kaufen das Produkt (Situation); kaufen viele Akteure das Produkt, weil andere es haben, schaffen sie damit ggf. ein neues Life-Style-Produkt (Aggregation; Esser, 2002).

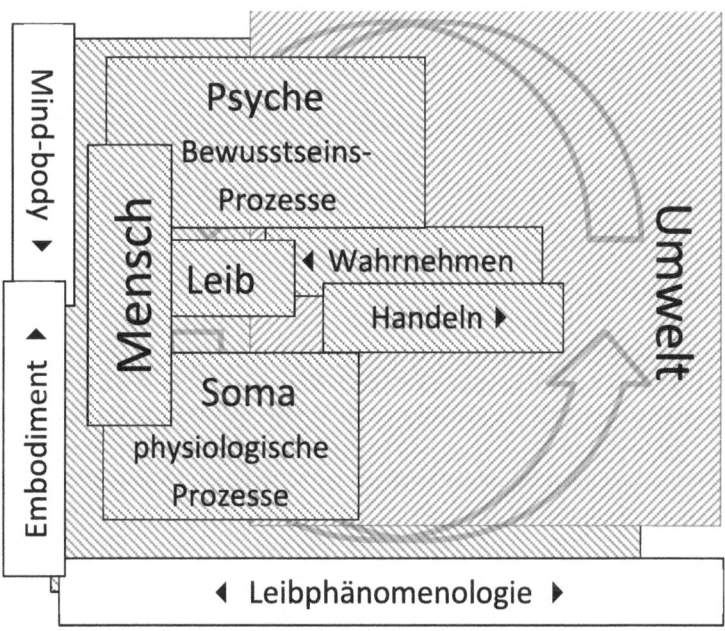

**Abbildung 2**

Fuchs fasst die verschiedenen Kausaldynamiken (horizontal und vertikal, intern und extern) unter dem Konzept *Integrale Kausalität* zusammen und schreibt: „Voraussetzung dieser Kausalität ist eine dispositionelle Beschaffenheit von Lebewesen, die ich mit dem auf Aristoteles zurückgehenden Begriff des *Vermögens* (griech. Dýnamis) beschreiben möchte. Darunter verstehe ich die angeborenen oder erworbenen Bereitschaften eines Lebenswesens, in geeigneten Kontexten Leistungen aktiv zu realisieren – also z.b. etwas wahrzunehmen, zu begehren, zu ergreifen, Laute von sich zu geben, zu sprechen oder zu schreiben" (2010, S. 126).

**Tabelle 2**

|        | trocken     | feucht |
|--------|-------------|--------|
| kalt   | Erde        | Wasser |
| warm   | Wärme/Feuer | Luft   |

Hier fällt auf, dass Fuchs sowohl *Tun* als auch *Wahrnehmen* konsequent als Handeln interpretiert. Bereits in der Antike existierte ein Bewusstsein dieser Kopplung von Wahrnehmen und Tun bzw. Erschaffen sowie von Subjekt und Umwelt. Es war Grundlage der Vier-Elemente-Lehre. Die Elemente Erde, Wasser, Luft und Feuer wurden als Grundlage alles Materiellen Seins erlebt. Und als Ursache dieser Elemente wurden vier Kräfte angenommen: kalt, trocken, feucht und warm. Diese Kräfte hatten zwei Seiten/Existenzweisen: Einerseits wurden sie als (subjektive) Sinnesqualitäten verstanden, die die Elemente wahrnehmbar machen; andererseits handelte es sich bei ihnen um (objektive) Naturprozesse, die die Elemente aus sich hervorbringen (Böhme & Böhme, 2004; vergl. Tab. 1). Diese wechselseitig aufeinander bezogenen Kräfte/Qualitäten wurden dýnamis genannt. Dieser Zusammenhang korreliert mit Weizsäckers Gestaltkreis als der Einheit von Wahrnehmen und Handeln: „Das Ur-Erlebnis ist das Eins-Sein von Subjekt und Objekt. – Die Herausstellung des Getrennten ist erst ein Endprodukt des reflektierenden Subjekts" (1973, S. XV). Ein Beispiel: Die Augen müssen nicht bewusst einem sich bewegenden Objekt folgen. Vielmehr ist es ihr Vermögen, subjektiv immer sinnvoll auf die objektive Umwelt zu reagieren bzw. mit ihr zu interagieren. Der Blick aus dem Fenster des fahrenden Zuges ist an die vorbeiziehende Landschaft gekoppelt. Es besteht nicht einmal die Möglichkeit, die Sehachsen willkürlich zu fixieren.

Diese Dýnamis bzw. Vermögen sind die alle autopoietischen Prozesse betreibenden Kräfte und mithin auch die Grundlage des Selbstheilungspotentials eines Organismus. Die hierdurch immer wieder neu erzeugte Homöostase darf nicht als Stillstand verstanden werden, sondern als Momentaufnahme in einem diachronen Prozess wechselseitiger Adaptationen. Im Zentrum der therapeutischen Aufmerksamkeit stehen perzeptive (betr. Wahrnehmen, Denken, Fühlen etc.) und prozessuale (betr. Reagieren, Handeln und physiologische Veränderungen) Aspekte.

Abb. 2 ist der Versuch, die Dimensionen dieser integralen Kausalität grafisch darzustellen.

Damit sind alle Schnittstellen benannt,

- über die therapeutische Intervention erfolgen kann und
- an denen Adaptations- und ggf. Heilungsprozesse beobachtet werden können.

Schmerztherapie kann z.b. via Soma mittels oraler Antidepressiva durch Stimulierung biochemischer Prozesse an Synapsen des Rückenmarks (Feuerstein, 1997) und Verbesserung der affektiven Schmerzbewältigung im limbischen System (Magni, 1991) erfolgen. Vergleichbare Wirkungen (unter Vermeidung der Nebenwirkungen) können auch durch Äußere Anwendungen wie Rhythmische Einreibungen nach Wegman/Hauschka (Bertram u.a., 2005) oder Ingwerkompresse (Therklesson, 2010) erreicht werden. Hier erfolgt der therapeutische Zugang an der Schnittstelle des Körpers zur Umwelt durch Modulation der Umweltbedingungen (Wärme, Berührung). Es wird das Sinnessystem (Soma) angesprochen, was neben der Schmerzbewältigung zahlreiche weitere heilsame Effekte auf der psychischen Ebene auslöst.

Es lässt sich (wenn auch verkürzt) zusammenfassen: Die Mind-Body-Medizin untersucht die Schnittstelle Bewusstsein → Körper; Embodiment richtet seine Aufmerksamkeit auf die Schnittstelle Körper → Bewusstsein; die Phänomenologie untersucht, welche Prozesse die Umwelt im Bewusstsein oder in der Leiblichkeit auslöst und eine rein naturwissenschaftliche Medizin die Reaktionen des Körpers auf selektiv manipulierende Maßnahmen. Vermutlich wird sich keine Therapie finden lassen, deren Wirkung sich mit Bezug auf nur eine dieser Dimensionen hinreichend beschreiben ließe. Es sei allerdings an dieser Stelle unterstellt, dass in der realen therapeutischen Praxis auch kaum je so eindimensional gearbeitet wird.

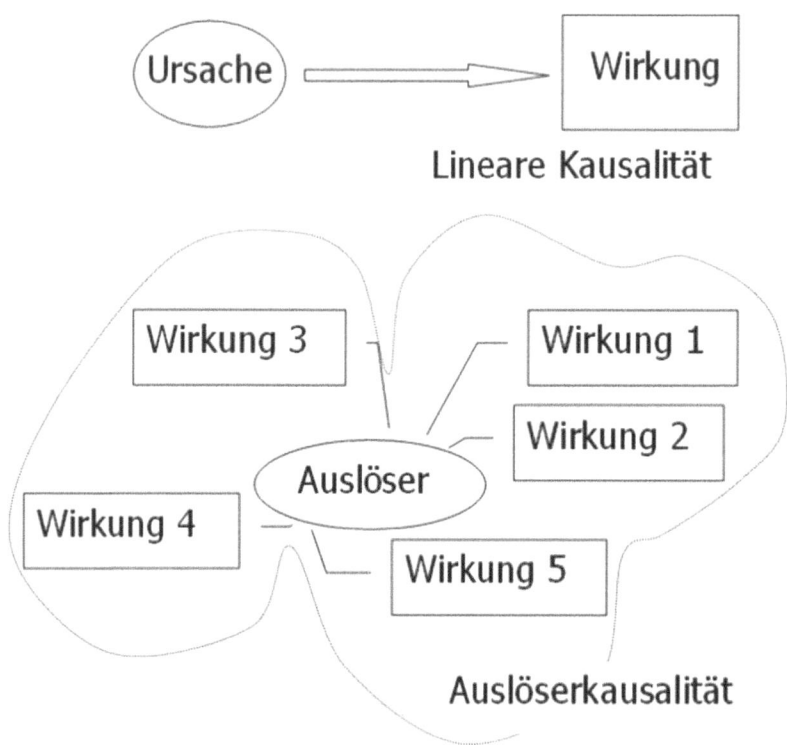

**Abbildung 3**

Wirkungen sind immer mehrdimensional und kontingent. Um ihrer bewusst zu werden, müssen Therapeuten und Forscher

1. ihren Aufmerksamkeitswinkel (Bertram, 2005, S. 103) vergrößern und
2. ihre Aufmerksamkeit auf das Erkennen von typischen Mustern richten.

Es geht darum zu erfassen, auf welche Art ein Mensch individuell autopoietisch auf Krankheit und Therapie reagiert und eine neue Alltagsnormalität ausgestaltet. Dabei handelt es sich um die individuelle Geneigtheit zu einer Reaktion (zwischen Mind und Body sowie Person und Umwelt) im Sinn der zirkulären Kausalität. Die beobachtbaren Effekte können multipel und unerwartet sein (vergl. Grafik 2). Dass sie ggfs. dennoch mit einer therapeutischen Intervention in Zusammenhang gebracht werden können, hat mit dem Entdecken ihres Auslösers, ihrer Eigenschaften, ihrer Konsequenzen, ihrer Entwicklungsdynamik, kurz: ihrer Prozessgestalt als Typus zu tun. Für den Praktiker wie für den Forscher geht es darum, „… systematisch Strukturen in dem im Feld gesammelten, in der Regel nur wenig vorstrukturierten Material zu identifizieren" (Kelle & Kluge, 2010, S. 10). Der Typus vereinigt zahlreiche kontingente Eigenschaften und ihre Beziehungen untereinander unter dem Dach einer sinnvollen Gestalt (eines sinnvollen Begriffs oder Konzepts), so wie ein simpler Strichcode zu einem Gesicht emergiert, wenn die Zeichen und ihre Beziehungen zueinander stimmen. Matthiessen bezeichnet dieses gestalterkennende im Unterschied zum linear kausalen Denken als „ratiomorph" (2002, S. 38). Die methodologischen und methodischen Implikationen für die empirische Forschung sind ausführlich dargestellt bei Bertram (2016).

Als ökologisch wird das hier entworfene Modell bezeichnet, weil die Ökologie die Wissenschaft der Beziehung von Lebewesen (lebendigen, autopoietisch agierenden Strukturen) untereinander und zu ihrer Umwelt ist. Therapie wird aus dieser Perspektive als relationales Geschehen verstanden: System und Umwelt interagieren miteinander und werden wechselseitig füreinander Auslöser und Wirkort. Veränderte Umweltbedingungen (Massage oder Sporttherapie) lösen z.b. bei einer Person eine Veränderung des Erlebens von Schmerz oder Aggression aus. Dieses veränderte Erleben wirkt zurück auf das Handeln der Person und auf die Wahrnehmung der Welt und des leiblichen Inkarniertseins in diese Welt. Die interessierende Dimension ist also immer diese System-Umwelt-Schnittstelle beziehungsweise die komplexen Prozesse, die sich da beobachten lassen. Diese Schnittstelle kann die zwischen Person und Umwelt sein, aber auch der physische Körper kann als Umwelt des Bewusstseins interpretiert werden. Kann ein Patient sich z.b. mental darauf einlassen, eine Stirnhöhlenentzündung mit Äußeren Anwendungen zu behandeln anstatt antibiotisch, nimmt er eine längere Krankheitsphase in kauf. Er wird sie aber als sinnvoll interpretieren und den Krankheitsprozess aktiv in seine Biographie integrieren, anstatt passiv unter den Symptomen zu leiden.

Reizvoll an dieser ökologischen Perspektive ist also: Der Therapeut oder die Forscherin kann die System-Umwelt-Grenze zu Beobachtungszwecken willkürlich verschieben. So lassen sich z.b. selektiv Prozesse beobachten, die zwischen Personen und ihrer Umwelt passieren. Aber auch Bewusstsein und Körper können als System und Umwelt interpretiert werden. Das Gleiche gilt für die Dimension Leib und Körper. Ein typisches Beispiel dafür ist die Entwicklung einer Schonhaltung, die in der Regel über die Abheilung einer Verletzung hinaus persistiert. Das veränderte Zur-Welt-Sein habitualisiert leiblich; nach der operativen Anlage einer Hüftprothese bedürfen die meisten Patienten der Krankengymnastik, um wieder ein physiologisches Gangmuster zu entwickeln. Ein andere Beispiel: Nach einer RhE brach eine Patientin in Tränen aus und realisierte verwundert, „… sie hätte, auch als er [ihr Ehemann] gestorben ist, nicht geweint. Das wäre das erste Mal, dass ihr so eine Art Trauer entgegen kam. ... Das Resultat war für sie: Sie konnte mehr loslassen" (Bertram, 2005, S. 74). Sie hatte über den Tod ihres Gatten hinaus „in der Existenzweise" der sich ständig Sorgenden verharrt. Durch das leibliche Aufbrechen dieses Habitus konnte sie körperlich (und seelisch) wieder anders agieren.

Im Sinn dieses Modells lassen sich die RhE generell als Embodiment-Verfahren interpretieren, über die sich an dieser Leib-Körper-Schnittstelle Prozesse auslösen lassen: Über den Tastsinn (Körper), werden Perzeptionen (leibliche Empfindungen, Gefühle, Vorstellungen) ausgelöst, die therapeutisch wirken. Dazu abschließend folgendes Beispiel: Pflegende, die Anorexiepatientinnen alternierend mit rhythmischen Ganzkörpereinreibungen behandeln, berichten von einem „Aufgetautsein" ihrer Patientinnen: „... weil, wenn sie die da wirklich als Roboter da wochenlang herumlaufen sehen und sie dann erleben bei der Einreibung oder nach der Einreibung: mal loslassen, was das bedeutet; die müssen sich doch ganz anders mit ihrem Körper verbinden können in dem Moment" (Bertram, 2005, S. 126). Diese etwas verloren wirkenden jungen Frauen, kaum zu einer Begegnung fähig, kommen aus dem Behandlungsraum und wirken „runder", wie die Pflegenden sagen. Sie nehmen Blickkontakt auf, kommunizieren, sitzen entspannt am Tisch und nicht steif auf der Stuhlkante „... und da schauen die mal von ihrem Teller auf, wo die vorher sezieren ihr Brötchen" (a.a.O.).

*Aufgetautsein* ist so ein typisch „ratiomorpher" Begriff, wie er in der Praxis erfahrener Therapeuten entsteht. Das ist kein theoretisches Konzept, wie es sich etwa durch die Suche nach dem kleinsten gemeinsamen Nenner vieler Beobachtungen bilden ließe. Es ist vielmehr eine Wahrnehmung, die sich a priori aufdrängt, wenn Pflegende ihre Patientinnen nach der Behandlung (mit-) erleben: Wie sie gehen, reden, schauen, sitzen, liegen usw.: „Diese Magersüchtigen haben ganz oft hochgezogene Schultern; die liegen ganz starr da, da kommt auch die Schulter nicht auf die Decke. ... Und das dauert bald zwei Monate, bis da oftmals überhaupt die Schulter wieder ein bisschen mehr sich lösen kann und auf der Decke ankommt" (a.a.O., S. 124). Hier wird *Aufgetautsein* unmittelbar wahrgenommen, weil die Pflegenden ein Gespür entwickelt haben für die „Dynamik der Variabilität", die diesem relationalen Prozess als Wesenhaftes zugrunde liegt (Neubauer, 2008, S. 78). Die Pflegenden würden in vielen anderen – ggf. nie zuvor gesehenen – Verhaltensweisen *Aufgetautsein* erkennen. Relational ist dieser Prozess, weil er auf Wechselseitigkeit beruht: Die Pflegenden reagieren auf dieses „Aufgetautsein". Sie variieren die Einreibung, kommunizieren anders mit den Patientinnen, greifen z.B. Blickkontakt auf, regen Kommunikation an.

Dieses *Aufgetautsein* ist heilsam für die Patientinnen, ermöglicht ihnen eine zumindest temporäre „Absolution" ihrer habitualisierten pathologischen „Existenzweise zur Welt" und damit ein Fenster auf eine gesundere Zukunft, das im therapeutischen Verlauf langsam größer wird. Diesen Heilungsprozess verursachen die Patientinnen allerdings selbst, indem sie die zirkuläre Interaktion zwischen Psyche und Soma sowie zwischen Person und Umwelt wieder herstellen bzw. aktualisieren. In diesem Vermögen (vergl. Dýnamis) können sie therapeutisch unterstützt werden. Oft liegt in der Therapie sogar der initiale Auslöser für einen Gesundungsprozess. Verursacht wird er jedoch immer „von innen".

# 5 Fazit

Komplementäre Therapien können auf vielfältige Weise bei der Bewältigung gesundheitlicher Beeinträchtigungen Unterstützung leisten, indem Sie die Selbstheilung anstoßen oder unterstützen. Die ökologische Perspektive schließt eine wichtige theoretische Lücke der Therapieforschung und bietet die Möglichkeit, die bewusste, zielgerichtete Beeinflussung der System-Umwelt-Person-Grenze in eine philosophische Systematik einzuordnen und den dabei wirkenden und als wirksam erlebten Phänomenen und Wirkfaktoren eine Sprache zu geben. Auf ihrer Grundlage lassen sich rationale Hypothesen über therapeutische Wirkungen jenseits linearer Kausalbeziehungen generieren. Für therapeutisches Handeln, die Kommunikation darüber und die Erforschung eröffnen sich auf Grundlage des ökologischen Modells therapeutischer Prozesse zahlreiche Fragestellungen:

- Was sind therapeutische Prozesse und wie lassen sie sich charakterisieren?
- Auf welche Dimensionen nehmen sie Einfluss?
- Inwieweit wirken sie
  - auf das bzw. über das Bewusstsein (z.B. Achtsamkeitsübung, Autogenes Training)?
  - auf den bzw. über den Körper (z.B. Feldenkrais)?
  - auf den bzw. über den Leib (Musiktherapie)?
  - auf den bzw. über den Geist (biografische Verfahren)?
  - über Körperbewegungen (Eurythmietherapie)?
  - über Wahrnehmen (Therapeutische Waschung, Milieutherapie)?
  - durch Berührungen (Rhythmische Einreibung, basale Stimulation)?
  - über Gestalten (Plastizieren)?
  - durch Begegnung (Gespräch, Da-Sein und das Leid-Aushalten)?
  - durch als hilfreich erlebtes Handeln (Wickel als komplexe Maßnahme)?

- Welche Phänomene lösen sie
  - im Körper aus?
  - in Bezug auf Leiberfahrungen aus?
  - im Bewusstsein eines Menschen aus (z.b. Gefühle, Erinnerungen, Vorstellungen, Handlungsimpulse)?
  - im Geist eines Menschen aus (Sinn, Bedeutung, Biographie?
- Was genau löst therapeutische Effekte leiblich aus (Entspannung, Veränderung von Bewegungsmustern)?
- Welchen aktiven Anteil hat der behandelte Mensch selbst?
- Welches sind die förderlichen bzw. hinderlichen Kontextfaktoren (Milieu- und Settingfaktoren)?

Zur Beantwortung all diese Fragen bedarf es weiterer theoretischer Überlegungen sowie empirischer Forschung. Dieses Einführungskapitel soll zunächst dazu dienen, das Problem isolierter Denkansätze in Bezug auf therapeutische Prozesse am Beispiel des in weiten Teilen der Medizin verbreiteten naturwissenschaftlichen Reduktionismus zu problemematisieren und ihm ein Modell komplexer therapeutischer Reaktionsweisen und darauf abgestimmter Interventionen als Ergänzung an die Seite zu stellen. Die Fokussierung der Wahrnehmung auf einzelne (Krankheits- und Gesundungs-) Symptome bzw. die monokausale Wirkung eindimensional gedachter therapeutischer Prozesse soll zugunsten des („ratiomorphen") Verständnisses und des Erfassens komplexer Phänomene und therapeutischer Prozesse abgelöst werden. Therapeutische Prozesse können sich auf verschiedene Dimensionen innerhalb eines gegebenen Kontextes beziehen, die sich komplementär zueinander verhalten. Ihre Berücksichtigung ist notwendige Bedingung der Möglichkeit, den ganzen Menschen in den Blick nehmen zu können.

In den nachfolgenden Kapiteln werden nun Praktiker und Wissenschaftler anhand von Fallbespielen oder therapeutischen Intervenionen das Modell prüfen, kritisieren und kommunikativ sowie empirisch validieren und so an der Begriffsbildung und Theoriegenese eines ökologischen Modells therapeutischer Prozesse mitwirken.

# Literatur

AnthroMed Kliniknetzwerk (2014, 8. Juni). *AnthroMed.* Zugriff am 13. Juni 2014 unter http://www.anthromed.de/de/kliniknetzwerk/kriterienkatalog/angebotsstruktur/

Benedetti, F., Pollo, A., Lopiano, L., Lanotte, M., Vighetti, S. Reinero, I. (2003). Conscious Expectation and Unconscious Conditioning in Analgesic, Motor and Hormonal Placebo/ Nocebo Responses. *The Journal of Neuroscience, 23,* 4315-4323.

Bertram, M. (2003). Der therapeutische Prozess als Dialog. Methodologische Überlegungen und methodische Strategien zur Erforschung pflegerisch-therapeutischer Verfahren. In P.F. Matthiessen & T. Ostermann (Hrsg.), *Einzelfallforschung in der Medizin. Bedeutung, Möglichkeiten, Grenzen* (S. 104–134). Frankfurt am Main: VAS.

Bertram, M. (2005). *Der Therapeutische Prozess als Dialog. Strukturphänomenologische Untersuchung der Rhythmischen Einreibungen nach Wegman, Hauschka,* Berlin: probusiness.

Bertram, M., Ostermann, T., & Matthiessen, P. E. (2005). Erforschung der Rhythmischen Einreibungen nach Wegman/Hauschka – eine Strukturphänomenologische Untersuchung. *Pflege,* 18 (4), 227–235.

Bertram, M. (2012). *Komplementäre Pflege.* Studienbrief, Ernst-Abbe-Fachhochschule Jena.

Bertram, M. (2016). Rhythmische Einreibungen nach Wegman/Hauschka – Forschungsmethoden und -ergebnisse. In M. Bertram & H.J. Kolbe (Hrsg.), *Dimensionen therapeutischer Prozesse in der integrativen Medizin. Ein ökologisches Modell* (S. 107-123). Wiesbaden: Springer VS.

Böhme, G. (2003). *Leibsein als Aufgabe. Leibphilosophie in pragmatischer Hinsicht.* Zug: Die graue Edition.

Böhme, G., Böhme, H. (2004). *Feuer, Wasser, Erde, Luft. Eine Kulturgeschichte der Elemente.* München: Beck.

Böhme, G., Schiemann, G. (1997). *Phänomenologie der Natur.* Frankfurt am Main: Suhrkamp.

Christen, L., Christen, S., Waldmeier, V., Österlund, S., Morgenthaler, U., Scheidegger, J., Oehninger, R. (2003). Pflege ohne und mit Anwendung von ätherischen Ölen. Eine kontrollierte Studie mit Patienten und Patientinnen einer rheumatologischen Akutabteilung. *Pflege,* 16, 193-204.

Cysarz, D., Edelhäuser, F., van Leeuwen, P. (2011). Multiscale analysis of acceleration and deceleration of the instantaneous heart rate using symbolic dynamics. *IEEE Engineering in Medicine & Biology Society.* Zugriff am 10. April 2013 unter http://www.embs.org/ publications, 1965–1968.

Esser, H. (2002). *Situationslogik und Handeln.* Frankfurt am Main: Campus.

Fazekas, C. (2007). *Spüren und Denken. Psychosomatische Intelligenz im Alltag.* Wien: Springer.

Federspiel, K., Herbst, V. (2005). *Die andere Medizin. Alternative Heilmethoden für Sie bewertet.* (5. neu bearbeitete Auflage). Berlin: Stiftung Warentest.

Feldman, J.B. (2009). Expanding hypnotic pain management to the affective dimension of pain. In: *Am J Clin Hypn* 3 (51), S. 235–254.

Feuerstein, T.J (1997). Antidepressiva zur Therapie chronischer Schmerzen. Metanalyse. *Der Schmerz, 11,* 213–226.

Fritzsche, C. (o.J.). *Randomisierte klinische Studien (RCT), vom Goldstandard zum Sorgenkind*. Zugriff am 15 Juli 2013 unter http://www.psychophysik.com/h-blog.

Fuchs, T. (2000). *Leib, Raum, Person. Entwurf einer phänomenologischen Anthropologie*. Stuttgart: Klett-Cotta.

Fuchs, T. (2010). *Das Gehirn – ein Beziehungsorgan. Eine phänomenologisch-ökologische Konzeption*. (3. Auflage). Stuttgart: Kohlhammer.

Girke, M. (2010). Die therapeutische Begleitung des sterbenden Menschen. *Der Merkurstab, 63 (5), 224–439*.

Hane, A.A., Fox, N.A. (2006). Ordinary variations in maternal caregiving influence human infants' stress reactivity. *Psychological Science, 17* (6), 550–556.

Heusser, P. (2011). *Anthroposophische Medizin und Wissenschaft. Beiträge zu einer ganzheitlichen medizinischen Anthropologie*. Stuttgart: Schattauer.

Husserl, E., Ströker, E. (1995). *Cartesianische Meditationen. Eine Einleitung in die Phänomenologie*. (3. Auflage). Hamburg: Felix Meiner.

Institut für Demoskopie Allensbach (2011, 25. November). *Naturheilmittel 2010. Ergebnisse einer bevölkerungsrepräsentativen Befragung*. Zugriff am 15. Juli 2013 unter http://www.ifd-allensbach.de/uploads/tx_studies/7528_Naturheilmittel_2010.pdf.

Kade, J. (1997). Vermittelbar/nicht vermittelbar. Vermitteln. Aneignen. Im Prozeß der Systembildung des Pädagogischen. In D. Lenzen, N. Luhmann (Hrsg.), *Bildung und Weiterbildung im Erziehungssystem. Lebenslauf und Humanontogenese als Medium und Form (S. 20-70)*. Frankfurt am Main: Suhrkamp.

Kienle, G. (1974). *Arzneimittelsicherheit und Gesellschaft. Eine kritische Untersuchung*. Stuttgart, New York: Schattauer.

Krois, J.M. (2007). *Embodiment in cognition and culture*. Amsterdam, Philadelphia: John Benjamins Pub. Co.

Lange, C. (2014, 29. Juni). *Daten und Fakten: Ergebnisse der Studie „Gesundheit in Deutschland aktuell 2009". Zugriff am 29. Juni 2014 unter http://www.gbe-bund.de/gbe10/owards.prc_show_pdf?p_id=13126&p_sprache=D*.

Magni G. (1991). The use of antidepressants in the treatment of chronic pain. A review of the current evidence. *Drugs, 42,* 730-748.

Matthiessen, P.F., Ostermann, T. (Hrsg.). (2003). *Einzelfallforschung in der Medizin. Bedeutung, Möglichkeiten, Grenzen*. Frankfurt am Main: VAS.

Maturana, H.R. (2000). *Biologie der Realität. Frankfurt am Main: Suhrkamp*.

*Maturana, H.R., Varela, F.J. (2009). Der Baum der Erkenntnis. Die biologischen Wurzeln menschliche Erkennens. Frankfurt am Main: Fischer.*

*Mayr, E. (1991): Eine neue Philosophie der Biologie. München, Zürich: Piper.*

Mc Gowan, P.O., Sasaki, A.; D'alessio, A.C., Dymow, S., Labonté, B., Szyf, M., Turecki, G., Meaney, M.J. (2009). Epigenetic regulation of the glucocorticoid receptor in human brain associates with childhood abuse. *Nature Neuroscience, 12,* 342-348.

McGowan, P.O., Sasaki, Aya, D'Alessio, Ana C., Dymov, Sergiy, Labonté, Benoit, Szyf, Moshe et al. (2009): Epigenetic regulation of the glucocorticoid receptor in human brain associates with childhood abuse. *Nature Neuroscience, 12,* 342-348.

Mehling, W.E., Wrubel, J., Daubenmier, J. J., Price, C. J.; Kerr, C. E.; Silow, T. (2011). Body Awareness: a phenomenological inquiry into the common ground of mind-body therapies. *Philosophy, Ethics, and Humanities in Medicine, 6,* 6.

Merleau-Ponty, M., Boehm, R. (1974). *Phänomenologie der Wahrnehmung* (photomechanischer Nachdruck). Berlin: De Gruyter.

Metzing-Blau, S. (2008). Placebo im Wandel: von Beecher zu Benedetti. *Pflege & Gesellschaft, 13*, 362-372.

Penter, R. (2000). *Der Krankheitsprozess als Frage. Der Heilungsprozess als Antwort. Dornach: Verlag am Goetheanum.*

Pleštil, D. (Hrsg.). (2008). *Naturwissenschaft heute im Ansatz Goethes.* Stuttgart: Mayer.

Riskind, J.H., Gotay, C.C. (1982). Physical posture: Could it have regulatory or feedback effects on motivation and emotion? *Motivation and Emotion, 6, 273-298.*

Rosslenbroich, B. (2001). Das Verständnis des Organismus als zentrales Problem der Medizin. *Forschende Komplementärmedizin und klassische Naturheilkunde, 8,* 125–136.

Rudolf, G., Henningsen, P. (2013). *Psychotherapeutische Medizin und Psychosomatik. Ein einführendes Lehrbuch auf psychodynamischer Grundlage* (7. Auflage). Stuttgart: Thieme.

Rüegg, J.C. (2009). Frühkindliche Erfahrung und Psychosomatik. In K.H.Brisch, T. Hellbrügge (Hrsg.). *Wege zur sicheren Bindung in Familie und Gesellschaft (S. 225-236). Stuttgart: Schattauer.*

*Rüegg, J.C. (2010). Mind & body. Wie unser Gehirn die Gesundheit beeinflusst. Stuttgart: Schattauer.*

Sachverständigenrat für die konzertierte Aktion im Gesundheitswesen (2012, 29. November). *Bedarfsgerechtigkeit und Wirtschaftlichkeit. Band III, Über-, Unter und Fehlversorgung.* Zugriff am 13. Juni 2014 unter http://dip21.bundestag.de/dip21/btd/14/068/1406871.pdf.

Sachverständigenrat zur Begutachtung der Entwicklung im Gesundheitswesen (2014, 29. Juni). *Desease Management.* Zugriff am 29. Juni 2014 unter http://www.svr-gesundheit. de/index.php?id=253.

Sandkühler, J. (2009). Learning and memory in pain pathways. *European Journal of Pain, 13,* 27-28.

Schwarz, N. (1990). Feelings as information: informational and motivational function of affective states. In E.T Higgins & R.M Sorrentino (Hrsg.), *Handbook of motivation and cognition: Foundations of social behaviour* (Band 2, S. 527-561). New York: Guilford Press.

Simon, F.B. (1999). *Die Kunst, nicht zu lernen. Und andere Paradoxien in Psychotherapie, Management, Politik... Heidelberg: Carl Auer.*

Storch, M., Cantieni, B., Hüther, G., Tschacher, W. (Hrsg.). (2011). *Embodiment. Die Wechselwirkung von Körper und Psyche verstehen und nutzen; mit Ergänzungskapitel „Embodiment im Zürcher Ressourcen Modell (ZRM)“.* (2. Auflage). Bern: Huber.

Strack, F., Martin, L. L., Stepper, S. (1988). Inhibiting and facilitating conditions of the human smile: a nonobtrusive test of the facial feedback hypothesis. *Journal of Personality and Social Psychology, 54,* 768-777.

Therkleson, T. (2011, 10 Januar). A Phenomenological study of Ginger Compress Therapy for People with Osteoarthritis. *Indo-Pacific Journal of Phenomenology, 10.* Zugriff am 29. Juni 2014 unter http://www.google.de/url?sa=t&rct=j&q=&esrc=s&source=w eb&cd=1&ved=0CDgQFjAA&url=http%3A%2F%2Fwww.ajol.info%2Findex.php%2 Fipjp%2Farticle%2Fdownload%2F64905%2F52629&ei=HSItUZXSNIXStAbWn4DI Cw&usg=AFQjCNH_ECwUzwVrbu6Ydv3u2BpdHvJ4nQ&sig2=3L8pHMHT5g8gy-NUj2gDWVA&bvm=bv.42965579,d.Yms.

Tom, G., Ramil, E., Zapanta, I., Demir, K., Lopez, S. (2006). The role of overt head movement and attention in persuasion. *Journal* of Psychology, *140*, 247-253.

Tschacher, W. (2011). Wie Embodiment zum Thema wurde. In M. Storch, B. Cantieni, G. Hüther. & W. Tschacher (Hrsg.). *Embodiment. Die Wechselwirkung von Körper und Psyche verstehen und nutzen ; mit Ergänzungskapitel „Embodiment im* Zürcher Ressourcen Modell (ZRM)» (2. Aufl., S. 11-34). Bern: Huber.

Valet, M., Sprenger, T., Boecker, H., Willoch, F., Rummeny, E., Conrad, B. et al. (2004). Distraction modulates connectivity of the cingulo-frontal cortex and the midbrain during pain – an fMRI analysis. *Pain, 109*, 399-408.

Waldenfels, B. (2000). *Das leibliche Selbst. Vorlesungen zur Phänomenologie des Leibes*. (1. Aufl.). Frankfurt am Main: Suhrkamp.

Weizsäcker, V. von (1973). *Der Gestaltkreis. Theorie der Einheit von Wahrnehmen und Bewegen*. Frankfurt am Main: Suhrkamp.

Wells, G.L., Petty, R.E. (1980). The effects of overt head movements on persuasion: Compatilility and incompatibility of responses. *Basic and applied Social Psychology, 3*, 219-230.

# „Das ist halt eine Form von ‚anderer Welt', in die man dann so reingeht"

## Wirksamkeit der Eurythmietherapie zur Stressprophylaxe – eine phänomenologische Untersuchung

M. Bertram, B. Berger, J. Kanitz, K. Pretzer, G. Seifert

### Zusammenfassung

Eurythmietherapie ist ein Mind-Body-Verfahren aus dem Kontext der Anthroposophischen Medizin. Es handelt sich hier um eine Bewegungstherapie, bei der Sprache oder Musik in körperliche Bewegung umgesetzt wird. In der hier referierten Studie wurde sie eingesetzt um zu untersuchen, ob gesunde Probanden, die sich subjektiv in stressigen Lebensumständen befanden, einen protektiven Nutzen durch die Therapie erfuhren.

Im Rahmen der randomisiert-kontrollierten Studie mit 121 Probanden wurden auch qualitative Interviews erhoben. Vorliegender Beitrag referiert die phänomenologische Analyse dieser Interviews.

Es kann gezeigt werden, dass die Studienteilnehmer einen Nutzen erfuhren durch die Eurythmietherapie. Dieser lässt sich auf die Formel bringen, dass infolge der Therapie neue Möglichkeiten entstanden, das eigene Verhältnis zur Umwelt und seinen Stressoren besser zu verstehen und neu justieren zu können.

# 1    Hintergrund

Stress und gesundheitsbezogene Lebensqualität sind bedeutende Konstrukte der derzeitigen Therapieevaluation. Stressreduktion gilt als präventiver gesundheitsrelevanter Parameter. Dauerhafte Stressreduktionsprogramme führen zu einer Vorbeugung von Burnout und depressiven Episoden und können somit zu einer Reduktion verschiedener körperlich-chronischer Erkrankungen, wie Herz-Kreislauf- und Tumorerkrankungen führen.

Insbesondere wurden Verfahren der Mindfullness Stress Reducation (MBSR) und der Mindfullness Cognitive Therapie (MBCT) in den vergangenen Jahren zunehmend sowohl therapeutisch eingesetzt als auch in Bezug auf ihre stressreduzierende Wirkung untersucht. Der systematische Review von randomisiert-kontrollierten Studien von Fjorback et al kommt 2011 zu dem Ergebnis, dass MBSR-Interventionen mentale Gesundheit steigern und Stresssymptome sowie Symptome für Angst und Depressionen senken und deshalb als Interventionen für das medizinische Krankheitsmanagement empfohlen werden können. Im Rahmen der Anthroposophischen Medizin wird die Eurythmietherapie der Mind-Body-Medizin zugerechnet (Kanitz, 2013). Sie kann als eine ganzheitliche Bewegungstherapie beschrieben werden, die einen umfangreichen Katalog an körperlichen Übungen im Zusammenhang mit Sprache oder Musik umfasst. „Die Grundelemente der Heileurythmie sind die in Bewegung umgewandelten Laute unserer Sprache ... Die Gestaltungsdynamik, die in der Lautbildung – d.h. im Aussprechen von Vokalen und Konsonanten – enthalten ist, wird in der Heileurythmie in Bewegung umgesetzt und erlebbar gemacht" (Berufsverband Heileurythmie, 2013).

In Bezug auf die therapeutischen Wirkungen der Eurythmie wurden bislang schwerpunktmäßig die Interdependenzen zwischen der Eurythmie und physiologischen Prozessen untersucht (Seifert et al., 2012, 2013). Ein wichtiges Ergebnis war hier die Steigerung der Herzfrequenzvariabilität als Ausdruck der physiologischen Reaktionsfähigkeit eines Organismus, sowie die Verbesserung des zirkadianen Rhythmus. Eine größere Kohortenstudie bei stressbelasteten aber gesunden Probanden untersuchte die langfristige Auswirkung von EYR auf Krankheitsscore und Lebensqualität mit signifikanten Verbesserungen (Kanitz, 2011).

Die Studienlage ermutigte zu einer randomisiert-kontrollierten Studie, in deren Rahmen die Effekte von Eurythmietherapie auf die Stressbewältigung und die Herzfrequenzvariabilität von gesunden Probanden untersucht wurden. Diese prospektive, randomisierte, dreiarmige Studie wurde 2010-2011 an der Berliner Charite mit 121 gesunden Probanden durchgeführt (Veröffentlichung in Vorbereitung). Die Teilnehmerinnen erhielten über einen Zeitraum von sieben Wochen zweimal wöchentlich entweder eine Stunde Eurythmietherapie (EYT) als eine von einer Eurythmietherapeutin angeleitete Übung mit Hausaufgaben (53 Teilnehmende) oder eine Stunde Steppaerobic (STA, 53 Teilnehmende). Eine weitere Gruppe (15 Teilnehmende) erhielt Kunsttherapie.

Der Schwerpunkt der Eurythmietherapie lag in dem Bewusstmachen der Verbindung zwischen körperlichem Spüren (der Füße, der Wirbelsäule usw.), Wahrnehmen der Bewegung und Erleben der eigenen Intentionalität in den Übungen. Unter anderem kam der der Laut „M" zur Anwendung. Das M wird durchgeführt, indem etwa auf Brusthöhe die Handinnenflächen einander zugewandt sich wechselseitig begegnen. Dadurch entsteht das gleichzeitige Erleben von *etwas weg schieben* und *etwas zurück nehmen.* Das ist gewissermaßen eine leibliche Achtsamkeitsübung zu Sympathie und Antipathie, ihrer Grenzfläche und dem Erleben ihrer aktiven Hervorbringung. Durch den reflexiv übenden Umgang mit dieser Geste kann zum Beispiel das eigene, im Alltag unbewusste Vermögen aufgedeckt werden, sich (vermeintliche) Anforderungen auf zu laden oder abzuwehren, etwas als Stressor zu interpretieren oder nicht.

Die Rekrutierung erfolgte über Posteraushänge, Aufrufe über das Intranet der Charité sowie über das Intranet des Jobcenter Berlin. Eingeschlossen wurden Studienteilnehmende im Alter zwischen 27 und 50 Jahren ohne körperliche oder seelische Erkrankungen. Zusätzlich wurden die Probanden um die Teilnahme an einem narrativen Leitfadeninterview gebeten. Daran nahmen 76 der 106 Studienteilnehmenden der EYT- und StA-Gruppe teil. Von diesen 76 Interviewpartnern waren 36 (w=31/m=5) in der EYT-Gruppe und 40 (w=28/m=12) in der STA-Gruppe.

Die Transkripte dieser Interviews sind die Datenbasis vorliegenden Kapitels. Im Zentrum der Auswertung mittels qualitativer Methoden stand die Frage nach der subjektiven Wahrnehmung der Wirksamkeit von EYT und STA auf die Stresswahrnehmung der Studienteilnehmenden.

## 2   Methodologie und Methoden

### 2.1   Die leibphänomenologische Perspektive

Interaktionsbasierte Therapieverfahren stellen ein komplexes Prozessgeschehen dar. Zahlreiche Faktoren beeinflussen beziehungsweise variieren sowohl den Therapieprozess als auch das Outcome im Sinn der Wirksamkeit. Dazu zählen: Der Patient und seine Biographie, seine Vorerfahrungen, Erwartungen und Vorbehalte, die Therapierenden, ihre Vorerfahrungen, der Rahmen, den sie schaffen, das Setting, in dem die Intervention stattfindet u.a. Insofern sind Verlauf und Ergebnis einer Behandlung kontingent, nicht jedoch willkürlich. Diese Prozesse lassen sich aus Narrationen (erzählte Episoden, vergl. unten) als typische Muster rekonstruieren. Dadurch kondensiert bei einer großen Variationsbreite des Outcomes ein Set an gemeinsamen Wesensmerkmalen (Husserl et al., 1998; Merlau-Ponty, 1974; Fuchs, 2010). Das Konzept „Lösen" bzw. „Befreitsein" im Zusammenhang mit einer Rhythmischen Einreibung nach Wegman/Hauschka kann zum Beispiel sowohl durch wohliges Schlafen eines Schmerzpatienten infolge einer Rhythmischen Fußeinreibung angezeigt werden als auch durch die Unterbrechung eines agitierten Rededrangs eines Psychiatriepatienten durch die gleiche Maßnahme (Bertram et al., 2005, S. 128f; Bertram, 2016, Kap. 3). Das Typische wird durch die „Dynamik der Variabilität" des Phänomens als Muster erkannt (Neubauer, 2008, S. 70f).

Daraus ergibt sich eine Spezifizierung der Perspektive des Forschers: Therapeutische Prozesse werden nicht durch Einblick in Naturgesetze (als notwendig zu erfolgende Wirkung), sondern durch Erkennen des Typus (als mögliche Ausprägung einer Wirksamkeit) verstanden. Typenbildende Verfahren suchen nicht das Erscheinende auf allgemeine Naturgesetze zurück zu führen, sondern es als Muster, als einzigartige Ausprägung eines allgemeinen Prinzips zu erkennen. Es geht um das Aufdecken von Regeln, nach denen Organismen autopoietisch in Abhängigkeit von ihrer Biographie und ihrer Umwelt je einzigartig und dennoch typisch ihre Leistung erbringen.

Im Zentrum dieser Leistung steht die Leiblichkeit. Der Leib ist nicht der „Körper da draußen", von dem ein Mensch sich distanzieren könnte, sondern die Instanz, mit der er existentiell pathisch verbunden ist und die ihn wahrnehmend und handelnd in der Welt sein lässt. Husserl bezeichnete diese aktive Instanz als „fungierenden Leib" (Husserl et al., 1998). Komplementäre Therapien sprechen auf vielfältige Weise die Sinne an. Die dadurch ausgelösten Perzeptionen sind der leiblich engagierte Mitvollzug der Umwelt als Ausdruck des individuellen leiblichen Vermögens einer Person. Der Leib ist also eine Art Resonanzkörper, seine Umwelt aktiv spiegelnd (Fuchs, 2000). Einerseits mit der Natur gekoppelt gehört der Leib andererseits auch ganz der individuellen Person an, ist keine Instanz, die sich vom Körper abgrenzen ließe. Leib und Körper sind vielmehr zwei komplementäre Existenzweisen ein und derselben Entität. Allem, was leiblich perzeptiv und in Synchronität mit der (therapeutischen) Umwelt erlebt wird, entspricht ein körperliches Korrelat. Das erklärt die Wirksamkeit aller Mind-Body Verfahren: Perzeptionen – z.B. Achtsamkeit, Meditation, künstlerische Übung – korrelieren mit körperlichen Prozessen; die betreffen z.B. eine Verbesserung des Immunstatus oder die Senkung des Blutdrucks (Bedford, 2012; Rüegg, 2010).

## 2.2   Datenanlyse

Als erster Schritt erfolgte eine offene Codierung der Daten (Strauss, 2007; Kelle & Kluge, 2010) im Sinn einer Verschlagwortung bzw. Indizierung aller im Sinn der Fragestellung relevanten Aussagen. Gesucht wurde nach Phänomenen im Sinn o.g. Muster. Phänomen ist „das im Bewusstsein Erscheinende" (Behrends & Langer, 2006, S. 148) vor aller Deutung, Rechtfertigung, Erklärung usw.

Es kamen also vordringlich solche Aussagen in Betracht, die Erlebnisse in ihrer unmittelbaren Gegebenheit (a priori) dokumentieren. Das sind Wahrnehmungen, Gefühle, Intentionen und Gedanken, die Studienteilnehmenden oft erst in der Erzählung bewusst werden oder die so überraschend waren, dass sie gut erinnert werden können. Diese Phänomene ließen sich i.d.R. gut abgrenzen von bereits reflektierten Interpretationen.

Der nächste Analyseschritt suchte im Sinn des axialen Codierens (Strauss & Corbin, 1996) nach Zusammenhängen in den Daten, um sie auf einer höheren Abstraktionsebene zu Kategorien zusammen zu fassen. Da es sich bei den hier in Rede stehenden Phänomenen überwiegend um (therapeutische) Prozesse handelt, wurde auf eine angepasste Version des aus den Sozialwissenschaften bekannten Codierparadigmas (Strauss, 2007; vergl. Bertram, 2016, Kap. 2.2) zurückgegriffen. Hierbei werden probeweise einzelne Codes daraufhin untersucht, welche anderen Codes auf sie verweisen (als Auslöser, Einflussfaktor, Intention oder Konsequenz). So werden Achsenkategorien freigelegt und zueinander in Beziehung gesetzt. Das Konzept „Lösen" bzw. „Being Uncaged" im Zusammenhang mit einer Rhythmischen Einreibung ist das Ergebnis eines solchen Codierprozesses, mit dem sich Phänomene unterschiedlicher Fälle (aus Somatik, Chirurgie und Psychiatrie) und auf verschiedenen Ebenen (physiologisch, psychisch und kognitiv) unter dem Dach eines typischen Musters subsummieren ließen (Bertram et al., 2005, S. 69-75).

Die so gefundenen Konzepte haben heuristischen Charakter. Sie werden immer wieder als Hypothese an neues Material „als Frage" (Burkart, 2010, S. 37) angelegt. So werden sie korrigiert, validiert und verdichtet. Gesucht wird neben vergleichbaren explizit auch nach kontrastierenden Fällen. Durch das Austesten der Ränder eines Phänomens und die Suche nach Gegenbeispielen werden seine invarianten Wesensmerkmale freigelegt (Bertram, 2016, Kap. 2.2).

Bei den hier in Rede stehenden Phänomenen geht es um die Resonanz, die Eurythmie beim Studienteilnehmenden auslöst bzw. um die Wechselwirkungen zwischen Körper, Bewusstsein und Umwelt. In der Leibphänomenologie ist der Leib die aktive, den reflexiven Vorstellungen vorausgehende Wahrnehmungsinstanz. Nicht der Intellekt, sondern der Leib ist Medium der Welterfahrung (Merleau-Ponty, 1974).

Die phänomenologische Analyse sucht nach Indikatoren für solche leiblichen Prozesse und unterscheidet insofern:

1. apriorisches Erleben: Daten, durch die sich noch das unmittelbar apriorische Erleben intentional perzeptiver Prozesse ausdrückt.
2. reflektierte Erfahrungen: Daten, die als bereits reflektierte Erfahrungen mit früheren Perzeptionen interpretiert werden müssen.

Die Codes entstammen überwiegend der wörtlichen Rede der Probandinnen; Diese sind in Klammern gesetzt. Bei einigen handelt es sich um Paraphrasen zum Zweck der Zusammenfassung längerer Ausführungen.

## 3   Ergebnisse:

### 3.1   Eurythmiegruppe

Das *apriorisches Erleben* der Teilnehmenden ließ sich folgender Klasse von Kategorien zuordnen: *Empfinden und Wahrnehmen*.
Bereits reflektierte Erfahrungen ließen sich in die Klassen *Reflexion, Handlungsoptionen* und *Was bleibt* untergliedern.

### 3.1.1   Empfinden und Wahrnehmen

*Berührt werden*
Diese Kategorie bezeichnet eine Gruppe von Merkmalen, die ein Bewusstsein von etwas indizieren, das sich noch nicht in klaren Vorstellungen oder Begriffen niederschlägt. Wahrnehmungspsychologisch kategorisiert handelt es sich hier um Empfindungen (Gerrig & Zimbardo, 2012). Dazu zählen Aussagen wie z.B. „Seele ein bisschen berührt" (m22876a3), „aufgehoben gefühlt" (w24668a3), „wohliges Gefühl haben" (m15281a1), „Ruhephase tut unglaublich gut" (w12471a2), aber von Einzelnen wird das „Rumgeschwinge" (w03681a1) auch „albern gefunden" (w03681a1).

*Einen leeren Ruheraum betreten*
Der weit überwiegende Teil der Aussagen zur Wirkung der Eurythmie bezeichnet konkrete Wahrnehmungen bzw. Vorstellungen. Im Unterschied zum reinen Empfinden bezeichnet Wahrnehmung das Ergebnis eines komplexen Prozesses des „‚Erfahrbarmachens' von Ereignissen und Gegenständen" (Karch, 1999, S. 2).

Wahrnehmungen haben z.B. Richtung oder Gewicht, sind räumlich, haben Ge-
staltcharakter, kategorisieren den Wahrnehmungsinhalt und lassen sich als Vorstellung erinnern. Aber auch bei ihnen handelt es sich um apriorisches Erleben.

Es wird die ambivalente Erfahrung des Erlebens von „Konzentration"
(w03064a1; w14568a3) und „Entspannung" (w11864a2) in der Bewegung ausgedrückt. Was passiert, ist ein „Abschalten und voll auf Übung konzentrieren"
(m00980a1). So scheint es auch kein Widerspruch zu sein, dass sich bei einem als
„total entspannt – also absolut" charakterisierten Erleben gleichzeitig eine „ge-
schärfte Sinneswahrnehmung" (w19561a3) einstellt.

Eine wichtige Erfahrung ist das „Erleben von Struktur" (w14568a3; w10366a2),
zunächst in den Bewegungsabläufen. „Grenzen" (w10366a2) werden erlebt. Das
erzeugt auch eine Art Körpergedächtnis: „Ich habe so das Gefühl, es ist so in
mich reingesackt und ich kann das jetzt auch mitnehmen" (w24783a3). „Wenn
man die [Übungen] öfter macht, dann schwingt das so in einem mit" (w09280a1).
Dieses Mitschwingen kann bei Bedarf auch aus der Erinnerung und ohne die
eurythmische Übung hervorgerufen werden: „ …dass es doch ganz hilfreich ist,
in bestimmten [Stress-] Situationen so visuelle Bilder aufzubauen, die man dann
einsetzen kann" (w14672a3 ). In Stresssituationen erlaubt das „zum Beispiel sich
abzugrenzen" (w14672a3).

„Das ist halt eine Form von – ich übertreibe mal – ‚anderer Welt', in die man
dann so reingeht" (m22876a3). Für diese Wahrnehmung fehlen manchen Probanden „so ein bisschen die Worte" (m22876a3). Gemeinsames Merkmal ist die Erfahrung, durch die Eurythmie ein Werkzeug zu haben um sich einen eigenen Bewusstseinsraum schaffen zu können. „Aus dem heraus hat sich eben so eine Ruhe,
so ein ruhender Pol, so eine Ruhegeschichte ergeben" (m22876a3). „… also die
Übungen sind mir schon ich sag mal in meinem Körper geblieben; wenn man die
öfter macht, dann schwingt das immer so in einem mit" (w09280a1). Vorstellung
und Bewegung gehen Hand in Hand und die Vorstellung reicht um das leibliche
Erleben dieses Ruheraums heraufzubeschwören: „ … also man kommt dahin und
ist in einer völlig anderen Situation, egal wo man sich vorher befunden hat; das ist,
wie wenn man einen leeren Raum betritt und sich dann selber erst mal total leer
macht und befreit" (w14672a3).

### 3.1.2 Reflexion

Bei dieser und allen folgenden Kategorien und Codes handelt es sich nicht mehr
um unmittelbare, apriorische Bewusstseinsinhalte, sondern bereits gedanklich reflektierte Erfahrungen.

*Führt vor Augen, wo man gerade steht*
Typische Aussagen sind: „Zur Ruhe kommen [und] bei sich bleiben" (w04862a1),
„viel über sich erfahren" (w12661a2), Eurythmie ist etwas, was „einem so klar
vor Augen führt, wo man selber gerade steht" (w14672a3). Sie erlaubt ein „zu
sich selbst finden. Also über die Bewegungen und Sprache und den Einklang von
Sprache, Bewegung und Empfindung" (w20773a3). Allerdings „ist für mich un-
erklärbar, wie das funktionieren kann" (w20773a3). Dieses Innehalten bei sich
selbst erlaubt die Besinnung: „Hey, welche anderen Möglichkeiten gibt es jetzt,
das ich irgendwie nicht in so eine Schmalspur gerate und hektisch werde sondern
einen anderen Weg versuche Sachen zu denken?" (w24783a3). Unproduktive Verhaltensmuster werden bewusst und können bearbeitet werden. Die Aufmerksamkeit für sich selbst und die Umwelt ist geschärft. Was bleibt, ist „eben einfach mal
sich einen Moment Ruhe zu können und sich das genau anzuschauen, genau was
jetzt gerade los ist" (w24783a3).

### 3.1.3   Handlungsoptionen

*Den Stress draußen lassen können*
Es gibt nun eine Möglichkeit „abzuschalten" (m00980a1) oder nicht „alles so dicht
an sich heranzulassen" (w10366a2). Man kann einen Stressor bewusst „draußen
lassen" (w10366a2) oder „den Level unter diesen Umkippmoment oder vor diesem
Umkippmoment belassen und konnte eben vorher das Ventil ziehen und ja Luft
rauslassen" (17669a3). Übungen können Daheim oder bei der Arbeit ausgeführt
werden und „Ich kann mir die Übungen auch im Nachhinein vorstellen, wenn ich
gerade keine Möglichkeit habe, sie auszuführen" (w11864a2). Eurythmie ist eine
individuelle Hilfe gegen Stress, kann in den Alltag eingebaut werden und helfen zu
„entschleunigen" (w17669a3). Eurythmie erlaubt zu erleben, „Jetzt bin ich aber für
mich, dass ich immer wieder zu mir zurückfinde" (w17074a3) und mal „in Distanz
zu gehen und einfach zu sagen ich muss bei manchen Sachen auch gar nicht so viel
machen" (w06779a1).

### 3.1.4   Was bleibt

*Innere Gelassenheit*
„ich kann es nicht beweisen, aber ich fühle mich ruhiger, gelassener, innerlich stärker" (w04862a1). Die Eurythmie hat „innere Gelassenheit" (w09280a1) erzeugt
oder „geerdet" (w10366a2). Sie hat „total entspannt"(w19561a3) und „unglaublich
gut getan" (w12471a2). Außerdem ist insgesamt die Aufmerksamkeit geschärfter
(w10177a2).

## 3.2    Ergebnisse Steppaerobikgruppe

Der durch offenes codieren generierte Datensatz konnte in die Klassen *Körper-liche, seelische Erlebnisse und Wahrnehmungen* sowie *Bewertung des Nutzens* eingeteilt werden.

### 3.2.1    Körperliche, seelische Erlebnisse und Wahrnehmungen

*Körperliches Wohlbefinden*
Die Übungen wurden körperlich als angenehm erlebt (w23065b3). „Also eher kör-perliches Wohlbefinden, aber das einem so die Probleme oder Gedanken aus dem Kopf gegangen sind: nein" (m05582b1). Die Erfahrung ist, „dass man sich während des Sports und auch noch kurz danach ganz gut fühlt" (w19477b3).

*Nette Ablenkung*
Im Vordergrund steht der Spaß: Die Teilnahme an der StA „war witzig" (w01769b1), „ungezwungen" (m20585b3), „eine nette Sache" (w01769b1) und „hat Spaß ge-macht" (w09771b2). Neben diesen eher emotionalen Erlebnissen wurde seltener auch der Einfluss genannt, den die StA auf das körperliche Empfinden hat: „Be-wegung zu Musik war angenehm" (w14380b2); „Bewegung tut gut" (w09771b2). Der Zusammenhang mit dem Stresserleben wird hier kaum hergestellt. Typisch ist die Aussage „war halt mal eine nette Ablenkung" (w03179b1).

*Sinne spitzen / Verdammt konzentrieren müssen*
Eine Teilnehmerin / ein Teilnehmer erlebte, dass ihr/ihm „sozusagen nochmal so ein Spiegel vorgehalten wurde vor so Sachen, wo man sich halt auch kognitiv ran-setzen könnte, dass man halt gelassener wird und seinen Lebensstil ändern kann" (m12182b2). Folgende Aussage macht exemplarisch deutlich, wie die StA eine Fokussierung der Aufmerksamkeit erzwing: „man musste ja die Sinne spitzen, um dann dem Körper sozusagen die Befehle zu geben, die erwartet waren. Und dadurch, dass es in einer Gruppe war, hat man sich auch bemüht, gut zu sein und nicht aus der Reihe zu tanzen. Man hat jetzt die Sachen ringsrum schon vergessen, sprich Stress von der Arbeit und so" (m16777b2). So entsteht eine Auszeit, die allerdings auch selbst Stress erzeugen kann: „wenn ich nur hinterherhechel und guck, welche Bewegung als nächstes kommt" (w03574b1).

Für nicht wenig Teilnehmende wurde der eine Stress durch den anderen ver-tauscht: „also das eine ist das Körperliche und das andere, was glaube ich auch eher diesen Stress verursacht, den man spürt, ist eben der Kopf und da ist es tat-sächlich so, dass man gar nicht glaubt wie herausfordernd es fürs Gehirn ist, sich

eine simple Bewegungsfolge zu merken und gleichzeitig das körperlich umzusetzen und das ist so kompliziert für mein Gehirn" (w23483b3). Dass man sich
„verdammt konzentrieren" musste (w14380b2), wurde dabei in Kauf genommen.
Für manche war aber auch der rasche Übungswechsel „zu kurz um in so eine Entspannung hineinzugeraten" (w03574b1).

### 3.2.2 Bewertung des Nutzens

*Nach dem Sport gelassen in den Abend*
Durch die StA konnten Manche „wirklich abschalten nach dem Dienst" (w03471b1).
In vielen Aussagen steht das Erleben der StA als Sport im Vordergrund und
dieser wurde durchgehend als positiv bewertet: „Sport war gut für meine Muskeln" (w13661b2) „für das Immunsystem" (w23483b3) für die „Halswirbelsäule"
(m16777b2); „Auch wenn das jetzt körperlich anstrengend war, bin ich trotzdem
fit nach Hause gegangen. Ich gehe da jetzt mit einem positiven Ergebnis auf jeden
Fall raus" (w14380b2). Unstrittig scheint, „dass Bewegung gut ist" (w03471b1).

Für eine Reihe von Teilnehmenden galt, dass sie dadurch nach der StA „entspannter in den Abend gehen konnte[n]." (w12764b3). Allerdings gilt auch: „Also
nachhaltig kann ich im Moment nicht feststellen, dass es eine Veränderung gebracht hat. An dem Tag selbst ja" (m24376b3). Die Entspannung scheint unmittelbar mit der körperlichen Beteiligung an den Übungen zusammen zu hängen. Ein
nachhaltiger Effekt entsteht bestenfalls durch die Motivation, wieder oder mehr
Sport zu treiben. So erlebte eine Teilnehmende z.B. „eigentlich keine gravieren-
den Änderungen, also nicht wirklich dass ich mich weniger gestresst fühlte oder
mehr. Was es bewirkt hat war, dass ich mich motivierter fühlte, Sport zu treiben"
(w09771b2). Diesen Appellcharakter hat die Erfahrung bei zahlreichen Teilnehmenden hinterlassen: „dass ich vielleicht Sport machen sollte, irgendwas, ich weiß
noch nicht genau was, aber irgendwas sollte ich mir suchen" (w14380b2). Es fällt
auf, dass der StA als Sportart mit einer affirmativen Grundhaltung begegnet wird:
StA wird nicht (nur) wegen guter subjektiver Erfahrungen positiv bewertet, sondern auch, weil Sport in der Gesellschaft allgemein als positiv oder zumindest
nützlich für die Gesundheit angesehen wird.

*Vorübergehend den Kopf frei gekriegt*
Einige Teilnehmende äußern sich explizit zu der Wirkung der StA. Eine fasst es so
zusammen: „ja das eine, das Körperliche, und das andere wirklich dieses Geistige
vom Kopf her, dass ich in dem Moment gar keinen Raum für was anderes hab, obwohl sonst so viel da rein passt, ja und ich glaub das ist so das wesentliche, warum
man da so gut abschalten kann, wahrscheinlich auch bei jeder Sportart, es kann

wahrscheinlich auch was anderes sein, als auf dem Stepper irgendwas zu machen" (w23483b3). Die Wirkung ist „so ein ganz klarer Cut in dem Moment, wo man die Räumlichkeiten betreten hat" (m24376b3). „Also in der Zeit wo ich ja wirklich zweimal die Woche hier war, da ist es mir ja so da ist mir etliches den Buckel runtergerutscht" (w01769b1).

Verschiedene Teilnehmende nahmen explizit keine Veränderung wahr. Ein Beispiel: „ich mache ja regelmäßig Sport, deswegen kann ich nicht sagen, das da Stressabbau stattgefunden hat" (m26061b3).

## 4 Diskussion

Wie die Ergebnisse dieser Untersuchung zeigen, kann Eurythmie aus der subjektiven Perspektive der Studienteilnehmenden in Situationen, die Stress erzeugen, ein wirksames Mittel zur Selbsthilfe sein. Ihre Wirksamkeit beschränkt sich nicht auf die Therapiesitzungen allein. Vielmehr gibt EYT den Teilnehmenden ein Werkzeug an die Hand, das sie zur Selbsthilfe qualifiziert; und das ggf. ohne die Übungen körperlich ausführen zu müssen. Eine Art Rekapitulation der während der Übungen erlebten Bewegungen, Bilder, Vorstellungen, Gefühle und Willensimpulse unter der Eurythmie genügt, um entsprechende Effekte hervor zu rufen. Diese Ergebnisse weisen die Eurythmietherapie als ein Verfahren aus, das Menschen nachhaltig einen selbständig-produktiven Umgang mit Stress ermöglicht. Bei der Steppaerobic scheint demgegenüber die Ablenkung vom Stress während Übung im Vordergrund zu stehen. Von weiterreichenden Wirkungen wurde nicht berichtet.

Die Embodimentheorie geht davon aus, dass die Vorgänge des Bewusstseins einer körperlichen Grundlage bedürfen, um sich ausdrücken zu können und dass umgekehrt der Körper das Bewusstsein beeinflusst, also ein enger Zusammenhang zwischen beiden besteht. Aus der phänomenologischen Perspektive wird dieser subjektiv erlebte und als Instrument genutzte Körper als Leib bezeichnet und von dem anatomischen Körper unterschieden. Um diese bewußtseinsbezogene intentionale Leibdimension des Körpers berücksichtigen und therapeutisch unterstützen zu können, bedarf es Interventionen, die dieses Leibkonzept vertreten. Genau auf diesem Wirkmechanismus basieren die so genannten Body-Awareness-Therapien. Sie lassen sich als „‚embodied self awareness' realized in action and interaction with the environment and world" beschreiben (Mehling 2011). Die EYT lässt sich hier aufgrund der geschilderten empirischen Ergebnisse eindeutig zuordnen.

Dass das leibliche Erleben eines unerwarteten (Bewusstseins-) Raumes mit der Erfahrung neuer Bewältigungsmöglichkeiten einhergeht (s.o.), ist kein Einzelfall. So schreibt Therkleson über die Erfahrung von Polyarthritispatienten mit Ingwerkompressen: Infolge einer Ingweranwendung tut sich Osteoarthritispatienten ein neuer Bewusstseinsraum auf, der es ihrem subjektiven Erleben ermöglicht, „… to consider other ways of beeing in the world", als das Verharren im Schmerz (Therkleson, 2010, S.8).

Auch infolge einer Rhythmischen Einreibung nach Wegman/Hauschka (RhE) erleben Patienten eine Veränderung ihrer Beziehung zur Welt: Das Erleben von Versehrtsein infolge einer Amputation beispielsweise kann sich wandeln zu einem subjektiven Erleben von Ganzheit („Wiedereinssein"; vergl. Bertram, 2016, Kap. 3) mit der Konsequenz, dass sich „… neue Möglichkeiten eröffnen, mit den Dingen umzugehen" (Bertram et al., 2005, S. 231). Zusammenfassend wurden die RhE in dieser Studie charakterisiert als Hilfe, „… den eigenen Weg fortsetzen zu können" (Bertram, 2005, S. 4). Dieses Potential scheinen auch Teilnehmende der Eurythmiestudie erlebt zu haben. Sie verharrten nicht in dem gewohnten Modus des Gestresstseins. Stattdessen eröffnete sich ihnen subjektiv ein neuer Raum, aus dem heraus die Welt und ihre Stressoren subjektiv neu wahrnehmbar und handhabbar wurden.

## 5    Bezug zum ökologischen Modell therapeutischer Prozesse

Hier wird die Wirksamkeit der untersuchten Therapien aus der Perspektive des ökologischen Modells (Bertram & Kolbe 2016) beleuchtet. Bei der StA steht die körperliche Aktivität im Vordergrund. Aber auch kognitiv stellen die Übungen Ansprüche: Sie müssen erinnert werden, will man vermeiden aus der Choreografie, der Struktur der Übungen heraus zu fallen. Diese beiden Ebenen – körperliche Aktivität und Vorstellung – scheinen allerdings im Erleben der Teilnehmenden weitgehend unverbunden nebeneinander stehen zu bleiben. Das Erinnern und Vorstellen der einzelnen Bewegungsabläufe ist, zumindest für die ungeübten, ein Stressor, der in Kauf genommen werden muss. Als Outcome lässt sich verbuchen: 1. (mutmaßlicher) Nutzen durch körperliche Bewegung; 2. Ablenkung vom Stress während der StA-Stunde. Ein protektiver Effekt zur Abwehr oder Bewältigung von Stress scheint sich nicht einzustellen.

Auch die Teilnehmenden der EYT-Gruppe sind körperlich aktiv und müssen sich Bewegungsabläufe merken, die von Stunde zu Stunde komplexer werden. Im Unterschied zur StA lenkt die Therapeutin hier jedoch die Aufmerksamkeit bewusst auf das leibliche Erleben dieser Übungen. Es werden z.B. nicht nur bestimmte Formen gegangen, sondern es wird währenddessen auch bewusst Raum erlebt. Es werden Grenzen erlebt und es werden Beziehungen erlebt: zu den anderen Teilnehmerinnen, mit denen man sich regelrecht synchronisieren muss.

Im Unterschied zur StA ist es also integraler Bestandteil der EYT, die Aufmerksamkeit der Teilnehmenden auf diese zirkuläre Kausalität (Fuchs, 2010) bzw. Kohärenz (Weizsäcker, 1973) zwischen Körper (der bewegt wird), Leib (der die Strukturen der Bewegung wahrnehmend miterlebt) und Bewusstsein (das dieses Erleben reflektiert) zu richten. Die EYT fokussiert also nicht einen bestimmten Effekt (z.b. Choreografie oder Fitness) sondern inkludiert die Ebenen Körper, Leib und Bewusstsein. Dabei sind die körperlichen Bewegungen erlebte Voraussetzung des leiblichen Spürens und bewussten Erlebens und damit Ausdruck der Bottom-Up-Zirkularität (Fuchs, 2010); die den Übungen zugrundeliegenden Vorstellungen (z.B. Raum, Form, Grenze, Beziehung) sind Voraussetzung dafür, die Bewegungen körperlich richtig durchzuführen und leiblich wahrnehmend ständig rück zu koppeln; das entspricht der Top-Down-Zirkularität (a.a.O.).

Diese explizite Arbeit an den menschlichen Existenzweisen Körper, Leib und Bewusstsein, ihre Inklusion und schließlich die Bewusstmachung dieser Ebenen scheint ein Spezifikum der EYT zu sein.

Des Weiteren ist festzuhalten, dass die Wirksamkeit der EYT nicht unspezifisch ist wie z.b. viele naturheilkundliche Maßnahmen. Vielmehr wurde hier mit Konzepten gearbeitet (Grenze, Raum, Begegnung), die einen spezifischen, nämlich stressprotektiven Nutzen für die Teilnehmenden hatten. Daraus lässt sich folgern, dass andere Phänomene wie z.B. Schmerz oder Angst ein anderes und ebenfalls spezifisches Set an eurythmischen Übungen indizieren. Hier könnte weitere Forschung anschließen im Sinne einer Phänomenologie typischer Indikationen für EYT inkl. der jeweils spezifischen therapeutischen Interventionen.

## Literatur

Bedford, F.L. (2012). A perception theory in mind-body medicine: guided imagery and mindful meditation as cross-modal adaptation. *Psychonomic Bulletin & Review, 19,* 24–45.

Behrens, J., Langer, G. (2006). *Evidence-based nursing and caring. interpretativ-hermeneutische und statistische Methoden für tägliche Pflegeentscheidungen.* (2. Aufl.). Bern: Huber.

Bertram M. (2005). *Der Therapeutische Prozess als Dialog. Strukturphänomenologische Untersuchung der Rhythmischen Einreibungen nach Wegman, Hauschka.* Berlin: Pro Business.

Bertram, M.; Ostermann, T.; Matthiessen, P.F. (2005). Der Therapeutische Prozess als Dialog. Strukturphänomenologische Untersuchung der Rhythmischen Einreibungen nach Wegman/ Hauschka. *Pflege, 18,* 227-235.

Bertram, M. (2016). Rhythmische Einreibungen nach Wegman/Hauschka – Forschungsmethoden und -ergebnisse. In: M. Bertran & H. Kolbe (Hg.): *Dimensionen therapeutischer Prozessein der integrativen Medizin – Ein ökologisches Modell*. (S. 107-123). Wiesbaden: Springer VS.

Bertram, M.; Kolbe, H.J. (2016). Entwurf eines ökologischen Modells therapeutischer Prozesse. In: M. Bertram & H.J. Kolbe (Hrsg.), *Dimensionen therapeutischer Prozesse in der integrativen Medizin – Ein ökologisches Modell* (S. 1-28). Wiesbaden: Springer VS.

Berufsverband Heileurythmie (2013, 29. September): Was ist Heileurythmie. Zugriff am 4. August 2013 unter http://www.berufsverband-heileurhythmie.de/heileurythmie.html

Burkart, T. (2010). Die heuristische Methodologie der Dialogischen Introspektion. In: T. Burkart, H. Witt & G. Kleining (Hg.). *Dialogische Introspektion. Eine gruppengestützte Methode zur Erforschung des Erlebens* (S. 36–43.). Wiesbaden: VS Verl. für Sozialwiss.

Fjorback L.O., Arendt M., Ornbøl E., Fink P., Walach H. (2011). Mindfulness-based stress reduction and mindfulness-based cognitive therapy: a systematic review of randomized controlled trials. *Acta Psychiatrica Scandinavica, 124*, 102-119.

Fuchs T. (2010). *Das Gehirn – ein Beziehungsorgan. Eine phänomenologisch-ökologische Konzeption*. (3. Aufl.). Stuttgart: Kohlhammer.

Fuchs, T. (2000): *Leib, Raum, Person. Entwurf einer phänomenologischen Anthropologie*. Stuttgart: Klett-Cotta.

Husserl, E., Held, K. (1998). *Die phänomenologische Methode. Ausgewählte Texte I*. Stuttgart: Philipp Reclam jun.

Kanitz, J.L., Camus M.E., Seifert G. (2013). Keeping the balance--an overview of mind-body therapies in pediatric oncology. *Complementary Therapies in Medicine, 21*, 20-25.

Kanitz, J.L., Pretzer, K., Reif, M., Voss, A., Brand, R., Warschburger, P., Längler, A., Henze, G., Seifert, G. (2011). The impact of eurythmy therapy on stress coping strategies and health-related quality of life in healthy, moderately stressed adults. *Complementary Therapies in Medicine, 19*, 247-255.

Karch, D. (2009, 26. Oktober): Zentrale Wahrnehmungsstörung aus neuropädiatrischer Sicht. *Zeitschrift für Audiologie*, 38, 75–76. Zugriff am 9. Februar 2013 unter www.kize.de/5-downloads/publikation21.pdf

Kelle, U., Kluge, S. (2010). *Vom Einzelfall zum Typus. Fallvergleich und Fallkontrastierung in der qualitativen Sozialforschung* (2. Aufl.). Wiesbaden: VS Verlag für Sozialwissenschaften.

Mehling, W.E., Wrubel, J., Daubenmier, J.J., Price, C.J.,Kerr, C.E., Silow, T. et al. (2011). Body Awareness: a phenomenological inquiry into the common ground of mind-body therapies. *Philosophy, Ethics, and Humanities in Medicine, 6*, 6.

Merleau-Ponty, M., Boehm, R. (1974). *Phänomenologie der Wahrnehmung* (photomech. Nachdr.). Berlin: De Gruyter.

Neubauer, Z. (2008). Esse objectivum – esse intentionale. Auf dem Weg zur phänomenologischen Biologie. In: D. Pleštil (Hg.): *Naturwissenschaft heute im Ansatz Goethes. Symposion an der Karlsuniversität in Prag* (S. 70.-88). Stuttgart: Mayer.

Rüegg, J. C. (2010): *Mind & body. Wie unser Gehirn die Gesundheit beeinflusst*. Stuttgart: Schattauer.

Seifert, G., Kanitz, J.L., Pretzer, K., Henze, G., Witt, K., Reulecke, S., Voss, A. (2013). Improvement of circadian rhythm of heart rate variability by eurythmy therapy training. *Evidence-Based Complementary and Alternative Medicine*, EPUB, 5. März 2013.

Seifert, G., Kanitz, J.L., Pretzer, K., Henze, G., Witt, K., Reulecke, S., Voss, A. (2012). Improvement of heart rate variability by eurythmy therapy after a 6-week eurythmy therapy training. *Integrative Cancer Therapies*, 11, 111-119.

Strauss, A.L. (2007). *Grundlagen qualitativer Sozialforschung. Datenanalyse und Theoriebildung in der empirischen soziologischen Forschung* (unveränderter Nachdruck). München: Fink.

Strauss, A.L., Corbin, J.M. (1996). *Grounded theory. Grundlagen qualitativer Sozialforschung.* Weinheim: Beltz, PsychologieVerlagsUnion.

Therkleson, T. (2014, 23. Juli): A Phenomenological study of Ginger Compress Therapy for People with Osteoarthritis. In: *Indo-Pacific Journal of Phenomenology* 10, 1–10, Zugriff am 23.07.2014.

Weizsäcker, V.v. (1973). *Der Gestaltkreis. Theorie der Einheit von Wahrnehmen und Bewegen.* Frankfurt a. Main: Suhrkamp.

# Das Gefühl, dass es da etwas Eigenes, einen unverwechselbaren inneren Kern gibt

## Ein Fall aus der Psychotraumatherapie

Alejandra Mancini

### Zusammenfassung

Die Psychotraumatherapie dient der Stabilisierung der traumatisierten Person, der Bearbeitung ihrer Traumata und der Integration dieser Erfahrungen in die Gesamtpersönlichkeit. Dieser Beitrag referiert die mehrjährige Behandlung einer schwer traumatisierten Patientin, beschreibt die Therapieerfolge und interpretiert sie vor dem Hintergrund des ökologischen Modells therapeutischer Prozesse.

Die in ihrer Kindheit schwer misshandelte Patientin entwickelte Schmerzen und Lähmungserscheinungen; mit 15 Jahren kam es zu einer Magersucht. Im Erwachsenenalter litt die Patientin unter zahlreichen somatischen Symptomen, neurologischen Ausfällen, einer Angstproblematik und anderen Beschwerden. Auch zeigte sie eine ausgeprägte psychische und somatische Dissoziationsproblematik.

In der Therapie schuf die Patientin unter anderem Texte und Bilder, die ihr als Vehikel dienten, sich selbst und ihren Körper (wieder) kennen zu lernen und ihre leiblichen Reaktionen auf die Umwelt besser zu steuern. Eines der Therapieziele war es, aus sich selbst heraus ein intentionales Verhältnis zu sich und zur Welt aufzubauen und ein ökologisches Gleichgewicht zwischen sich und der Umwelt herzustellen.

# 1    Fragestellung

Im folgenden Beitrag werde ich auf Aspekte der psychotherapeutischen Arbeit mit einer psychisch traumatisierten Patientin eingehen. Diese Arbeit ist zum Zeitpunkt der Niederschrift dieses Beitrages noch nicht abgeschlossen. Es handelt sich um eine 60-jährige, berufstätige, verheiratete Frau, die Mutter von erwachsenen Kindern und Großmutter ist. Sie erlebte in der Kindheit und Jugend über viele Jahre körperliche Misshandlung bzw. sadistische Strafmaßnahmen als Erziehungsmittel und seelische Gewalt in Form von Demütigungen, Herabwürdigung, Beschämung durch ihre Eltern. Während der Pubertät erfuhr sie auch sexualisierte Gewalt von Seiten ihres älteren Bruders.

Am Beispiel dieser Falldarstellung möchte ich zunächst zeigen, wie ein psychisch traumatisierter Mensch, sich selbst (Gefühlswelt, Identität, Leiblichkeit) und die Umwelt (Natur, Menschen, Kultur) erlebt. Eindrücklich ist dabei die überwältigende Wirkung der Innenwelt, des Leibes und der Umwelt auf die traumatisierte Person. Sie bedingt das Erleben einer fundamentalen Selbst-, Leib- und Weltentfremdung.

Nach meinem Verständnis zielt die Psychotraumatherapie indirekt darauf ab, den einzelnen Menschen darin zu unterstützen, seine Fähigkeit zur Selbstregulation zu stärken. Sie arbeitet mit den Selbstheilungskräften des betroffenen Menschen, mit seinen Ressourcen und mit seiner Fähigkeit, sich selbst zu beeinflussen und zu regulieren (Reddemann, 2001, 2009). Eine solche Selbstaktivierung könnte einen Prozess anstoßen, durch den sich der Patient mit sich selbst, seinem Leib und der Welt „vertraut" machen kann. Zugleich kann die Therapie das Integrieren verschiedener Seins- und Erlebensbereiche fördern. In diesem Rahmen werde ich einen Bezug zum ökologischen Modell therapeutischer Prozesse herstellen und vor dem Hintergrund der Theorie der strukturellen Dissoziation (Van der Hart et al., 2008) kommentieren.

## 1.1    Vorgeschichte

Die Patientin Frau X. (so werden wir sie nennen, geboren 1954) beschreibt ihre Eltern folgendermaßen: „Mein Vater war sehr rational, ich glaube, deswegen kann ich mich nicht an Gefühle zwischen uns erinnern. Alles was er tat, tat er überlegt, auch die Strafen. Meine Mutter war sehr emotional, auf eine manchmal fast hysterische Weise, zumindest sehr übersteigert. Das hat mein Vater abgelehnt und abgewertet und damit auch ich, da ich mich stark an seiner Rationalität orientiert habe. Meine Mutter war eher wenig überlegt, sondern oft sehr impulsiv. Dort konnte ich auch keinen angemessenen Umgang mit Gefühlen lernen." (Nachtrag der Patientin zum Anamnese-Fragebogen).

Ihre Eltern hatten selbst einen traumatischen Hintergrund. Die Mutter wurde von ihrem Vater im Rahmen einer streng „preußischen" und gläubigen Erziehung „verdroschen und verprügelt", der Vater wurde systematisch von seinem Lehrer verprügelt. In beiden Fällen hatte die Familie keine schützende Funktion gegen die Gewalteinwirkungen ausgeübt. Beide hatten dazu noch den Krieg und seine Folgen in Lazarettkrankenhäusern miterlebt. Frau X. schildert, dass in der Familie über Probleme, Konflikte, eigene Erlebnisse nicht gesprochen wurde. Über die sexuellen Übergriffe des Sohnes schauten die Eltern hinweg und verschwiegen sie. Der Vater starb hoch dement 2008, die Mutter lebt noch, ist aber aufgrund einer hochgradigen Demenz nicht ansprechbar.

Frau X. litt ab 14 Jahren unter starken Schmerzen im Bauch und später unter Taubheit in den Beinen mit Lähmungserscheinungen. Sie verschwieg dies, aus Angst dafür bestraft zu werden und in den medizinischen Fokus ihres Vaters zu geraten. Ein großer Tumor (Neurinom) musste daraufhin aus der Wirbelsäule (5./ 6. LW/ Rückenmark) entfernt werden. Zeitversetzt entwickelte sie parallel ab 15 Jahren eine Magersucht. Aktuell zeigt sie Symptome (wie Missempfindungen, Gangunsicherheit, Einschränkungen des Schließmuskels der Blase), die neurologischen Ausfällen bei solchen Tumoren ähneln, ohne dass ein organischer Befund sie erklären kann.

Die Patientin entwickelte als junge Erwachsene eine chronifizierte Angstproblematik mit Panikattacken (vor allem Platzangst und Angst vor Menschen). Als vierzigjährige Frau begab sie sich deswegen 1994 in psychotherapeutische Behandlung. Ihre traumatischen Erfahrungen waren damals nicht Bestandteil der Therapie. Nach dem Tod ihres Vaters 2008 suchte Frau X. erneut psychotherapeutische Hilfe auf. Erst nach seinem Ableben konnte sie sich dazu entschließen, das familiäre Schweigegebot zu brechen. Sehr zögerlich und selbstzweifelnd fing sie an, die stark tabuisierte Problematik ihrer Familie zu thematisieren.

## 1.2    Symptomatik

Frau X. litt zu Beginn der Behandlung unter starken depressiven Gefühlen wie Leere, Sinnlosigkeit, Trauer und Zuständen von Antriebslosigkeit, Lähmung und Erschöpfung sowie massiver Angst mit Schwindelattacken. Sie war sehr schreckhaft, in permanenter Alarmbereitschaft. Sie berichtete von damit zusammenhängenden Schlafstörungen mit gewaltvollen Alpträumen von Verfolgung, Bedrohung und gewaltsamem Tod. Unter Stress erlebte sie immer wieder psychische Disso-

ziationen in Form von kognitiven Ausfällen mit Konzentrations- und Gedächtnisstörungen, Alltags-Amnesien, Wortdreher und –Auslassungen, Derealisation bzw.
Unwirklichkeitsgefühl, Depersonalisation in Form von Fremdheitsgefühlen sich
selbst gegenüber, veränderter Wahrnehmung mancher entfremdeter Körperteile,
sensorischen Störungen im Gesicht, an den Händen und im Unterleib. Sie erlebte
auch diverse Formen von somatischer Dissoziation wie Körperflashbacks (z.b.,
bekam sie sekundenschnell Rückenschmerzen bei der Erwähnung des Vaters, erlebte oft Übelkeit bei der Konfrontation mit traumarelevanten Situationen) und
psychosomatische Beschwerden wie Kopfschmerzen, Ohrgeräusche, nächtliches
Zähneknirschen.

Auf die Frage nach ihrer Befindlichkeit antwortet die Patientin schriftlich. Ihr
Text verdeutlicht die existentielle Dimension ihrer traumatischen Erfahrungen und
Traumafolgestörungen: *„Wie geht es mir?* Nachdem der graue Nebel der Depression mich durch die Therapie bedingt verlassen hat, werden die Ängste dahinter
sichtbar. Unklare Ängste, die vor allem mit der Nacht und der Dunkelheit verbunden sind. Ängste, die das Gefühl hinterlassen, in der Angst zu ertrinken, über-
schwemmt zu werden. Ängste ohne ersichtlichen Grund und Ziel. Tagsüber binden
sich die Ängste an jede Stresssituation, vor allem Enge, Menschen, aber auch im
Stau stehen, mit dem Gefühl des nicht entrinnen Könnens. Dies löst meist das Gefühl aus, keine Luft zu bekommen. Diese Angst direkt unter der Haut zeigt sich
auch in einer extremen Schreckhaftigkeit. Nachts quält die Schlaflosigkeit häufig
bis weit über Mitternacht hinaus. Morgens besteht ein Gefühl der Unfähigkeit auf-
zustehen, obwohl ich eigentlich längst wach bin.

Die Ängste kontrolliere ich mühsam mit allen möglichen Techniken, die ich
kenne, was aber nur kurzfristigen Erfolg hat, mir aber hilft, nicht unterzugehen.
Manchmal habe ich Angst verrückt zu werden. All diese Dinge entziehen mir
meine Lebenskraft, so dass ich mich ständig erschöpft fühle und jede Tätigkeit
einen riesigen Kraftaufwand erfordert. Es ist, als müsste ich mich ständig aus dem
Sumpf ziehen."

## 1.3    Traumatisierung und strukturelle Dissoziation

Trauma wird als „Wunde", „Verletzung" und „Schock" verstanden. Bestimmte Ereignisse sind nicht an sich oder im Allgemeinen „traumatisch". Ereignisse
können jedoch auf Menschen je nach Alter, biographischen Vorerfahrungen und
Ressourcen traumatisierend wirken oder nicht. Persönliche Veranlagungen (Dispositionen), die Bedeutung der traumatischen Situation für den Einzelnen und sei-

ne Handlungskompetenzen bedingen, wie er auf das belastende Ereignis reagiert und wie seine traumatische Reaktion verläuft (Fischer& Riedesser, 1998).

Bei Frau X. manifestieren sich verschiedene Störungen, wie eine rezidivierende depressive Störung und ein chronifiziertes Schmerzsyndrom, vor dem Hintergrund einer Posttraumatischen Belastungsstörung (PTBS) (ICD-10, DSM-IV). Dies bedeutet, dass die einzelnen auftretenden komorbiden, traumabedingten Störungen der Dynamik der PTBS folgen (Fischer& Riedesser, 1998). Charakteristisch für die PTBS sind die bei der Patientin beschriebenen:

(a) Zustände von anhaltender Übererregung (nach Huber, 2011, S. 48; mit Angst, Schreckhaftigkeit und Nervosität einhergehend), abwechselnd mit (b) Zuständen von dauerhafter Untererregung (nach Huber: Einengung, Vermeidung, sozialer Rückzug, Depression; a.a.O.) und

(c) das unkontrollierte, intrusive, emotional belastende Wiedererleben traumatischer Erinnerungen in Form von Bildern und/oder sensomotorischen Qualitäten wie Geräuschen, Gerüchen, Geschmacksempfindungen und anderen Körperreaktionen (a.a.O.) wie z.b. unkontrollierbaren Zuckungen oder Zittern. Das Wiedererleben der traumatischen Ereignisse wechselt sich wiederholt und phasenhaft ab mit dem Vermeiden von Reizen, die die Erinnerung an das traumatische Ereignis aktivieren (Van der Hart et a., 2008; S. 19).

Tritt eine Erfahrung ein, welche die Verarbeitungsfähigkeit des Betroffenen überwältigend überfordert, kann es zu diesem Reaktionsmodus kommen, den wir Dissoziation nennen. Hierbei wird eine entlastende Distanzierung vom traumatischen Erfahrungsmaterial dadurch vorgenommen, dass die emotionale/ sensomotorische/ kognitive Bedeutungszuschreibung der Erfahrung für das Bewusstsein zunächst nicht verfügbar ist – d.h. ein Gewalterlebnis wird zwar möglicherweise „theoretisch" erinnert, aber es wird teilweise oder gänzlich frei von den dazugehörigen Affekten oder Emotionen wahrgenommen; manchmal kommt es auch zu Wahrnehmungsverlusten der körperlichen Befindlichkeit (Schmerz wird nicht gespürt, weil der Körper gar nicht gespürt wird – Depersonalisation) oder es kommt sogar zum kompletten Wissensverlust (Amnesie) – das Ereignis ist wie „vergessen". Die abgespaltenen Erlebnisinhalte sind aber nicht gänzlich verschwunden, sondern sie wirken weiterhin auf die Erfahrung und Verarbeitung der Gegenwart ein, indem Erlebnisse, welche von ferne an das Trauma erinnern (Trigger), zu unkontrollierbaren, von heftigen Affekten begleiteten Reaktionen führen können. Ziel der Therapie ist die Reintegration der durch Dissoziation abgespaltenen Erlebnisinhalte in das Gesamtsystem.

Bei Menschen, die eine traumabedingte psychische Störung entwickeln, ist auch ein bestimmter Grad von struktureller Dissoziation feststellbar (a.a.O.; S. 41). „Dissoziation aufgrund von Traumatisierung beinhaltet eine Teilung der Persönlichkeit des Individuums, d.h. des gesamten dynamischen biopsychosozialen Systems, das die charakteristischen mentalen und verhaltensmäßigen Handlungen des Individuums bestimmt" (Nijenhuis et al., 2004/2011; S. 48).

Psychobiologische Komplexe (Systeme) umfassen mentale Handlungen wie Gedanken, Empfindungen, Affekte, Verhaltensweisen und Erinnerungen (a.a.O.; S. 47). Insofern handelt es sich bei der Dissoziation nicht allein um Abspaltungsvorgänge des Bewusstseins oder nur um einzelne mentale Zustände. Vielmehr werden die verschiedenen Handlungssysteme (mentale und behaviorale) des traumatisierten Menschen davon betroffen. Seine ganze Persönlichkeit und Eingliederung in die Welt wird dadurch tangiert. Die Persönlichkeit zeigt ein reduziertes Maß an Integration. Das Verhältnis zur Leiblichkeit und zur Welt ist brüchig und konflikthaft. Demnach ist von therapeutischer Bedeutung, „dass die Patienten traumatische Erlebnisse (und dissozierte Persönlichkeitsanteile) assoziieren müssen, um wieder frei von den Belastungen des Traumas leben zu können" (a.a.O.; S. 27).

## 2    Methode

Die Psychotraumatherapie folgt einem Drei-Phasen-Modell (Huber, 2009; Reddemann, 2004, 2009): a) Stabilisieren und Ressourcen der betroffenen Person mobilisieren, b) Bearbeiten der traumatischen Erfahrungen, c) Integrieren dieser Erfahrungen in die Gesamtpersönlichkeit.

Die erste Phase des Stabilisierens ist unverzichtbar und wiederkehrend einzusetzen. Die zweite Phase der Traumabearbeitung ist nicht immer durchführbar. Sie setzt eine hohe Belastbarkeit und eine stabile Befähigung zur Selbstregulierung voraus. Die dritte Phase ist bei verschiedenen Menschen im unterschiedlichen Ausmaß realisierbar. Diese Phasen verschränken sich ineinander.

Im Allgemeinen handelt es sich bei der „Transformation des Traumas" um einen „lebenslangen Prozess", denn selbst wenn die Bearbeitung des Traumas erfolgreich verläuft, bleibt bei den Betroffenen eine „lebenslange Erschütterung zurück" (Fischer& Riedesser, 1998, S. 194). Die dazu gehörigen psychotherapeutischen Schritte werden weder linear noch programmatisch, in einer vorher bestimmten Reihenfolge mit fest gelegten Mitteln, durchgeführt. Vielmehr orientieren sich diese am aktuellen Therapieprozess und an den Ressourcen des hilfesuchenden Menschen. Es soll an dieser Stelle darauf hingewiesen werden, dass die Arbeit mit (hoch) dissoziativen Patienten Besonderheiten aufweist (dazu s. Huber, 2011; Reddemann, 2011).

Die methodische Ausrichtung der beschriebenen Psychotraumatherapie lehnt sich an das Vorgehen der katathym-imaginativen und der psychodynamisch-imaginativen Traumatherapie an, sowie an das Vorgehen der Tanz-, Bewegungs- und Ausdruckstherapie. (Kottje-Birnbacher et al., 2005; Reddemann, 2004; Trautmann-Voigt &Voigt, 2007, 2009) In dieser Behandlung sind multimodale Techniken in der Bemühung um Ganzheitlichkeit eingesetzt worden, um die Patientin in ihrer leiblichen, psychischen und geistigen Dimension zu erfassen.

Die Falldarstellung erfolgt mit dem Einverständnis der Patientin. Sie hat dafür eigene Materialien in Form von schriftlichen Texten und während der Therapie entstandener Bilder zur Verfügung gestellt. Wir haben uns darum bemüht, für sie verschiedene Vehikel zu finden, durch die sie sich selbst erforschen und ausdrücken kann. Aus diesen Gründen haben wir mit inneren Bildern (imaginierten, gemalten), Worten und später mit Bewegung gearbeitet. Durch das Ausdrücken eigener Erlebnisse ist es ihr möglich geworden, in einen Dialog mit sich selbst, mit ihren verschiedenen Erlebnis- und Identitätsdimensionen einzutreten. Das bildhafte und verbale Ausdrücken von Erlebnissen sollte ihr explizites Langzeitgedächtnis anregen (s. Voigt & Trautmann-Voigt, 2007; S. 96). Es sollte dem Erfassen, Verarbeiten und Integrieren der Erlebnisse im Hinblick auf deren subjektive Bedeutung (semantisches Gedächtnis), auf die allgemein zeitliche Dimension und insbesondere auf das Kontinuum der eigenen Identität (autobiographisches Gedächtnis) dienen. Die therapeutische Arbeit mit der Körperbewegung ist spät hinzugekommen, als die Patientin bereits über ein gewisses Handwerkzeug an Techniken zur Selbstregulation verfügte. Die Tanz- und Bewegungstherapie vermag sehr schnell das präverbale Körpergedächtnis (implizites oder prozedurales Gedächtnis; a.a.O.) anzuregen und leicht Körpersensationen, sowie nicht benennbare Körperreaktionen (z.B. Körperflashbacks) und Affekte auszulösen. Dies sollte nicht zu früh geschehen, um die Patientin vor unerwünschten, von ihr unkontrollierbaren Reaktionen zu schützen.

## 2.1    Behandlungsschwerpunkte

Im Folgenden werden Aspekte der gemeinsamen Arbeit präsentiert. Es handelt sich um beispielhafte Momente bzw. Therapiesequenzen über mehrere Jahre, die fragmentarisch bleiben werden. Sie beziehen sich ausdrücklich auf die Bemühung der Patientin, zu lernen sich selbst zu regulieren, eigene Bewusstseinsphänomene bzw. innere Zustände wie Erlebnisse, Emotionen und Gedanken; disruptive körperliche Phänomene wie anhaltende Über- oder Untererregung, Körperflashbacks und psychosomatische Symptome als Stressreaktion; und die Wirkung der Umwelt zu beeinflussen. Die Patientin soll lernen, die Qualität und die Intensität solcher Wirkungen zu beeinflussen und dabei sich selbst (Innenwelt, Identität, Leiblichkeit) und das eigene Verhältnis zur Umwelt (Natur, Menschen, Kultur) zu regulieren. Dieser Prozess beinhaltet, verschiedene Erlebens- und Lebensbereiche in einen Zusammenhang zu bringen und zu integrieren. Dies wird schwierig, wenn keine zentrale, steuernde Instanz der Persönlichkeit erlebbar ist. In den Worten der Patientin zum Beginn der Therapie: „Ich stelle vor allem die Frage nach meinem ‚Ich‘, das ich als so wenig erwachsen und immer noch als stark fremdgesteuert erlebe (von meinen Eltern und anderen Menschen)." Diese Sequenz schließt sie mit einer Metapher ab: „Die abgeschnittene Marionette, Pinocchio, hat aber beschlossen ein lebendiger Mensch zu werden."

## 2.2    Einflussnahme auf innere Zustände erlangen

Zu Beginn der Therapie befindet sich Frau X. in ständiger Angst. Sie befürchtet, meistens etwas falsch zu machen und hat Menschen gegenüber Angst. Gefühlen misstraut sie und kann diese weder identifizieren noch benennen. Manche sind auch tabuisiert, wenn diese auftauchen bestraft sie sich selbst dafür- reißt sich die Haare, schlägt sich auf den Kopf mit einer Bürste, haut den Kopf gegen die Wand, läuft barfuß über unangenehme Sachen, ritzt sich an nicht sichtbaren Körperstellen.

Ein zentraler Therapieschritt besteht also darin, die Steuerung der Patientin auf ihr Innenleben (Gefühle, Gedanken, Erlebnisse) zu steigern. Inneren Zuständen, z.B. Gefühlen, eine Gestalt zu geben, führt zur Distanzierung von dem betreffenden Gefühl (Reddemann, 2001, S. 65). Es ist von einer indirekten Wirkung auf die Körperreaktionen auszugehen. Die Therapeutin regt die Patientin dazu an, sich vor überflutenden Gefühlen zu schützen und sich zeitweise davon zu distanzieren. Als Antwort darauf imaginiert und zeichnet die Patientin eine Kiste, die ihre bedrohlichen und verbotenen Gefühle enthält (Bild 1). Ein weiteres Bild entsteht auf die Bitte hin, sich vorzustellen, an welchem sicheren Ort, in welchem Umfeld, sich die Kiste befinden soll, um sie ganz geschützt zu wissen. So wird diese in einem imaginierten dunklen Nadelwald, von Tannen und Fichten umgeben, gemalt (Bild 2). Das neue Bild der Kiste wird nicht mehr durch Ketten geschlossen gehalten, wachsende Pflanzen umschlingen sie jetzt.

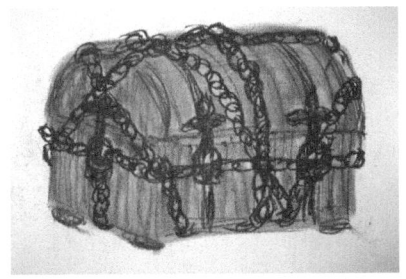

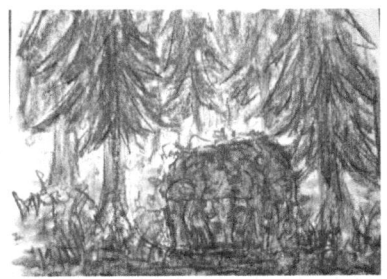

**Abbildung 1**  Die Kiste der          **Abbildung 2**  Die Kiste im Wald
bedrohlichen Gefühle

Frau X. erlebt durch diesen Prozess in Bezug auf bedrohliche Gefühlszustände (z.b., Angst vor dem Vater, Zorn auf den Bruder) eindeutig Erleichterung. Die emotionale Entlastung geht mit einer Symptomreduktion (weniger Angst, weniger Stress, weniger Alpträume, bessere Erholung im Schlaf) einher. Der erlebte Schutz vor bedrohlichen Erlebnissen ist situativ möglich. Er ist allerdings nur dann gegeben, wenn Frau X. immer wieder aktiv den Abstand zum belastenden Material herstellt. Die selbst intendierte Distanzierung von belastenden Gefühlen ist ein Mittel zur Selbstregulierung. Dies ist auch eine notwendige Voraussetzung, um sich später kontrolliert den dissoziierten Gefühlen und damit zusammenhängenden Gedanken stufenweise zu nähern (Phase der Exposition traumatischer Gefühle). Die Patientin soll dann lernen, diese zu regulieren (Qualität und Intensität willentlich zu modifizieren), um diese später zu bearbeiten.

Nach einer Weile, während der andere Themen bearbeitet werden, fragt die Therapeutin nach den auf Distanz gebrachten bedrohlichen und verbotenen Gefühlen bzw. nach dem Zustand der „Kiste im Wald". In dieser Form nähert sich die Patientin imaginativ der Kiste an und spürt ab, welche Hilfe sie bei der Bearbeitung der bedrohlichen Inhalte benötigen wird. In einem weiteren Schritt der Verdichtung, bringt dann Frau X. die Edda ins Spiel. Sie malt eine Lichtung im Wald, in der eine uralte Esche wächst. Die Esche lehnt sich an Yggdrasil, die Weltenesche der Edda, an. Im Umkreis der Esche ist im Bild eine Gestalt zu erkennen. Es handelt sich um Urdr, die Hüterin der Vergangenheit (Bild 3), die in der Vorstellung der Patientin die Kiste von nun an sichert. Die drei Nornen (https://de.wikipedia.org/wiki/Nornen) oder germanische Schicksalsgöttinnen der Edda, nämlich Urdr, Verdandi und Skuld, die jeweils Vergangenheit, Gegenwart und Zukunft hüten (Bild 4), begleiten ihre weiteren Schritte in der Therapie.

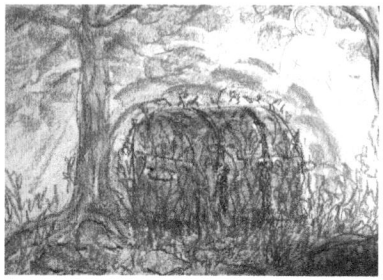 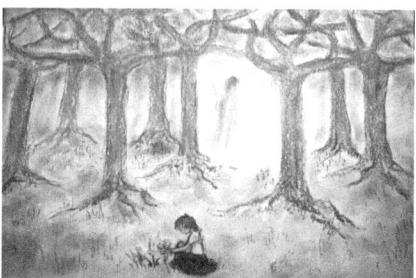

**Abbildung 3**  Urdr beschützt die Kiste     **Abbildung 4**  Die drei Nornen als Hüterinnen

Mit Urdr verbindet Frau X., Orientierung im Umgang mit bedrohlichen und verbotenen Gefühlen, die mit der Vergangenheit zu tun haben. Mit Verdandi assoziiert Frau X. Orientierung und Rückmeldung bei der Exposition mit aktuellen Gefühlszuständen (wie Angst und der zerstörerischen Wut) in der Gegenwart. Im Hinblick auf die Zukunft (in der Gestalt von Skuld) finden zurzeit wichtige Entwicklungen in der Psychotherapie statt. In der Phantasie der Patientin befindet sich die Kiste nicht mehr im Wald, sondern auf einer Wiese mit einem Zaun drum herum. Die Kiste ist mit der Zeit morsch geworden, ihr Schloss ist defekt und der Inhalt hat sich in Gespenstergestalten umgewandelt und befreit. Die Patientin erlebt diese nicht mehr als bedrohlich. Sie haben sich ausdifferenziert und warten darauf, eins nach dem andern mit Hilfe von Skuld angeschaut zu werden.

## 2.3    Die Beeinflussung körperlicher Phänomene

Therapeutisch gesehen steht für die Patientin an, sich ihren körperlichen Erlebnissen sanft und selbst bestimmt anzunähern. Das phobische, vermeidende Verhältnis dem Körper gegenüber soll durch eine intentionale Beziehung ersetzt werden. Sie muss sich langsam mit der Sprache des Körpers vertraut machen. Dies bedeutet, dass Körperzustände, die an traumatische Erfahrungen gekoppelt sind, sensomotorisch erfasst und korrigiert werden. Korrektive und bereichernde Erfahrungen im Wahrnehmungs- und Bewegungserleben müssen neu veranlagt werden. Ziel ist dabei, den Körper als ein zu ihr gehörendes „Meins" (mein Körper) kennenzulernen.

Auf die Frage der Therapeutin, wie sie ihren Körper erlebt, antwortet sie schriftlich: „Mein Gefühl, meinem Körper gegenüber, ist eher ablehnend bis hasserfüllt. Manchmal erlebe ich den eigenen Körper nicht als zugehörig. Ich schaue sozusagen durch die Augen in die Welt, aber der Körper ist nicht ‚Ich'. Die Signale meines Körpers sind häufig unklar. Entweder merke ich nichts (z.b. Blase), oder die Signale sind uneindeutig. Ich bin z:B. nervös und es dauert lange, bis ich realisiere, dass ich zur Toilette muss."

Über Bewegung und Tanz, mit Berücksichtigung der „Gesetze des Körpers" (Voigt & Trautmann-Voigt, 2007; betreffend das Verhältnis zu Zeit und Raum), können solche Umstrukturierungen veranlasst werden. Sie haben Folgen für das Verhältnis zwischen Körperwahrnehmungen, emotionalen Zuständen und kognitiven Prozessen.

Neben der Tanztherapie in der Gruppe stellt die Fokussierung auf die Bewegung im Einzelsetting eine gute Alternative dar, um therapeutisch die Dimension von Körperlichkeit mit einzubeziehen. Beispielsweise fällt der Therapeutin auf, dass Frau X. bei Angst, Erregung, Unruhe, Nervosität immer wieder eine charakteristische Bewegung ihrer Hände im selben, monotonen Rhythmus und gebeugter Körperhaltung ausführt: die linke Hand kreist, umfasst, hält, berührt, kratzt, knetet die rechte Hand. Sie wird gebeten zu malen, wie sie diese Bewegungen und ihre linke und rechte Hand dabei erlebt. Im Bild und Gespräch darüber wird deutlich, dass sie ihre Hände in zwei völlig verschiedenen Weisen erlebt. Die rechte Hand (in Blau, in der Mitte mit einem schwarzen Totenkopf und tropfendem roten Blut herum, gemalt) assoziiert sie mit negativen Gefühlen, Angst, Strafe und dem Impuls sich zu schneiden. Sie ist steif, langsam, hat auch weniger Kraft (die Finger und das Handgelenk sind von Arthrose betroffen). Frau X. will diese Hand verstecken, der Totenkopf darf nicht gesehen werden. Die linke Hand dagegen wird von ihr in hellgrün gemalt. Im Zentrum ist ein keimendes Samenkorn. Diese Hand ist beweglicher, lebendiger, obwohl reichlich verletzt und vernarbt nach Unfällen und Selbstverletzungen. Anschließend probiert sie unter therapeutischer Anleitung alternative Bewegungen aus und beschreibt in Worten ihre Erlebnisse. Sie erlebt den Wechsel zu neuen Bewegungen als fremd, z.T. störend. Inzwischen befindet sich ihr Körper in einem „Erweckungsprozess". In Verbindung damit erfährt Frau X. neue sensomotorische Qualitäten, die sie nicht immer einordnen kann. Die Spannbreite ihrer Körpererlebnisse ist größer und nicht nur verstörend, sondern belebend, offen, erfreulich. Die therapeutische Arbeit muss fortgesetzt werden. Jegliche Besserung im Umgang mit Körperlichkeit wird von Frau X. als positiv und gesundend erlebt.

## 2.4    Die Beziehung zur Umwelt

Der Patientin fällt es vor allem schwer, eine aus sich heraus gegründete, aktive, intentionale Beziehung zur Welt aufzubauen. Sie zieht sich aus Angst zurück und erlebt sich selten als wirksam im Umgang mit der Welt. Sie reagiert eher auf Eindrücke, das eigenständige Handeln und das Setzen initiativer Impulse fällt ihr dagegen sehr schwer. Es ist ihr kaum möglich, aus sich heraus eine Verbindung mit anderen Menschen einzugehen. Daraus folgt, dass sie entweder überflutet wird von nicht steuerbaren Empfindungen, emotionalen Zuständen und Körperreaktionen, die sich am Leib und an der Welt „entzünden"; oder dass sie verarmt und vereinsamt aufgrund von Rückzug und Vermeidung. Dies drückt sie folgendermaßen aus, als Antwort auf die Frage der Therapeutin, wie sie die Außenwelt erlebt: „Manchmal erlebe ich meine Umgebung als fremd, obwohl ich weiß, dass ich sie kenne. Unter Menschen, die ich nicht kenne, erlebe ich mich isoliert, oft auch bei Menschen, die ich kenne, zu denen ich aber keine Beziehung habe. Bei Menschen, zu denen ich eine Beziehung habe, habe ich die Erwartungshaltung, irgendwann ausgestoßen zu werden und vermeide deshalb Konflikte. Ich bin extrem schreckhaft, sowohl was das ‚unerwartete' Auftauchen von Menschen betrifft, als auch in Bezug auf laute Geräusche. Diese Schreckhaftigkeit äußert sich so heftig, dass ich damit häufig andere Menschen so erschrecke, dass diese sich dadurch angegriffen fühlen. Kultur erleben macht mir Freude. Alleine fühle ich mich allerdings verloren (s.o.), denn in der Regel sind an Veranstaltungsorten viele Menschen, deshalb vermeide ich Veranstaltungen oft. Wenn jemand bei mir ist, dem ich vertraue, können solche Situationen Glücksgefühle in mir auslösen. Visuelle Formen von Kunst ziehe ich rein auditiven Formen vor. Ebenso wirkt Natur auf mich. Allerdings fühle ich mich auch hier verunsichert und voller Angst, wenn ich alleine bin. Alleine fühle ich mich angreifbar und verletzlich. Bin ich aber unter Fremden, bin ich lieber alleine."

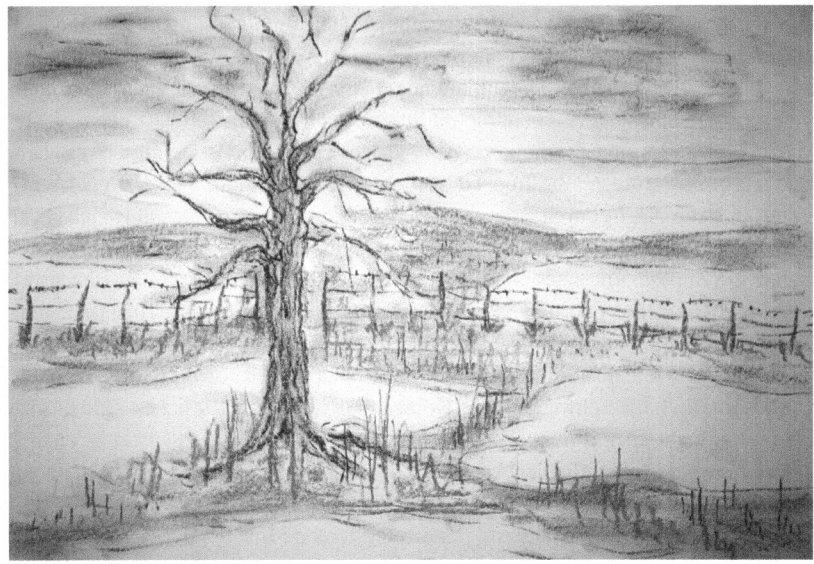

**Abbildung 5** Umwelt

## 3 Ergebnisse

In diesem Beitrag sind Aspekte der psychotraumatherapeutischen Arbeit mit einer Patientin beschrieben worden. Es wurde dargestellt, wie ein psychisch traumatisierter Mensch, sich selbst (Innenwelt, Identität, Leiblichkeit) und die Umwelt (Natur, Menschen, Kultur) erlebt. Die erlebten Wirkungen der Innenwelt, des Leibes und der Umwelt auf die eigene Person können als negativ überwältigend bezeichnet werden, soweit sie die Möglichkeiten zur Selbstregulation übersteigen. In diesem Sinne ist die Rede von einer fundamentalen Selbst-, Leib- und Weltentfremdung gewesen.

Mit Hilfe der Psychotraumatherapie ist die Patientin darin unterstützt worden, ihre Fähigkeit zur Selbstregulation auszubauen. Es war anzunehmen, dass eine solche Aktivierung den Prozess, sich mit sich selbst, dem Leib und der Welt „vertraut" zu machen, anstoßen und die Integration verschiedener Seins- und Erlebensbereiche fördern könnte. Diese Hypothese hat sich prinzipiell bestätigt, wenngleich nicht von einer vollständigen Remission der Symptomatik bzw. einer vollständigen Integration die Rede sein kann.

Auf die Symptomatik bezogen ist eine eindeutige, wenn auch nicht vollständige Besserung der Eingangssituation der Patientin festzustellen. Zurzeit empfindet sie keine depressiven Gefühle. Die anhaltende, massive Angst ist auch geringer, eher hintergründig und sie färbt nicht mehr alle sonstigen Erlebnissen. Die permanente Alarmbereitschaft und die hohe physiologische Erregung (Hyperarousal) haben nachgelassen (gefühlsmäßig und körperlich). Frau X. schläft in der Regel relativ gut und die Nacht durch. Bei situativen Belastungen verschlechtert sich dies. Sie hat viel seltener und nur punktuell Alpträume mit Gewaltinhalten. Die dissoziative Symptomatik hat sich ausdifferenziert: kognitive Ausfälle (Konzentrations- und Gedächtnisstörungen, Alltags-Amnesien, Wortdreher, -Auslassungen, Rechtschreibfehler) treten seltener auf. Sie ist aber noch sehr anfällig für Depersonalisation und Derealisation. Somatische Dissoziation mit Körperflashback, auch psychosomatische Beschwerden wie Kopfschmerzen und nächtliches Zähneknirschen, sind nicht mehr durchgehend vorhanden.

Das zentrale Problem in der Arbeit mit dissoziativen Patienten besteht in deren unzureichendem Erleben von der eigenen Identität. Dies bedingt die Schwierigkeit, sich auf eine zentral steuernde und integrierende Instanz der Persönlichkeit das Ich – zu beziehen. Die Patientin drückt dies folgendermaßen aus. Es ist ihre schriftliche Antwort auf die Frage der Therapeutin, ob sich Ihr Erlebnis bezüglich der eigenen Identität während der Behandlung geändert hat: „Ich hatte früher kein Gefühl für eine eigene Identität. Ich fühlte mich ferngesteuert, ohne Selbstbestimmung. Ich habe kein ‚Ich' gespürt, sondern mich nur in den Augen der Anderen gespiegelt. Auch heute noch habe ich kein gutes Gefühl dafür, was ‚meines' ist. Inzwischen habe ich zumindest das Gefühl, dass es da etwas Eigenes, einen unverwechselbaren inneren Kern gibt. Aber den Satz: ‚Du musst doch spüren, was richtig ist', kann ich immer noch nicht unterschreiben."

Wie kann therapeutisch eine solche Kraft gefördert werden? Ein psychisch traumatisierter Mensch benötigt dafür in besonderer Art und Weise einen Beziehungsraum des Vertrauens, um sich schrittweise darin zu erproben. Im Resonanzfeld eines anderen ihn begleitenden Menschen (Therapeut) übt er sich darin, Einfluss auf zwei sich ihm aufdrängende Grenzen oder Übergänge auszuüben:

*Bewusstsein und Leib*: Sobald eine direkte Einflussnahme der Person auf ihr Innenleben (Gefühle, Gedanken, Erlebnisse) möglich ist, kann sich diese Wirkung auf indirektem Weg auf die Körperreaktionen, die mit emotionalen und kognitiven Ereignissen zusammenhängen, erweitern. *Leib und Umwelt*: Erlebnismäßig ist für den traumatisierten Menschen keine Trennung und kaum eine Unterscheidung zwischen Leib und Umwelt vollziehbar. Die Umwelt löst unmittelbar Reaktionen über den Körper aus, die nicht einschätzbar, zum großen Teil befremdend, wenn nicht bedrohlich sind. Frau X. äußert sich dazu folgendermaßen: „Manchmal erlebe ich den eigenen Körper nicht als zugehörig. Ich schaue sozusagen durch die Augen in die Welt, aber der Körper ist nicht ‚Ich'."

## 4    Diskussion

Die Theorie der strukturellen Dissoziation und das ökologische Modell therapeutischer Prozesse (Bertram & Kolbe, 2016) können hier miteinander kombiniert werden.

Ein zentrales Konzept des ökologischen Modells therapeutischer Prozesse und auch der Psychotraumatherapie bezieht sich auf die jedem Menschen innewohnende Fähigkeit sich selbst zu regulieren, i.s. einer autonomen Selbstverursachung. Diese Fähigkeit ermöglicht es, aus sich selbst heraus ein intentionales Verhältnis zu sich und zur Welt aufzubauen bzw. das bestehende Verhältnis zur Innenwelt, zu körperlichen Prozessen und zur Umwelt (Natur, Menschen, Kultur) aktiv zu beeinflussen und zu gestalten.

Das tätige Subjekt kann mittels seiner selbstregulierenden Kraft die Integration verschiedener Erlebensbereiche bewirken. Diese Bereiche werden dadurch in einen eigenen Zusammenhang gebracht und mit Bedeutung versehen. Diese Fähigkeit zur Integration ist bei traumatisierten, vor allem bei Menschen mit hoher dissoziativer Symptomatik, gestört. Entweder ist sie keineswegs oder nur partiell ausgebildet worden. Sie wird aus der Perspektive der Theorie der strukturellen Dissoziation beschrieben, als „ein adaptiver Prozess, der sich in Form laufender mentaler Handlungen vollzieht, die es ermöglichen, die im Zeitkontinuum stattfindenden Erlebnisse innerhalb einer *sowohl* flexiblen *als auch* stabilen Persönlichkeit zu differenzieren und miteinander zu verbinden, wodurch die Funktionsfähigkeit in der Gegenwart erreicht wird ... Die Fähigkeit zu Offenheit und Flexibilität erlaubt uns nötigenfalls Veränderungen, wohingegen die Fähigkeit, uns zu verschließen, uns Stabilität und planvolles Handeln möglich macht" (Van der Hart et al., 2008, S. 27f.).

Zwei integrative mentale Handlungen, die Synthese und die Realisation, spielen nach diesen Autoren eine wichtige Rolle:

- Bei der *Synthese* wird „ein Spektrum innerer und äußerer Erlebnisse, die sich in einem Augenblick und im Zeitkontinuum (*across time*) manifestiert haben" (a.a.O., S. 28) miteinander verbunden und differenziert (d.h. voneinander unterschieden). „Eine Synthese umfasst die Verbindung und Differenzierung von Sinneswahrnehmungen, Bewegungen, Gedanken, Affekten und eines Selbstempfindens" ( a.a.O.). „Die Synthese ermöglicht es dem Menschen, eine normale Einheit des Bewusstseins und der eigenen Lebensgeschichte zu erreichen. Gelangt die

Synthese nicht zum Abschluss, können Bewusstseinsveränderungen und dissoziative Symptome auftreten" (a.a.O.).

- Bei der *Realisation* handelt es sich diesem Modell gemäß um „... eine verwandte integrative Handlung höheren Grades" (a.a.O., S. 28f). Sie „... beinhaltet die Entwicklung eines Gewahrseins der Realität, so wie sie ist, das Akzeptieren dieser Realität und schließlich die reflektierte und kreative Anpassung an sie" (a.a.O.). Die Realisation besteht wiederum aus „... zwei mentalen Handlungen, die unsere Sicht unserer eigenen Person, anderer Menschen und der Welt ständig weiter reifen lassen" (a.a.O., S. 29). Die erste bezieht sich auf „... die Integration eines Erlebnisses und eines expliziten, persönlichen Empfindens der Aneignung: "Das ist *mir* passiert, und *ich* denke und empfinde so und so darüber" (a.a.O.). Die zweite Art von Handlung besteht darin, fest in der Gegenwart verwurzelt zu sein und die eigene Vergangenheit, Gegenwart und Zukunft zu integrieren" (a.a.O.).

Das ökologische Modell therapeutischen Handels auf der anderen Seite ermöglicht es, die Einsichten der Theorie der strukturellen Dissoziation in einem größeren Kontext zu verorten. Es bietet einen wertvollen Rahmen, um die vielfältigen Einwirkungen auf den Menschen und deren mögliche Folgen detaillierter zu bedenken. Indem es den zirkulären Zusammenhang zwischen Bewusstseinsprozessen, Körpergeschehen und Umwelteinwirkungen zusammenführt, verdeutlicht es einerseits, welche vielfältigen Möglichkeiten der Einflussnahme auf das Individuum bestehen (schädliche wie gesundende). Es unterstreicht damit auch die prinzipielle „Anfälligkeit" des Menschen und zugleich seine plastische Begabung zur Selbstwerdung (Autopoiese) im Austausch mit der Leiblichkeit und der Umwelt. Diese Anfälligkeit könnte durch vielfältige zivilisatorische Prozesse weiter gesteigert werden. Zu denken ist hier etwa an die Wirkung von Naturkatastrophen, globalen Krisen oder auch an die dynamischen Effekte des modernen, auch medialen Lebens auf den zwischenmenschlichen Bereich. Die Möglichkeiten, sich vor gefährdenden Einflüssen zu schützen, sie zu verarbeiten und zu integrieren, werden oftmals übertroffen, so dass Überforderung eintritt. Dies könnte bedingen, dass wir als Menschen konstant gefährdet sind, in einen latenten Zustand konstanter Dissoziation und sogar geistigen Rückzuges zu geraten.

Die vorgenommene Fallschilderung gibt Anlass zu solchen Gedanken, denn bei Frau X. kommt ihre mehr oder weniger anhaltende dissoziative Symptomatik in verschiedenen Formulierungen zum Ausdruck. So sagt sie etwa: „Mein Gefühl meinem Körper gegenüber ist eher ablehnend bis hasserfüllt. Manchmal erlebe ich den eigenen Körper nicht als (mir) zugehörig. Ich schaue sozusagen durch die Augen in die Welt, aber der Körper ist nicht ‚Ich'." Mit den konventionellen Ansätzen und klinisch-psychotherapeutischen Paradigmen lassen sich solche Aussagen zwar in der konkret-praktischen Arbeit angehen; aus konzeptueller Sicht machen sie jedoch kaum Sinn. Aus der konventionellen Sicht sind unser Ich und Ich-Bewusstsein aus dem Körper heraus geboren und somit doch letztlich als ein- und dasselbe zu verstehen. Aktuelle Entwicklungen der Neurobiologie (Fuchs et al., 2011; Fuchs, 2013) stellen ein solches Verhältnis zwischen Leib und Bewusstsein in Frage, denn nicht die leibliche Struktur (z.b. Gehirn) bestimmt die Funktion, sondern die Tätigkeit eines Subjektes, eines Ichs, prägt die Struktur. Wie kann es überhaupt zu einer Dissoziation zwischen Körper-Erleben und Ich-Erleben kommen? Welches Subjekt vermag die unterschiedlichen Seins-Bereiche wie die eigener Innerlichkeit bzw. des Bewusstseins und des Körpers im besten Fall zu integrieren und somit diese als Teil der eigenen Identität zu realisieren? Das ökologische Modell therapeutischer Prozesse geht da einen wesentlichen Schritt weiter, indem es Bewusstsein als eine weitere Ebene einführt in Ergänzung zum Körper- und Leibgeschehen.

Wirklich Sinn macht eine Aussage wie die der Frau X erst, wenn man sie als ein pathologisches Aufbrechen eines ansonsten verbundenen Gefüges versteht, das aus unserer Sicht aus noch feiner zu differenzierenden Schichten besteht: Eine Ich- bzw. Identitätsebene; eine körperliche Ebene, die von ihr direkt angesprochen wird; und eine Ebene des Gefühls, des Erlebens dem eigenen Körper gegenüber, das in diesem konkreten pathologischen Falle oft ablehnend und hasserfüllt ist. Diese letztere Ebene ist wie das Bindeglied zwischen den beiden übrigen, die ihrerseits wie zwei eigene Bezugsebenen aus verschiedenen Richtungen her kommend das Bindeglied umschließen: jene des körperlichen Erlebens; und jene des Ich-Erlebens.

Aus der philosophischen Tradition der Antike (Mack, 2007) sind konkrete Begrifflichkeiten für diese verschiedenen Ebenen erwachsen: die des Seelischen für die Ebene des Erlebens; und die des Geistigen für den in sich selbst ruhenden Maßstab, der sich hier in Form des Ich bzw. zunächst des Ichbewusstseins kundtut.

Das ökologische Modell therapeutischer Prozesse könnte aus unserer Sicht in dieser Richtung noch feiner differenzieren, um Aussagen wie die der Frau X noch besser verständlich zu machen. Denn diese Aussagen spiegeln ja auch, was wir im gesunden Tagesbewusstsein erleben, aber freilich als nicht-dissoziatives Symptom: Wenn wir einem Menschen genau zuhören, wenn wir eine Pflanze aufmerksam beobachten, so sind wir nicht mehr „im Leibe", sondern wir sind „bei der Sache"; hier also beim anderen Menschen, bzw. in der Pflanze selbst. Diese „gesunde Dissoziation" fordert unsere Betrachtungsweise zur Ein-Sicht in und zur Annahme unterschiedlicher Seins-Ebenen auf, die unter anderem durch einen unterschiedlichen Grad an Bewusstseinswachheit geprägt sind: In den lebendigen Leibesvorgängen des Körperlichen schläft das Bewusstsein; im seelischen Geschehen ist es gefühlsmäßig vollzogen (traumhaft); erst im Ich-Erleben wird es in seiner Helligkeit als

Wachbewusstsein deutlich, durch die wir uns in Gegensatz wie in Verbindung zu einer uns umgebenden Welt stellen. So können wir die Bezüge zu den Phänomenen und Gesetzmäßigkeiten um uns her erkennen. In diesem Sinne böte sich eine diesbezügliche Erweiterung des Verständnisses von „Bewusstsein" in seiner Verbindung zum tätigen Subjekt, zum Bereich des Seelischen und des Leiblichen im ökologischen Modell therapeutischer Prozesse an.

## Literatur

Aristoteles (1986). *Über die Seele* VI/1. Paderborn: Ferdinand Schöningh.
Bertram, M.; Kolbe, H.J. (2016). Entwurf eines ökologischen Modells therapeutischer Prozesse. In: M. Bertram & H.J. Kolbe (Hrsg.), *Dimensionen therapeutischer Prozesse in der integrativen Medizin – Ein ökologisches Modell* (S. 1-28). Wiesbaden: Springer VS.
Dilling, H., Mombour, W. & Schmidt, M.H. (1991). Internationale Klassifikation psychischer Störungen: ICD-10. In: Weltgesundheitsorganisation. *Klinisch-diagnostische Leitlinien* (Kapitel V F). Bern, Göttingen, Toronto: Hans Huber.
Fischer, G. & Riedesser, P. (1998). *Lehrbuch der Psychotraumatologie.* München, Basel: Reinhardt.
Fuchs, T., Vogeley, K. & Heinze, M. (Hrsg.)(2011). *Subjektivität und Gehirn.* Lengerich: Pabst Science Publishers.
Fuchs, T. (2013). *Das Gehirn – ein Beziehungsorgan. Eine phänomenologisch-ökologische Konzeption.* Stuttgart: Verlag W. Kohlhammer.
Huber, M. (2009). *Trauma und Traumabehandlung 2. Wege der Traumabehandlung.* Paderborn: Junfermann.
Huber, M. (Hrsg.)(2011). *Viele sein. Ein Handbuch. Komplextrauma und dissoziative Identität – verstehen, verändern, behandeln.* Paderborn: Junfermann.
Huber, M. & Plassmann, R. (Hrsg.) (2012). *Transgenerationale Traumatisierung.* Paderborn: Junfermann.
Kottje – Birnbacher, L, Wilke, E., Krippner, K. & Dieter, W. (Hrsg)(2005). *Mit Imaginationen therapieren. Neue Erkenntnisse zur Katathym – Imaginativen Psychotherapie.* Lengerich: Pabst Science Publishers.
Mack, W. (2007, 15. März). e-*Journal Philosophie der Psychologie. Braucht die Wissenschaft der Psychologie den Begriff der Seele?* Zugriff am 05. Januar 2015 unter http://www.jp.philo.at/texte/MackW1.pdf
Nijenhuis, E.R.S., van der Hart, O., Steele, K. & Mattheß, H. (2011). Strukturelle Dissoziation der Persönlichkeitsstruktur, traumatischer Ursprung, phobische Residuen. In: L. Reddemann, A. Hoffmann & U. Gast (Hrsg.), *Psychotherapie der dissoziativen Störungen. Krankheitsmodelle und Therapiepraxis – störungsspezifisch und schulenübergreifend* (S. 47-62). Stuttgart, New York: Thieme. S.
Reddemann, L. (2001). *Imagination als heilsame Kraft. Zur Behandlung von Traumafolgen mit ressourcenorientierten Verfahren.* Stuttgart: Pfeiffer bei Klett-Cotta.
Reddemann, L. (2004). *Psychodynamisch Imaginative Traumatherapie. PTT – Das Manual.* Stuttgart: Pfeiffer bei Klett-Cotta.

Reddemann, L., Hoffmann, A. & Gast, U. (2011). *Psychotherapie der dissoziativen Störungen. Krankheitsmodelle und Therapiepraxis- störungsspezifisch und schulenübergreifend.* Stuttgart: Thieme.

Van der Hart, O., Nijenhuis, E.R.S. & Steele, K. (2008). *Das verfolgte Selbst. Strukturelle Dissoziation und die Behandlung chronischer Traumatisierung.* Paderborn: Jungfermann.

Voigt, B., Trautmann-Voigt, S. (2007). Wenn die Augen tanzen – Multimodales zu EMDR und Tanztherapie. In: S. Trautmann-Voigt, B. Voigt, *Körper und Kunst in der Psychotraumatologie. Methodenintegrative Therapie* (S. 95-97). Stuttgart, New York: Schattauer.

Voigt, B., Trautmann-Voigt, S. (2009). *Grammatik der Körpersprache. Körpersignale in Psychotherapie und Coaching entschlüsseln und nutzen.* Stuttgart, New York: Schattauer.

# Wie soll ich mich entscheiden?

## Ein Fall aus der Praxis einer Breast Care Nurse

Angelika Jensen und Mathias Bertram

**Zusammenfassung**

Eine Breast Care Nurse (BCN) sorgt in von der Deutschen Krebsgesellschaft anerkannten Brustzentren in jeder Phase der Erkrankung für professionelle Begleitung. Das betrifft die körperliche, emotionale und individuell-biographische Ebene der Patientinnen. Die BCN ist mit dem Pflege- und Behandlungsteam systematisch durch Zusammenarbeit und spezifische Übergaben vernetzt und hat spezielle Beratungstage für Patientinnen reserviert.

An einem konkreten Fall wird deutlich, wie eine Patientin auf allen Ebenen Unterstützung in Anspruch nimmt: So werden auf der emotionalen und kognitiven Ebene verschiedene Aspekte reflektiert wie zum Beispiel das Sicherheitsbedürfnis der Patientin. Auch körperliche Aspekte nehmen einen großen Raum ein: wie fühlt sich eine Silikonprothese an, wird sich die Silhouette der Patientin verändern? Als entscheidend für das Vertrauensverhältnis der Patientin zu der BCN stellt sich schließlich das widerholte gemeinsame Reflektieren einer traumatischen biografischen Episode heraus.

Schließlich fühlt die Patientin sich als ganze Person wahrgenommen und dadurch in der Lage, selbst die Entscheidung für eine optionale Operation zu treffen.

# 1    Das Brustkrebszentrum am Gemeinschaftskrankenhaus Herdecke

Seit März 2011 ist das Brustzentrum des Gemeinschaftskrankenhauses in Herdecke (Krankenhaus der Regelversorgung mit 480 Betten) nach der Deutschen Krebsgesellschaft zertifiziert. Es werden pro Jahr 120 bis 130 Frauen mit der Erstdiagnose Brustkrebs behandelt. Das Brustzentrum ist Teil der Abteilung für Frauenheilkunde. Die Station umfasst 30 Betten.

Zum Konzept des Brustzentrums gehört, dass sich neben den Brustoperateurinnen, Psychoonkologinnen und Therapeutinnen (Maltherapie, Heileurythmie, Krankengymnastik, Bäderabteilung) auch zwei Pflegeexpertinnen für Brusterkrankungen oder Breast Care Nurses (BCN) um die Patientinnen kümmern. Ihre Kernaufgabe ist, den Patientinnen in jeder Phase ihrer Erkrankung eine professionelle pflegerische Begleitung und Beratung anzubieten. Der erste wesentliche Kontakt geschieht im pflegerischen Aufnahmegespräch. Es wird versucht, den Unterstützungsbedarf auf der körperlichen Ebene (z. B. Versorgung mit BH und Brustprothese), auf der Gefühlsebene (Trost, Vermittlung von künstlerischer Therapie) und individuell/biographisch (Begleitung, gemeinsames Aufsuchen von Lebensperspektiven) zu erfassen und entsprechende Angebote in die Wege zu leiten.

Beide BCN haben sich in einer berufsbegleitenden Weiterbildung qualifiziert. Die Weiterbildung umfasst insgesamt 320 Stunden, gegliedert in Präsenzveranstaltungen und einen Selbstlernanteil. Der Selbstlernanteil besteht aus der Bearbeitung von 8 Studienbriefen sowie der Erstellung einer Hausarbeit. Mit erfolgreichem Abschluss darf der Titel „Breast Care Nurse – Pflegeexpertin für Brusterkrankungen" geführt werden.

Der Stellenumfang für die spezifischen Tätigkeiten der BCN beträgt jeweils 20%. Das entspricht je einem Tag pro Woche.

Sowohl die Rolle der BCN als auch deren Tätigkeiten und Aufgaben werden im Pflegeteam akzeptiert und wert geschätzt. Im Rahmen der Kurzübergabe von dem Früh- an den Spätdienst werden die wichtigsten Ergebnisse der Beratungsgespräche den Kolleginnen mitgeteilt. Für den Fall, dass keine BCN im Dienst ist, gibt es einen Leitfaden, der die Prozesse beschreibt, die im Zusammenhang mit der stationären Aufnahme von Brustkrebspatientinnen zu geschehen haben.

In unserem Brustzentrum hat oberste Priorität, die Frauen mit ihren Fragen, Ängsten und Sorgen ernst zu nehmen. Unser aller Anliegen ist es, die Patientinnen im Finden ihres individuellen Weges zu unterstützen. Gemäß dem Pflegeleitbild unseres Brustzentrums werden wir pflegend/versorgend, vermittelnd und begleitend tätig (van Benthem, Bos, Visser und de la Houssaye, 1982). Pflegen oder Versorgen steht für eine koordinierte, fachlich sichere und dem aktuellen pflegewissenschaftlichen Stand entsprechende Pflege. Ergänzt wird sie durch Äußere Anwendungen wie Wickel, Auflagen, Teilbäder und die Rhythmischen Einreibungen nach Wegman/Hauschka. Vermitteln bedeutet, dass die Patientinnen die für ihren Genesungsprozess notwendige Unterstützung erhalten: ein Gespräch, eine therapeutische Anwendung, die Adresse einer Selbsthilfegruppe, eine Information. Begleiten meint, dass Pflegende die Patientinnen in einer schwierigen Lebensphase nicht allein lassen, sondern da sind und zuhören (Qualitätshandbuch Brustzentrum Herdecke, 2011).

Die BCN hat an ihrem Beratungstag Zeiten für Gespräche reserviert. An diesem Tag arbeitet sie nicht direkt am Patientenbett. Sie trägt Zivilkleidung und ist nur durch das Namensschild als Pflegeexpertin erkennbar. Das Gespräch, um das es in diesem Fall geht, findet in einem separaten Raum statt. Die Patientin und die BCN sitzen sich an einem Teil des Schreibtisches gegenüber. Das Zimmer ist hell und freundlich. Der Tisch bietet Platz, BH's und Brustprothesen auszubreiten. Es kann ungestört gesprochen und anprobiert werden. Draußen an der Tür hängt ein Schild: „Gespräch – bitte nicht stören – danke".

In einem Regal befindet sich eine kleine Bibliothek mit Büchern und Ratgebern zum Thema Brustkrebs, die bei Bedarf an interessierte Patientinnen ausgeliehen werden.

Mittels einer Fallbeschreibung und ihrer Analyse wird im Folgenden der Versuch unternommen, einige Wesensmerkmale dieses speziellen pflegerischen Beratungsangebots in der Versorgung von an Brustkrebs erkrankten Frauen herauszuarbeiten. Schließlich wird dieser Fall auf Grundlage des ökologischen Modells therapeutischer Prozesse diskutiert.

## 2 „Wie soll ich mich entscheiden?"

Frau B. ist 63 Jahre alt. Sie ist nicht mehr berufstätig und lebt etwa eine ¾ Autostunde von der Klinik entfernt. Ihre erwachsene Tochter hat eine eigene Familie und erwartet ihr zweites Kind. Auch der Sohn lebt in einer Beziehung. Frau B. hatte einen weiteren Sohn, der vor etwa zwei Jahren Selbstmord begangen hat.

Die Patientin ist mittelgroß und etwas übergewichtig. Die Haare sind kurz geschnitten und dunkelbraun gefärbt. Frau B. kleidet sich modisch und bequem. Sie ist sehr kommunikationsfreudig.

Der Tumor in der rechten Brust wurde beim Mammographie Screening Ende August 2013 entdeckt. Die Stanzbiopsie ergab ein mittelgradig differenziertes invasiv lobuläres Mammakarzinom. Die Ausbreitungsdiagnostik zeigte keine Metastasen. Ende September erfolgte eine Brusterhaltende Therapie (BET) mit

Axilladissektion bei positivem Sentinel-Lymphknoten. Anfang Oktober wurde eine Nachresektion notwendig, da der Tumor nicht komplett im Gesunden entfernt worden war. Da die pathologische Untersuchung jetzt ergibt, dass sich auch nach der Nachresektion noch Tumorreste in der Brust befinden, empfiehlt die interdisziplinäre Tumorkonferenz die Mastektomie rechts (Deutsche Krebsgesellschaft Interdisziplinäre S3-Leitlinie für die Diagnostik, Therapie und Nachsorge des Mammakarzinoms, 2012).

Frau B. steht vor der Entscheidung, sich die Brust abnehmen oder eine weitere BET durchführen zu lassen.

Die Patientin und ich (Angelika Jensen) kennen uns seit ihrem ersten stationären Aufenthalt. Auf Grund verschiedener Begegnungen hat sich ein Vertrauensverhältnis entwickelt. Frau B. spricht mich mit meinem Vornamen und Sie an. Ich lasse sie gewähren, bin aber wachsam. Weder möchte ich mich in ihre Geschichte so hineinziehen lassen, dass ich die therapeutische Distanz verliere, noch in die Versuchung kommen, ihr Ratschläge zu erteilen. Beratung heißt nicht, dem Anderen sagen, was er zu tun hat. Ich möchte dem Beratungsverständnis folgen, das der Verein Beratung in der Pflege e. V. formuliert. Meine Beratung ist dementsprechend nicht direktiv, sondern ergebnisoffen und begleitend. Vom Charakter her ist sie eher fragend als antwortend (Koch-Straube, 2008).

Das Gespräch findet an einem Dienstag statt. Es ist ruhig auf der Station. Ich sitze im Stationszimmer und möchte mich gerade in mein Büro zurückziehen, als ich Frau B. auf dem Flur bemerke. Sie geht ruhelos auf und ab, wirkt ziellos und unentschlossen. Durch die Glastür sucht sie Blickkontakt mit mir. Sie schaut flehend, traurig, drängend. Ich will mich dem nicht entziehen, gehe zu ihr und frage nach ihrem Anliegen. Sie wünscht sich ein Gespräch mit mir.

Frau B. nutzte bisher viele Gelegenheiten, ins Gespräch zu kommen. Sie sucht die Kommunikation mit anderen Patientinnen, mit den Pflegenden, Therapeutinnen und unseren Praktikantinnen.

Als Frau B. mich jetzt um ein Gespräch bittet, erkläre ich mich sofort bereit. Da ich sie mehrmals vertröstet hatte, fühle ich mich ein bisschen schuldig und möchte das wieder gut machen. Ich weiß, dass da ein Problem auf Lösung harrt und ich fühle mich in der Lage, Unterstützung an zu bieten. Die Patientin ist unentschlossen und will nicht nach Hause. Es reizt mich, Klarheit in die Situation zu bringen. Ich lasse mich auf das Gespräch ein, ohne zu wissen, wie es ausgehen wird. Kaum sind wir im Beratungszimmer, befinden wir uns mitten im Thema. Frau B. geht sofort auf mein Angebot ein, BH's und Brustprothesen zu sehen und anzufassen. Sie möchte wissen, wie die Brust direkt nach der OP versorgt sein wird, wann der Verband gelöst, die Kompressionsbandage angezogen wird und wie die endgültige Versorgung mit Spezial-BH und Brustprothese aussehen wird. Indem wir die BH's und Prothesen ansehen und berühren, erhält Frau B. eine praktische Vorstellung, wie die abgenommene Brust kompensiert wird. Es wird gewissermaßen ein sinnliches Fenster in die Zukunft geöffnet.

Frau B. findet die vorläufige Kompressionsbandage zwar praktisch aber unschön. Sie legt Wert auf einen schicken BH. Sie zeigt ihre großen weichen Brüste bereitwillig her. Da Frau B. über eine geringe Rente verfügt, ist sie an preisgünstigen Modellen interessiert. Für mich ist das Anfassen der Silikonprothese jedes Mal ein ambivalentes Erlebnis. Es fühlt sich eben an, als hätte man eine amputierte Brust in der Hand. Wir teilen unsere Betroffenheit, sprechen das aber nicht aus. Unser Gespräch ist sachlich und ganz am praktischen Vorgehen orientiert.

Schließlich, als Frau B. bis in das sinnliche Erleben (Berühren der Brustprothese, Einfügen derselben in den Spezial-BH) einen praktischen Eindruck davon hat, wie die amputierte Seite versorgt werden kann, fragt sie unvermittelt, was ich denn in ihrem Fall tun würde. Ich versuche ihr klar zu machen, dass niemand, der nicht am eigenen Leib erkrankt ist, diese Frage beantworten kann. Meine authentische und ehrliche Reaktion akzeptiert Frau B. Wir sind wieder an dem Punkt: sie muß sich selbst entscheiden.

Gibt es Menschen, mit denen sie das besprechen kann? Die Tochter, sagt sie, verweise sie auf sich selbst. Sie halte es auch für überflüssig, bei dem Gespräch der Mutter mit der Ärztin dabei zu sein. Der Sohn sehe die Sache pragmatisch und rate zur Amputation. Dann habe sie wenigstens Ruhe. Freundinnen, mit denen sie sich über dieses Thema austauschen könne, habe sie nicht. Frau B. berichtet das in sachlichem Ton ohne über diesen Umstand betrübt zu sein. Offenbar hat sie sich damit arrangiert, ihre Entscheidungen allein zu treffen. Ich empfinde es als bedrückend, dass ein Mensch so einsam sein kann, teile das der Patientin aber nicht mit.

Etwas emotionaler wird die Patientin, als ich ein Gespräch mit der Psychoonkologin vorschlage. Mit dieser mag sie nicht sprechen. Die habe ihr neulich gar nicht geholfen, sondern nur gefragt, worin sie sie unterstützen könne anstatt konkrete Hilfsangebote zu machen.

Dann stelle ich Frau B. die Frage nach ihrem Bedürfnis nach Sicherheit. Das spiele für sie keine so große Rolle, sagt sie. Sie könne sich gut vorstellen, die Brust zu behalten und nicht sicher zu sein, dass alle Tumorzellen zerstört sind. Überhaupt sei sie kein ängstlicher Typ. Ich frage sie, wie sie sonst in ihrem Leben Entscheidungen treffe. Das geschehe nach ihrem Bauchgefühl, erwidert Frau B. Nur leider würde dieses Bauchgefühl im Moment nichts Eindeutiges sagen, erklärt die Patientin.

Übergangslos spricht Frau B. nun von ihrem Sohn, der sich vor etwa zwei Jahren umgebracht hat. Auch deshalb sei es so eine schwierige Zeit für sie, weil der Todestag ihres Sohnes kurz bevor stünde. Ich befürchte, dass sie dieses Thema nun auch noch ausführlich besprechen will und überlege, wie ich darauf angemessen eingehen kann. Doch die aufsteigenden Tränen versiegen rasch wieder. Offenbar gehört die Erwähnung des toten Sohnes für sie einfach dazu. Die Bearbeitung ihrer Situation wäre nicht ganz, wenn der Sohn in unserem Gespräch nicht angesprochen worden wäre.

Trotzdem bin ich überrascht, als Frau B. sofort darauf eingeht, das Gespräch zu beenden.

Ich schlage vor, noch heute nach Hause zu gehen, um in der vertrauten Umgebung zu der für sie richtigen Entscheidung zu kommen. Frau B. versucht seit Tagen, ihre Entlassung hinaus zu schieben, obwohl der stationäre Aufenthalt medizinisch nicht mehr zu begründen ist.

Weiter biete ich ihr unser „Überlebensbuch Brustkrebs" an, welches ich als Informationsquelle sehr schätze (Goldmann Posch, Martin, 2012). Gerne nimmt Frau B. es an und sucht ihr Zimmer auf. Sie bedankt sich mehrmals für das Gespräch.

Im Nachgang auf unser Gespräch kommt mir der Gedanke, dass Frau B. davon profitieren könnte, sich einer Selbsthilfegruppe anzuschließen. Ich suche die Adresse und Telefonnummer der Gruppe heraus, die sich in der Nähe ihres Heimatortes trifft.

Außerdem rufe ich die Leiterin der Selbsthilfegruppe unseres Brustzentrums an und frage, ob sie sich vorstellen könne, Frau B. heute noch zu besuchen. Ich habe Glück, Frau H. ist im Hause und bereit einen Besuch zu machen. Wir einigen uns darauf, dass sie ohne Vorankündigung zu Frau B. geht. Frau H. hat selbst vor 10 Jahren eine Brustamputation gehabt und kommt damit sehr gut zurecht.

Später am Nachmittag kommt Frau B. strahlend auf mich zu. Sie sei jetzt bereit nach Hause zu gehen. Die beste Idee sei gewesen, ihr die nette Frau H. zu schicken. Auch das Buch sei sehr hilfreich gewesen. Ob sie mich mal drücken dürfe, fragt sie. Sie sei so dankbar für alles. Ich resümiere: eine gelungene Beratungssituation mit gutem Ergebnis. Die Patientin ist zufrieden, geht noch am selben Nachmittag nach Hause und ist dafür ausgerüstet, eine Entscheidung treffen zu können.

Tatsächlich hat sich Frau B. für die Brustamputation entschieden und ist inzwischen operiert.

## 3    Zusammenfassende Bewertung

In der Betrachtung der vorher beschriebenen Gesprächssituation kristallisieren sich drei Phänomene heraus, die dazu beigetragen haben, dass Frau B. zu einer Entscheidung kommen konnte:

- Die Begegnung zwischen der BCN und der Patientin ist von Vertrauen geprägt und partnerschaftlich.
- Sinnliches Erleben ist eine Entscheidungsgrundlage.
- Ganzheit wird als Prinzip deutlich.

Jeder Beratungsprozess lebt davon, dass eine Vertrauensbasis zwischen der Beraterin und der ratsuchenden Patientin entsteht. Die Patientin wird sich dann öffnen, wenn sie sich wahrgenommen fühlt. Carl Rogers spricht von einfühlendem Verstehen oder Empathie (Weinberger, 2008). Diese Haltung ist Pflegenden sehr vertraut. Pflegende haben immer in großer Nähe zu ihren Patienten gearbeitet, körperlich und seelisch. Aufgabe war und ist es, den Kranken Hilfe in der Bewältigung der Krankheitsauswirkungen auf den Alltag anzubieten. Einfühlendes Verstehen bedeutet, sich auf den anderen Menschen einzulassen, dessen inneren Bezugsrahmen und seine Gefühle wahrzunehmen. Die Patientin erlebt Anteilnahme an ihrer Persönlichkeit. Sie wird keine Belehrungen, Bewertungen und Kritik erfahren. Dadurch kommt sie in die Lage, ohne Angst über ihre Gefühle, Sorgen und Konflikte zu sprechen. Die Patientin spürt, wenn ihr Empathie entgegen gebracht wird, auch wenn die Beraterin schweigt.

Das zweite Element, das zu einem gedeihlichen Beratungsgespräch beiträgt, ist Wertschätzung. Das bedeutet, die Patientin als Persönlichkeit wert zu schätzen, auch wenn sie anderen uns fremden Werten folgt und ungewohnte Verhaltensweisen zeigt. Die Patientin wird so akzeptiert, wie sie ist, mit all ihren Eigenarten. Wertschätzung wird auch nonverbal vermittelt z. B. durch Körperhaltung, Gestik, Mimik und Tonfall der Beraterin. Indem die Patientin Wertschätzung erfährt, wird sie für sich selbst eine größere Selbstachtung und Akzeptanz der eigenen Person entwickeln. Sie wird sich sicher fühlen und wieder mehr ihre positiven Eigenschaften sehen.

Das dritte Element ist nach Carl Rogers Echtheit oder Kongruenz. Kongruent sein heißt für die Beraterin, mit sich selbst in Übereinstimmung zu sein. Sie soll sich nicht hinter ihrer Rolle als Pflegeexpertin verstecken, sondern authentisch und echt sein. Es ist wichtig für die Beraterin, zu merken, wie sie empfindungsmäßig auf die Patientin reagiert. Das sollte auch in angemessener Weise zum Ausdruck gebracht werden ohne die Patientin mit eigenen Empfindungen und Problemen zu belasten.

In der klientenzentrierten Gesprächsführung gehören alle drei Elemente zusammen. Die Patientin wird der Pflegenden ihre empathische und wertschätzende Haltung nur dann abnehmen, wenn sie diese als stimmig erlebt (Weinberger, 2008).

Aufgrund der Nähe zwischen Patientinnen und Pflegenden wird das Gesprächsangebot der BCN immer sofort und gerne angenommen. Es handelt sich um ein niederschwelliges Angebot, das in vielerlei Versorgungssituationen spontan offeriert werden kann.

Für nahezu alle Frauen, die vor einer Mastektomie stehen, ist es sehr wichtig, eine konkrete Vorstellung davon zu gewinnen, wie sie sich nach der Brustamputation versorgen können. Vor der Operation eine Vorstellung zu bekommen, wie sie ihre Silhouette wahren können, ist für die Patientinnen hilfreich und motivierend. Die Frauen sind froh, bereits im Krankenhaus Spezial-BH's und verschiedene Brustprothesen zu sehen, anzufassen und anzuprobieren. Damit erfahren die Frauen, wie sie ihr verändertes Körperbild ausgleichen können. Die Patientinnen sehen sich im Spiegel als intakte Frauen (Eicher & Marquard, 2008).

Ziel ist es, dass die Patientinnen bei der Entlassung einen Spezial-BH und eine leichte Erstprothese oder bereits die Silikonprothese tragen. So können sie gewiss sein, dass die fehlende Brust nicht zu sehen ist. Die Frauen legen Wert darauf, sich „ganz" zu fühlen. Die Brustprothese hilft dabei und dient als positive Bewältigungsstrategie.

Ganzheit oder Vollständigkeit spielt auch für die Wahrnehmung des Lebensraumes und der Biographie eine Rolle. Mit Blick auf die eigene Biographie wollen bestimmte Ereignisse, Erlebnisse und Erfahrungen berücksichtigt werden. Im Reflektieren oder im Gespräch über den eigenen Lebenslauf werden bedeutende Tatsachen und Ereignisse Erwähnung finden. So ist es nicht verwunderlich, dass die Patientin während des Beratungsgespräches ihren verstorbenen Sohn erwähnt. Ohne diesen wäre ihr biographischer Kontext nicht rund und vollständig.

## 4    Bezug der Ergebnisse zum ökologischen Modell therapeutischer Prozesse

Wird das ökologische Modell therapeutischer Prozesse (Bertram & Kolbe, 2016) als Heuristik an diesem Fall angelegt, ergeben sich folgende Aspekte:

### Bewusstsein

Drei Dimensionen fallen auf: Erstens gibt es rationale Aspekte, die mit der Patientin geklärt werden. Dazu zählt z. B. die Frage nach ihrem Sicherheitsbedürfnis. Hier steht das Reflektieren der Persönlichkeitsstruktur im Vordergrund. Als zweiter Aspekt wird die seelische Dimension in dem Bedürfnis deutlich, die BCN zu umarmen. Die Erwähnung des verstorbenen Sohnes macht schließlich deutlich, dass die Beratungssituation erst ganz wird durch den Einbezug ihres biographischen Kontextes.

## Leiblichkeit

Es sind ganz konkrete Wahrnehmungen wie die Konsistenz der Silikonbrustprothese und ihr Gewicht, die eine wirklichkeitsnahe Antizipation der möglichen postoperativen Situation ermöglichen. Es wird nicht nur gesprochen sondern sinnlich erlebt.

## Körper

Ganz offensichtlich spielt auch die voraussichtliche postoperative Veränderung des Körpers eine wichtige Rolle. Hier geht es um die Erhaltung des Selbstbildes durch Sicherung der gewohnten Silhouette.

Es lässt sich zusammenfassen, dass die Patientin ihre Entscheidung gewissermaßen körperlich, leiblich, seelisch und kognitiv abtastet. Durch die Brustamputation ist ihre Integrität (lateinisch integritas: Unversehrtheit, Vollständigkeit) gefährdet. Die Patientin spürt, dass zur Wahrung oder Wiederherstellung dieser Ganzheit alle oben genannten Ebenen „abgearbeitet" werden müssen.

Der pflegerische Beratungsprozess der BCN reagiert darauf, indem er nicht auf eine Methode, ein Phänomen, einen Symptomenkomplex oder ein Medium fokussiert. Das Angebot lässt sich vielmehr nicht nur als ergebnis- sondern auch als gegenstandsoffen charakterisieren. Die BCN brachte in diesem Fall ihr Wissen und ihre Erfahrungen, ihre Beratungskompetenz, ihr Netzwerk (Psychoonkologin, Selbsthilfegruppe) und ihr Materialangebot in den Prozess ein. Sie steuerte nicht, sondern machte passgenaue Angebote, aus denen die Patientin sich bedienen konnte. Eine andere Patientin würde vermutlich teils ähnliche, teils andere Angebote aufgreifen. Es wird immer typische (sinnliche Erfahrung der Prothese) und individuelle (Beachtung des verstorbenen Sohnes) Bedarfe geben.

Die BCN offerierte gewissermaßen eine Art Waagschale, in die die Patientin alle für sie individuell bedeutenden Aspekte hineinlegen konnte und half ihr dabei. Auf der anderen Seite des Wiegebalkens lag die Entscheidung für oder gegen die Brusterhaltung.

Integrität ist immer einzigartig und so ist auch der Beratungsbedarf. Die Dreiebenenmatrix des ökologischen Modells kann der BCN vielleicht eine Hilfe sein,

1. Selbst aufmerksam zu bleiben für die Ganzheit (Aufrechterhaltung oder Wiederherstellung der Integrität auf allen Ebenen) und
2. die Aufmerksamkeit einer Patientin auf Dimensionen zu lenken, die sie noch ausgeblendet hatte.

# 5 Literatur

Bertram, M.; Kolbe, H.J. (2016). Entwurf eines ökologischen Modells therapeutischer Prozesse. In: M. Bertram & H.J. Kolbe (Hrsg.), *Dimensionen therapeutischer Prozesse in der integrativen Medizin – Ein ökologisches Modell* (S. 1-28). Wiesbaden: Springer VS.

Deutsche Krebsgesellschaft (Juli 2012) Interdisziplinäre S3-Leitlinie für die Diagnostik, Therapie und Nachsorge des Mammakarzinoms (Kurzversion). Zugriff am 26. März 2014 unter http://www.krebsgesellschaft.de/download/s3_brustkrebs_update_2012_ol_kurzversion.pdf

Eicher, M., Marquard, S. (2008). *Brustkrebs Lehrbuch für Breast care Nurses, Pflegende und Gesundheitsberufe* (1. Auflage). Bern: Verlag Hans Huber: Hogrefe AG.

Gemeinschaftskrankenhaus Herdecke. (2011). *Qualitätshandbuch Brustzentrum QM Dokumente*. Intranet, Gemeinschaftskrankenhaus, Herdecke.

Goldmann Posch, U., Martin, R. R. (2012). *Überlebensbuch Brustkrebs Die Anleitung zur aktiven Patientin* (5. Auflage). Stuttgart: Schattauer Verlag.

Koch-Straube, U. (2008). *Beratung in der Pflege* (2. Auflage). Bern: Verlag Hans Huber, Hogrefe AG.

van Benthem, A., Bos, S., Visser, W. und de la Houssaye, E. (1982). *Krankenpflege zu Hause auf der Grundlage der anthroposophisch orientierten Medizin* (2. Auflage). Stuttgart: Verlag Freies Geistesleben.

Weinberger, S. (2008). *Klientenzentrierte Gesprächsführung Lern- und Praxisanleitung für psychosoziale Berufe* (12. Auflage). Weinheim und München: Juventa Verlag.

# „Als ob er bei der Besprechung dabei gewesen wäre"

## Patientenbesprechung im Hospiz

Christine Kolbe-Alberdi und Mathias Bertram

**Zusammenfassung**

In wöchentlichen halbstündigen Patientenbesprechungen im Christophorus-Hospiz am Gemeinschaftskrankenhaus Berlin wird jeweils ein Fall aus der Perspektive der Pflegerischen Gesten und unter der völlig ergebnisoffenen Fragestellung angeschaut: was fehlt dem Patienten und was kann ihm Gutes getan werden?

Exemplarisch werden fünf Fälle geschildert. Diese werden aus der Perspektive der anthroposophischen Menschenkunde interpretiert; es zeigt sich, dass die Besprechung oft nicht geplante, aber im Krankheitsverlauf beziehungsweise Sterbeprozess produktive Prozesse in Gang gebracht hatte.

Aus der Perspektive des Ökologischen Modells therapeutischer Prozesse erwies sich das Konzept Zwischenleiblichkeit als hilfreich; die Pflegenden und Therapeuten vollziehen die Situation des Patienten in den Besprechungen intensiv aus der Perspektive der zweiten Person mit. So entsteht ein sehr dichtes Bild, das zur Grundlage des therapeutischen Handelns wird und beiderseitig (Patient und Therapeuten) neue, passgenauere Handlungsoptionen eröffnet.

# 1    Einleitung

Das Gemeinschaftshospiz Christophorus ist eine Einrichtung in anthroposophischer Trägerschaft. Seit seiner Eröffnung im Juli 2004 führt das Pflegeteam unter
Leitung einer Musiktherapeutin Patientenbesprechungen durch. Der Ablauf der
einmal wöchentlich stattfindenden, maximal halbstündigen Besprechung ist im
Laufe der Jahre mehrfach einem Wandel unterzogen worden. Die heutige Form
besteht aus den Elementen Zeitgestalt (Entwicklung von der Aufnahme des Patienten im Hospiz bis zum Zeitpunkt der Besprechung), Bestimmung der vorherrschenden Pflegegesten sowie den Fragen: Was fehlt dem Patienten? Was können
wir ihm Gutes tun? Das Konzept der Pflegegesten wurde von Rolf Heine entwickelt: „In unseren pflegerischen Verrichtungen kommt ein zweifaches zum Ausdruck. Einerseits die in der Welt wahrnehmbare Handlung, das Waschen, das Klei-
den, Ernähren und vieles mehr. Andererseits offenbart sich auch ein Unsichtbares,
nämlich Liebe, Geduld, Mitgefühl oder Achtsamkeit als eine innere Haltung, die
wir am pflegebedürftigen Menschen bilden. In der unsichtbaren inneren Haltung
empfinden wir das Wesentliche der Pflege und es schmerzt und empört, wenn gerade diese Seite des Pflegens nicht gesehen und anerkannt wird. Zwischen der
Pflegehandlung und der inneren Haltung, in der die Pflegeverrichtung ausgeführt
wird, steht die pflegerische Geste. In ihr kommt das ‚Wie' einer Pflegehandlung
zur Erscheinung" (Heine, 2014, S. 10; vergleiche Heine 2016). An der Besprechung
nehmen die am Besprechungstag zur Übergabe vom Früh- zum Spätdienst anwesenden Pflegenden und die Sozialarbeiterin teil sowie die Musiktherapeutin als
Besprechungsleiterin und Protokollantin. Falls sinnvoll, werden noch weitere Mit-
glieder des therapeutischen Teams dazu geladen, z.B. der Arzt oder die Seelsorgerin. Die Besprechung beginnt mit einem von der Musiktherapeutin gesprochenen
Bittspruch, zum Beispiel in direkter Anlehnung an Rudolf Steiner (2011, S. 27-28):

„Geist Deiner Seele, wirkender Wächter,
Deine Schwingen mögen bringen
Unserer Seele bittende Liebe
Deiner Hut vertrautem Erdenmenschen,
Daß mit Deiner Macht geeint,
Unsere Bitte helfend strahle
Der Seele, die sie liebend sucht!"

Das Sprechen und Hören eines Mantras dient der Einstimmung und der Konzentration auf die dann folgende Besprechung. Es wird der Name des Patienten genannt, den das Team besprechen möchte, und mit welcher Diagnose er zu uns kam.

Des Weiteren wird gesagt, seit wann das Betreuungsverhältnis besteht. Danach erfolgt die Schilderung des Ersteindruckes. Ist die Pflegende anwesend, die den Patienten aufgenommen hat, beschreibt sie, wie die Aufnahmesituation war. Im Folgenden wird von den Anwesenden zusammen getragen, welche Veränderungen seit der Aufnahme am Patienten wahrnehmbar sind. Hierbei finden körperliche, seelische, soziale und biografische Aspekte Berücksichtigung. Daraufhin erfolgt die Feststellung, welche pflegerischen Impulse das Team bei der Pflege geleitet haben und welche Gesten sich hieraus ableiten lassen. Konkrete Verabredungen werden ebenfalls getroffen und im Protokoll dokumentiert. Spätestens nach einer Woche werden die Verabredungen und ihre Wirkungen wieder aufgerufen, um zu überprüfen, ob und mit welchem Erfolg die getroffenen Verabredungen umgesetzt wurden.

## 2    Exemplarische Patientenbesprechungen

### Fall 1 – Herr N.

Herr N. wurde im Alter von 78 Jahren ins Hospiz aufgenommen. Er litt unter einem in die Knochen metastasierten Prostatacarcinom. Herr N. war alleinstehend und lebte in einer Stadt in Westdeutschland. Er hatte dort auch keine weiteren Angehörigen. Eine seiner Töchter lebte in Berlin ganz in der Nähe des Gemeinschaftshospizes. Sie konnte ihn davon überzeugen, dass es besser für ihn wäre nach Berlin umzuziehen als sich in seiner Stadt auf die Suche nach einer adäquaten Betreuungsmöglichkeit zu machen. Herr N. erholte sich die ersten drei Monate im Hospiz gut und kam für alle überraschend wieder zu Kräften. Die Patientenbesprechung fand fast drei Monate nach Aufnahme ins Hospiz statt. An der Besprechung nahmen die an diesem Tag zur Übergabe vom Früh- zum Spätdienst anwesenden Pflegenden, die Sozialarbeiterin und der betreuende Arzt teil sowie die Musiktherapeutin als Besprechungsleiterin. Alle sorgte die Frage: Wie geht es weiter mit Herrn N.? Da er sich schon so lange im Hospiz befand, war zu befürchten, dass die Krankenkasse die Kosten in naher Zukunft nicht mehr übernehmen würde. Um dem vorzubeugen, besprachen wir mögliche Optionen. Eine Rückkehr in die Häuslichkeit nach Westdeutschland war einerseits nicht vorstellbar, da Herr N. sehr von der allgemeinen Rund-um-die-Uhr-Versorgung profitierte und häufig unvorhersehbare punktuelle Unterstützung benötigte. Dies war nicht immer so stark wahrnehmbar, weil er außerordentlich bescheiden war und niemanden zur Last fallen wollte. Auch war eine Verschlechterung seines Gesundheitszustandes absehbar, da er zwar langsam, jedoch stetig schwächer wurde. Wäre es für ihn eine denkbare Alternative in ein Pflegeheim oder betreutes Wohnen umzuziehen? Es gab im

Team die Ahnung, dass sich sein Gesamtzustand schnell vollständig wenden könnte. Wir vereinbarten Herrn N. noch stärker zu entlasten als bisher und ihm mehr Unterstützung anzubieten, zum Beispiel ihm das Essen zu bringen, das er sich bisher oftmals selbst und unter Auferbringung seiner gesamten Kräfte aus der Küche holte. Auch wurde vereinbart, dass der betreuende Arzt im Gespräch mit Herrn N. die in der Patientenbesprechung geäußerten Befürchtungen thematisieren wird. Des Weiteren wurde vereinbart sich in spätestens drei Monaten zu einer erneuten Patientenbesprechung zusammen zu finden. Eine gute Woche nach der Patientenbesprechung sprach Herr N. bei einer ärztlichen Visite überraschenderweise das Thema selbst an. Er wäre in Sorge, dass er zu Weihnachten noch leben werde und die Krankenkasse die weitere Kostenübernahme ablehnen könne. Der Arzt sprach alternative Betreuungsmöglichkeiten an: mit seiner ärztlichen Hilfe und Unterstützung unseres ambulanten palliativen Pflegedienstes bei der Tochter einziehen; in die Wohnung nach Westdeutschland zurückkehren; in ein Pflegeheim oder betreutes Wohnen in Berlin umziehen. Herr N. empfand die ersten beiden Ideen als nicht denkbar, außerdem äußerte er Sorge, ob er den finanziellen Belastungen bei Umzug in ein Pflegeheim oder betreutes Wohnen gewachsen wäre. Der Arzt sicherte Herrn N. zu, dass er auf alle Fälle Unterstützung bekäme, wenn eine Änderung der Wohnform notwendig werden würde. Genau in der Woche, in der ein erneuter Termin für eine wiederholte Patientenbesprechung geplant werden sollte, veränderte sich Herr Ns. Zustand drastisch: Am Anfang der Woche war es ihm zumindest noch möglich sich an die Bettkante zu setzen, am Ende der Woche hatte er kaum noch die Kraft den Arm anzuheben. Auch war er zeitlich nicht immer orientiert. Bereits wenige Tage später stirbt Herr N. Die während der Patientenbesprechung getroffene Verabredung, Herrn N. stärker zu entlasten, zeigte sich im weiteren Verlauf auch an den identifizierten Pflegegesten. Die hauptsächlich angewandte Pflegegeste stellte das „Entlasten" dar, ergänzt durch das „Bestätigen". Neben der leiblichen Sorge (zum Beispiel Entlasten: Übernahme von vielen Kleinigkeiten, Grundpflege und anderes) stand kontinuierlich auch die seelische Sorge in Form von zahllosen Gesprächen im Vordergrund. Die waren eine Quelle großer Freude für den hoch gebildeten, stets an seinem Gesprächspartner, wie auch an aktuellen weltpolitischen Themen interessierten Mann. Durch die Weiterführung der ihm wichtigen Gesprächskultur erfuhr Herr N. Bestätigung dafür, dass seine geistigen und intellektuellen Fähigkeiten auch in dieser schwierigen Situation fortbestanden. Nicht nur die Pflegenden unterhielten sich gern mit Herrn N., sondern auch die ehrenamtlichen Sterbebegleiter unseres Hospizes fanden sich in schöner Regelmäßigkeit bei Herrn N. ein. Folgender Dialog aus Goethes „Märchen von der grünen Schlange und der schönen Lilie" schien sowohl für Herrn N. als auch für seinen jeweiligen Gesprächspartner voll zuzutreffen: „Was ist herrlicher als Gold?,

fragte der König. – Das Licht, antwortete die Schlange. – Was ist erquicklicher als
Licht?, fragte jener. – Das Gespräch, antwortete diese" (Goethe, 1795/2005, S. 21).

## Fall 2 – Frau N.

Frau N. wurde zu Hause von unserem ambulanten Palliativpflegedienst und einer
ambulanten Palliativärztin betreut, bevor wir sie im Hospiz aufnahmen. Sie war
58 Jahre alt und litt an einem metastasierenden Zervixcarcinom mit Knochenme-
tastasen und multiplem Lymphknotenbefall. Wegen der Metastasen, die auch die
Wirbelsäulen befallen hatten, fand eine Bestrahlung der Lendenwirbelsäule statt.
Frau N. litt unter ausgeprägten Tumorschmerzen, weshalb sie bereits in der Häuslichkeit eine kontinuierlich laufende Schmerzpumpe erhielt, mit der sie sich zudem
bei Schmerzspitzen zusätzliche Boli geben konnte. Weitere wesentliche Symptome waren massive Ödeme der unteren Gliedmaßen, die im Bereich des linken Bei-
nes zu großflächigen, äußerst schmerzhaften Wunden im Sinne einer Ablederung
oder Mazeration geführt hatten. Wenn sie im Bett lag, befanden sich ihre Beine
wegen des permanenten Flüssigkeitsaustritts ständig in Feuchtigkeit liegend, und
wenn sie im Rollstuhl saß, bildete sich unter ihr schnell eine Lymphflüssigkeits-
lache. Des Weiteren litt sie unter Schwäche, Übelkeit und Erbrechen. Frau N. war
verheiratet, hatte eine Tochter aus erster Ehe und gehörte den Zeugen Jehovas
an. Sie war sehr unzufrieden über Dinge, die uns nebensächlich anmuteten. So
äußerte sie sich im Augenblick der Aufnahme ins Hospiz ausgesprochen negativ
über ihr Zimmer, da sich in diesem, wie bei uns üblich, kein Fernseher befand. Die
pflegerischen Gesten, die in den ersten zehn Tagen im Vordergrund standen, ent-
sprachen ihrem zu diesem Zeitpunkt sehr stark vorhandenen Autonomiebedürfnis.
Beim „Ausgleichen" ging es um ein Auffangen ihrer häufigen, wie aus dem Nichts
kommenden Stimmungsschwankungen. Beim „Aufrichten" und auch „Anregen"
unterstützten die Pflegenden Frau N. in der Umsetzung ihres Bewegungsdranges,
der sie selten länger an einem Ort hielt. Hier ging es darum, ihr mit den schweren,
ödematösen Beinen Unterstützung beim niederlegen, in den Rollstuhl setzen oder
auf die Toilette gehen zu geben. Später dann wurde das „Entlasten" und „Hüllen"
bei Frau N. wichtiger: Dies konnte bedeuten ihr die Körperpflege vollständig abzu-
nehmen oder auch ihr in der Zeit der seelisch-geistigen Not Zuspruch bei Unruhe
oder auch Sitzwache am Bett zu leisten. Die Patientenbesprechung fand 20 Tage
nach Aufnahme im Hospiz statt. Die Betreuungssituation von Frau N. war nicht
zufrieden stellend: Sie stöhnte schon seit Tagen unentwegt, ohne dass sich herausfinden ließ, woran konkret sie litt. Eine permanente Erhöhung der Opiate über
die Schmerzpumpe erbrachte keine Besserung. Auf Nachfrage gab sie stärkste
Schmerzen an. Gleichsam betätigte sie unentwegt den Schwesternruf, ohne dann
jedoch sagen zu können, welchen Wunsch oder welches Bedürfnis sie hatte und

entschuldigte sich ständig für die Mühe, die sie den Pflegenden mit dem häufigen Rufen bereitete. In Hinblick auf ihre religiöse Orientierung war zu bemerken, dass sie nicht in einer Gemeinschaft der Zeugen Jehovas eingebunden schien, da sie keinerlei Besuch von Gemeindemitgliedern erhielt. Auf das Angebot, mit ihr zu beten, reagierte sie zumeist ablehnend und begründete dies damit, dass sie ihre eigenen individuellen Gebete habe, die den Pflegenden unbekannt seien. An der Besprechung nahmen die an diesem Tag zur Übergabe vom Früh- zum Spätdienst anwesenden Pflegenden und die Sozialarbeiterin teil sowie die Musiktherapeutin als Besprechungsleiterin. Es wurde vereinbart mit der Ärztin die Möglichkeit einer Anordnung von Bryophyllum 5% 1 ml Injektionslösung (Weleda) und/oder Olibanum comp. 1 ml Ampullen (Weleda) als Kurzinfusionen zu besprechen. Bryophyllum dient der Beruhigung (Girke, 2010, S. 873). Olibanum comp. wird verabreicht, um den Sterbenden bei Unruhezuständen zu entlasten (Girke, 2010, S. 882). Auch sollte der Ehemann von Frau N. gebeten werden nachts im Zimmer bei seiner Frau zu übernachten, da er einen beruhigenden Eindruck auf sie ausübte. Die betreuende Ärztin ordnete bereits am Tag der Besprechung Bryophyllum 5% 1 ml Injektionslösung (Weleda) als Kurzinfusion bei starker Unruhe an. Frau N. erhielt diese Bedarfsmedikation am Tag der Besprechung zweimal sowie den Tag darauf einmal. Drei Tag später ordnete die Ärztin zusätzlich zum Bryophyllum 5% (nunmehr regelmäßig) ebenfalls regelmäßig Olibanum comp. an sowie Aurum metallicum praeparatum D10 1 ml Injektionslösung (Weleda). Aurum metallicum praeparatum ist hilfreich bei Angst und Unruhe im Sterbeprozess (Girke, 2010, S. 882). Zeitgleich verabreicht mit dem Morphium zur Schmerzlinderung mildert es die Nebenwirkungen desselben; es schützt den Patienten gewissermaßen vor diesen und gibt ihm Hülle. Noch am Tag der Besprechung erfolgte ein Gespräch mit dem Ehemann, der sich darauf hin entschied die Nacht und alle folgenden Nächte bei seiner Frau zu verbringen. Obgleich Frau N. in der folgenden Nacht erneut von einer Panikattacke geplagt wurde, ließ sie sich durch den Ehemann schneller wieder beruhigen. Im Betreuungsverlauf wurde es auch immer mehr möglich, den Ehemann in pflegerischen Verrichtungen an seiner Frau anzuleiten (zum Beispiel Positionswechsel). Drei Tage nach der Besprechung und vier Tage vor ihrem Tod, schien seelisch eine Veränderung einzutreten: Frau N. war überwiegend ruhig und erschien entspannter. Zwei Tage vor ihrem Tod rief Frau N. oft „Ana" und auf die Nachfrage der Pflegenden, was dies bedeute, antwortete sie, dass „Ana" ihr sage, sie habe weniger Schmerzen; und dass „Ana" auch ein Ausdruck von Angst sei, Angst davor ihren Ehemann allein zu lassen. Einen Tag vor ihrem Tod setzte zeitweilig wieder Unruhe ein. Frau N. sprach davon Fenster zu sehen (sie nannte diese „Anakondafenster"), die zum Himmel hin geöffnet seien, und davon, dass sie Geschenke erwarte, weil sie doch Geburtstag habe. In ihrer letzten Nacht erbricht sie frisch-blutig und stirbt in den frühen Morgenstunden in Anwesenheit des Ehemannes.

**Fall 3 – Herr K.**

Herr K. war 60 Jahre alt, als er im Hospiz aufgenommen wurde. Er litt an einem Rektumcarcinom mit Leber- und Lymphknotenmetastasen und Peritonealcarcinose. Er erhielt eine Bestrahlungstherapie und verschiedene Chemotherapien. Auch wurde eine obstruktive Uropathie rechts beschrieben. Im Sommer zuvor erlitt er im Urlaub einen akuten Harnverhalt und wurde notfallmäßig in ein Krankenhaus aufgenommen. Hier erhielt er einen Blasendauerkatheter, den er seitdem trug. An Symptomen standen Schwäche, Übelkeit und Erbrechen sowie Schmerzen und Kachexie im Vordergrund. Herr K. kam von zu Hause. Er wurde dort bisher von seiner Lebensgefährtin und von einer ambulanten Palliativärztin betreut. Die Patientenbesprechung fand zwölf Tage nach der Aufnahme statt. An der Besprechung nahmen die an diesem Tag zur Übergabe vom Früh- zum Spätdienst anwesenden Pflegenden und die Sozialarbeiterin teil sowie die Musiktherapeutin als Besprechungsleiterin. Es wurde berichtet, dass Herr K. während des Aufnahmegespräches zuerst schwächebedingt sehr undeutlich sprach. Er begann jedoch sich im Verlauf sehr lebhaft am Gespräch zu beteiligen und viel über sich selbst zu berichten, was den Krankheitsverlauf, die Symptome und weiteres Biografische betraf. Herr K. gab an bereits in jungen Jahren Probleme mit dem Essen gehabt zu haben. Er sagte bei Problemen habe er sich regelrecht „verschlossen". Herr K. beschrieb sich selbst als einen weder spirituell noch religiös orientierten Menschen. Das Aufnahmegespräch fand in Anwesenheit der Lebensgefährtin statt. Mit dieser lebte Herr K. seit bereits fast 20 Jahren zusammen. Im Verlauf seines Aufenthaltes im Hospiz zeigte sich, dass Herr K. viel Wert auf sein Äußeres legte. Er wirkte jünger, als er war. Jedoch hatte er sich durch die starke Gewichtsabnahme im Aussehen stark verändert. Er vermied in den Spiegel zu sehen, weil er seine krankheitsbedingten Veränderungen kaum ertragen konnte. Häufig schimpfte er über die schreckliche Krankheit, an der er litt. Er war ausgesprochen lichtempfindlich und trug tagsüber auch im Bett eine Sonnenbrille. Überhaupt schlief und ruhte er sehr viel, da ihn alles anstrengte. Herr K. machte manchmal bereits den Eindruck bald zu sterben. Obgleich sein gesamter, ausgezehrter Körper vollkommen kalt war, lag er oft völlig unbedeckt im Bett. Als es für ihn wegen der extremen Schwäche problematisch wurde angebotene Getränke zu sich zu nehmen, obgleich er unter großem Durst litt, gab er an Angst zu haben, dass sein Geist sich verwirren könne. Eine Infusion lehnte er jedoch ab. Die Pflegenden setzen als pflegerische Gesten vor allem das „Entlasten" (Aufregung und zu viel Besuch vermeiden; Ein Öldispersionsbad [Buchholz und Uhlmann, 1998, S. 358-361] mit Lavendelöl 10%

[Weleda]), das „Hüllen" (Rhythmische Teilkörpereinreibungen des Rückens, der Arme und der Füße mit unterschiedlichen Ölen; siehe auch Batschko, 2011) und das „Nähren" (Angebot von geistiger Nahrung) ein. Es stellte sich in der Besprechung die Frage nach psychoonkologischer Betreuung. Diese hatte Herr K. nach eigenen Aussagen bereits zu Beginn der Erkrankung gehabt. Jedoch „stimmte die Chemie nicht" zwischen dem Therapeuten und ihm. Des Weiteren wurde der betreuende Arzt gebeten Olibanum comp. 1 ml Ampullen (Weleda) anzusetzen. Einen Tag nach der Patientenbesprechung erhielt Herr K. eine Rhythmische Ganzkörpereinreibung (Batschko, 2011, S. 79-91) mit Weihrauch (Olibanum) Massage-Öl (Lichterde). Ihm wurde Musiktherapie angeboten, die er zwar erst zögerlich, dann jedoch mit guter Wirkung annahm. Einen weiteren Tag später begann die medikamentöse Therapie mit Olibanum comp. 1 ml Ampulle. Auf alle drei Therapieangebote sprach er sehr gut an. In Hinblick auf die pflegerischen Gesten fand eine nochmalige Intensivierung statt: So erhielt Herr K. zahlreiche Rhythmischen Ganz- und Teilkörpereinreibungen (unter anderem eine Kupfersalbeneinreibung [Kupfer Salbe rot von Wala] der Füße zur Erwärmung) sowie mehrfach ein Öldispersionsbad (Buchholz und Uhlmann, 1998, S. 358-361; „Entlasten" und „Hüllen"). Der therapeutische Wille, Herrn K. geistige Nahrung zukommen zu lassen erhielt eine besondere Prägung, als eine Pflegende, die ihn über mehrere Dienste intensiv betreute, ihm von der Lektüre eines sie beeindruckenden Buches berichtete: „Blick in die Ewigkeit" von Eben Alexander (2013). In diesem Buch beschreibt der Autor, ein rein naturwissenschaftlich orientierter Neurochirurg, von seiner Nahtoderfahrung. Herr K. entwickelte ein großes Interesse an diesem Buch und ließ sich hieraus Passagen sowohl von seiner Lebensgefährtin als auch von der Pflegenden vorlesen. In der Sterbephase litt Herr K. überwiegend an Mundtrockenheit, an Übelkeit und Erbrechen sowie unter Unruhe. Am Nachmittag vor seinem Tod fand ein Krisengespräch mit seinen Angehörigen statt. Seine Lebensgefährtin fühlte sich in der Situation sehr hilflos. Herr K. selbst machte einen sehr gefassten Eindruck. Er starb 17 Tage nach der Aufnahme ins Hospiz und fünf Tage nach der Patientenbesprechung, am frühen Morgen nach einer ruhigen Nacht.

**Fall 4 – Frau O.**
Frau O., eine 71-jährige Patientin, wurde nach Abschluss ihrer Behandlung in einem regionalen Krankenhaus bei uns im Hospiz aufgenommen. Bei ihr wurde erst einen Monat zuvor Krebs bei unbekanntem Primärtumor festgestellt. Manifestiert hatte sich die Krankheit dadurch, dass Frau O. sich eine Spontanfraktur des Oberschenkels zuzog: Die Metastasen hatten sich zu diesem Zeitpunkt bereits in den Knochen, der Lunge und den Lymphknoten ausgebreitet. Wir führten die Patientenbesprechung zwölf Tage nach Aufnahme ins Hospiz durch. An der Be-

sprechung nahmen die an diesem Tag zur Übergabe vom Früh- zum Spätdienst anwesenden Pflegenden, die Sozialarbeiterin und die dazu geladene Seelsorgerin teil sowie die Musiktherapeutin als Besprechungsleiterin. Bei der Aufnahme wirkte Frau O. sehr zurückhaltend. Die sie begleitende Tochter fungierte quasi als „Sprachrohr" für die Mutter. In der biografischen Anamnese stellte sich heraus, dass Frau O. noch einen Sohn hatte, zu dem jedoch aus der Mutter unbekannten Gründen kein Kontakt mehr bestand. Frau O. war geschieden. Sie war Krankenschwester, ebenso die Tochter. Bereits bei der Aufnahme äußerte sie den Wunsch nach zusätzlicher seelsorgerischer und ehrenamtlicher Betreuung. Schon wenige Tage nach der Aufnahme stellte sich bei Frau O. eine große Angst und Unruhe ein. Obgleich die Pflegenden sie umfassend und zeitaufwändig betreuten, war sie unzufrieden und klagte über ungenügende Aufmerksamkeit. Sobald die Pflegenden das Zimmer verließen, betätigte Frau O. den Patientenruf. Auch hatte sie innerhalb weniger Tage ein tiefes Druckgeschwür im Kreuzbeinbereich entwickelt, weil sie schmerzbedingt kaum Positionswechsel zuließ. Dieses führte bei ihr, der Krankenschwester, zu großen Ängsten. Auch die Tochter zeigte hierüber große Besorgnis. Die Seelsorgerin berichtete, dass Frau O. auf sie sehr traurig wirkte. Auch äußerte sie Schmerz darüber, dass sie zu ihrem Sohn keinen Kontakt mehr hatte. Die Seelsorgerin betete mit Frau O. und segnete sie. Zum Zeitpunkt der Besprechung wirkte Frau O. bereits sterbend. Im Nachklang der Besprechung wurde der Arzt gebeten regelmäßig Olibanum comp. 1 ml Ampulle (Weleda) anzusetzen, da Frau O. offensichtlich unter großer Angst litt. Wie außerdem in der Besprechung vereinbart, wurde am Tag darauf die Pentagrammeinreibung in Verbindung mit Musiktherapie an Frau O. durchgeführt. Die Pentagrammeinreibung (siehe auch Batschko, 2011, S. 92-97) eröffnet dem Sterbenden die Möglichkeit sich noch einmal vollkommen mit seinem Körper zu verbinden, um so Kraft für den Todesmoment zu sammeln. Die Einreibung erfolgt an Stirn, beiden Händen und beiden Füßen und repräsentiert damit das „Urbild des Lebensleibes" (Batschko, 2011, S. 92). Während der mit Aurum / Lavandula comp. Salbe (Weleda) durchgeführten Einreibung spielte die Musiktherapeutin auf der Leier. Frau O. konnte sich bis ins Körperliche hinein öffnen, sie streckte ihre Gliedmaßen weit von sich. Die während der Therapie anwesende Tochter war sehr gerührt und weinte. Die Pflegende und die Therapeutin beschrieben ihre Wahrnehmungen im Patientenzimmer: es habe eine große Klarheit und Wahrheit am Sterbebett geherrscht. Einen weiteren Tag darauf – Frau O. war bereits sehr schwach – fand eine klingende Waschung (vergleiche den Beitrag von Heine in diesem Band) statt. In der Nacht entwickelte Frau O. Fieber und erhielt daraufhin 1 ml Lachesis comp. (Wala) als subcutane Injektion. Dieses Heilmittel kann bei fieberhaften Prozessen in der Sterbephase verabreicht werden (Girke, 2010, S. 871). Am Nachmittag darauf bekam Frau O. nicht nur Besuch durch die Tochter, sondern auch durch den Sohn. Zu diesem Zeitpunkt war Frau O. bereits nicht mehr ansprechbar, es waren rasselnde Atemgeräusche hörbar. Am Abend erhielt sie eine Rhythmische Fußeinreibung (Batschko, 2011, S. 73-78) mit Lavendel Entspannungsöl (Weleda). Dieses dient dazu die kalten Füße der Sterbenden zu erwärmen. Frau O. starb in der Nacht, 16 Tage nach Aufnahme ins Hospiz und vier Tage nach der Patientenbesprechung.

**Fall 5 – Frau L.**

Frau L. war bei ihrer Aufnahme ins Hospiz 85 Jahre alt. Sie litt unter einem Nierenzellcarcinom mit Lungenmetastasen. Die Erstdiagnose wurde vor gut einem Jahr gestellt. Außerdem erkrankte sie vor fast vierzig Jahren an einem Mammacarcinom, vor ungefähr fünfzehn Jahren an einem Rezidiv. Frau L. war bereits länger als ein Jahr zur Aufnahme bei uns vorgesehen. Zwischendurch hatte sie sich immer wieder gemeldet und häufig bereits am Telefon sehr viel Gesprächsbedarf gezeigt. In den Telefonaten erschien sie oft sehr traurig und verzweifelt. Sie wurde zuletzt von unserem ambulanten Pflegedienst betreut, hatte aber dann die Betreuung durch diesen verweigert. Auch unseren ambulanten Hospizdienst, der für den Einsatz ehrenamtlicher Mitarbeiter zuständig ist, hatte sie kontaktiert. Für die ärztliche Versorgung nahm sie diverse Ärzte gleichzeitig in Anspruch. Bei der Aufnahme ins Hospiz litt sie praktisch unter keinen Beschwerden. Trotzdem äußerte sie die Hoffnung bald zu sterben, ggf. mit Hilfe einer „Sterbespritze". Im Betreuungsverlauf stellten sich Symptome wie Übelkeit, Erbrechen und auch Schwäche ein. Erst dadurch wurde die Krankheit für Frau L. wirklich spürbar. Wir führten die Patientenbesprechung einen knappen Monat nach Aufnahme ins Hospiz durch. An der Besprechung nahmen die an diesem Tag zur Übergabe vom Früh- zum Spätdienst anwesenden Pflegenden, die Sozialarbeiterin und der dazu geladene betreuende Arzt teil sowie die Musiktherapeutin als Besprechungsleiterin. Der Arzt, der Frau L. bei uns betreute, kannte die Patientin bereits seit vielen Jahren aus der ambulanten Betreuung. In der Zeit nach der Aufnahme wurde Frau L. von den Pflegenden oft als nörgelnd, dem Team gegenüber herablassend und auch kränkend empfunden. Die Pflegenden fühlten sich von Frau L. häufig wie Bedienstete behandelt. So wollte am liebsten sie selbst entscheiden, vom wem aus dem Team sie betreut wird und von wem nicht. Es kam unweigerlich das Bild auf von der „Prinzessin auf der Erbse". Auch wurde sie anfänglich als ein Mensch empfunden, dem jeglicher Zugang zur Spiritualität fern lag. Jedoch wurde von den Pflegenden in der Besprechung berichtet, dass langsam erste Veränderungen in Frau Ls. Verhalten wahrnehmbar wurden. Sie begann Kritik anzunehmen und sich auch zu bedanken. Ebenfalls wurde sie auf ihren Wunsch hin von der evangelischen Seelsorgerin besucht. Der betreuende Arzt berichtete davon, dass Frau

L. schon lange Symptome einer Anpassungsstörung zeigte. Sie hat in ihrem bisherigen Leben Sterben und Tod immer verdrängt. Ihr einziger Sohn war im Alter von 55 Jahren an einem Kehlkopfcarcinom gestorben. Verdrängung war nach ihrer eigenen Aussage die einzige ihr zur Verfügung stehende Möglichkeit, um nach diesem schweren Verlust überhaupt weiterleben zu können. Ihr Ehemann war deutlich älter als sie. Geboren wurde Frau L. im Harz. Ihre Eltern waren Fabrikbesitzer, die nach dem Krieg enteignet wurden. Sie ist in Italien aufgewachsen. Im elterlichen Haus gab es immer Bedienstete. Sie hatte keine Familienangehörigen mehr, jedoch einen großen Freundeskreis. Auch pflegte sie recht intensiven Kontakt zu einer Freundin, zu der sie großes, jedoch ebenfalls von Ambivalenzen geprägtes Vertrauen zeigte. Als vorherrschende pflegerische Gesten wurden das „Hüllen" und „Entlasten" gefunden. Auch suchten wir nach einer Geste, die es Frau L. erleichtern könnte Vertrauen in uns und in ihre Situation zu fassen. Fast schien es uns so, als ob wir uns Frau L. in einer Haltung hinzuwenden hatten, die durch folgende Worte gut ausgedrückt wird: „Das ist es, was wir in unserer Zeit lernen müssen: aus reinem Vertrauen leben, ohne jede Daseinssicherung, aus dem Vertrauen in die immer gegenwärtige Hilfe der geistigen Welt. Wahrhaftig, anders geht es nicht." (Rudolf Steiner zugeschrieben, zitiert nach Zeylmans, 1979, S. 358). Frau L. reagierte sehr gut auf die Öldispersionsbäder (Buchholz und Uhlmann, 1998, S. 358-361) mit Hypericum ex herba 5% Oleum (Wala) bzw. Gold-Rosen-Lavendel Bade-Öl (Lichterde) und auf sonstige Zuwendungen. Hypericum wirkt gegen depressive Verstimmungen, Gold-Rose-Lavendel harmonisierend. Die Öldispersionsbäder bewirkten bei Frau L. eine zeitweilige Entlastung von ihren Beschwerden. Auch wurde berichtet, dass männliche Pflegende es etwas leichter mit ihr hatten als weibliche. Dieses sollte weiterhin bei der Einteilung der Patientin zu Schichtbeginn berücksichtigt werden. Wir ermutigten uns gegenseitig Konflikte, falls sie sich anbahnen sollten, direkt mit Frau L. anzusprechen und auszutragen. – Frau L. erhielt im gesamten Betreuungsverlauf im Hospiz intensive Begleitung durch eine ehrenamtliche Mitarbeiterin. Vier Tage vor ihrem Tod äußerte Frau L., dass sie sich das Sterben einfacher vorgestellt habe, obgleich es ihr eigentlich ganz gut gehe, abgesehen von der schwächebedingt eingetretenen Schwierigkeit zu sprechen und der Inkontinenz. In ihrer Stimmung schwankte sie noch zwischen Offenheit und Unzufriedenheit. Zwei Tage vor ihrem Tod erzählte Frau L. einer Pflegenden, dass sie in der Nacht Gestalten in ihrem Zimmer gesehen habe. Sie fragte die Pflegende, was diese wohl von ihr wollten. Dies ermöglichte der Pflegenden ein Gespräch mit Frau L. über das Sterben zu führen. Frau L. äußerte, dass sie keine Angst mehr vor dem Sterben habe und sich auf eine Wiederbegegnung mit ihrem Sohn freue. Frau L. starb im Beisein ihrer Freundin an einem frühen Nachmittag sechs Wochen nach Aufnahme in das Hospiz.

## 3 Patientenbesprechungen aus anthroposophischer Sicht

Wir stellen immer wieder fest, dass die Tatsache einen Patienten bzw. seine Situation „nur" besprochen zu haben bereits eine Veränderung zu bewirken scheint. So wie in Fall 1: Herr N. sprach von sich aus den Arzt auf seine Situation an. Oder wie in Fall 4: Frau O. erhielt auf dem Sterbebett nochmals den Besuch ihres verlorenen Sohnes und damit vielleicht die Möglichkeit sich auszusöhnen. Oder auch wie in Fall 5: Die Pflegenden konnten Frau L. etwas leichter in ihrem Sosein akzeptieren und ertragen. Während des intensiven Vergegenwärtigens des Patienten und seiner Lebenssituation und den daraus entwickelten Handlungsperspektiven scheint eine Einheit entstanden zu sein, die Matthias Girke (2010, S. 892) als „erkennende Tätigkeit" bezeichnet. Die Wirksamkeit der Patientenbesprechungen lässt sich an ihrer Zeitgestalt erkennen, denn es treten bestimmte Veränderungen *nach* der Besprechung ein. In den genannten Fallbeschreibungen wurde offensichtlich, dass sich *nach* der Besprechung eine schwierige Betreuungssituation entspannte (zum Beispiel wie in Fall 5 mit Frau L.) oder dass *nach* der Besprechung der Patient eine Symptomlinderung erfuhr: Frau N. (Fall 2) hatte die Möglichkeit durch die regelmäßigen Gaben von Bryophyllum und Olibanum sowie mit Hilfe der nächtlichen Anwesenheit des Ehemannes ein gewisses Maß an Beruhigung zu erfahren; alles Maßnahmen, die aus der Patientenbesprechung resultierten. Die Pflegenden vermochten wiederum Verständnis zu entwickeln für die spirituelle Werteordnung von Frau N., was der Patientin darauf hin Sicherheit verlieh. Herr K. (Fall 3) öffnete sich der geistigen Welt nach innerlichen und äußerlichen Anwendungen mit Olibanum, nach dem wiederholten Vorlesen einer bestimmten Lektüre und durch das Annehmen der Musiktherapie und konnte in Frieden sterben. All diese konkret umgesetzten Maßnahmen resultierten aus den Patientenbesprechungen. Obgleich bei Menschen, die in einem Hospiz betreut werden, in der Regel ein körperliches Gesunden nicht mehr eintritt, ist jedoch ein Heilwerden im tieferen Sinne möglich. Das Hospizteam versetzt sich gemeinsam durch die intensive Beschäftigung mit dem Patienten und seinem Schicksal in das Vermögen, seinen Heilwillen gegenüber dem Schwerstkranken zu stärken. Dem Patienten wiederum wird ermöglicht seinen Gesundwerdewillen zu erhöhen. Steiner gab 1924 Ärzten und Medizinstudierenden in einem Vortrag folgenden Hinweis: „ […] aber wenn der Kranke einfach durch die Individualität des Arztes dahin gebracht wird, daß er empfindet, wie der Arzt vom Heilwillen durchsetzt ist, so gibt das beim Kranken einen Reflex, der dann vom Gesundwerdewillen durchsetzt wird. Dieses Aufeinanderprallen von Heilwillen und Gesundwerdewillen spielt eine ungeheuer große Rolle in der Therapie, […]" (1967, S. 220). Wenn sich nun viele Teammitglieder gemeinsam intensiv darum bemühen das Wesen eines Menschen – des Patienten – vor ihrem innerlichen Auge in vollkommen wertfreier Weise zu erzeugen, erhöht sich die Wahrscheinlichkeit, therapeutische Entscheidungen tatsächlich auf Grundlage dieser Wahrnehmungen zu treffen und sich nicht dem Trugbild einer im Stillen bereits vorgenommenen Interpretation hinzugeben. Wahrnehmungen werden miteinander verglichen, bestätigt oder relativiert. Erlebnisse mit dem Patienten, die in der Erinnerung vielleicht stark unter dem Eindruck negativer Gefühle standen (zum Beispiel im *Fall 2, Frau N.* und im *Fall 5, Frau L.*), werden so nochmals reflektiert. Gerade auch das Erfahren biografischer Details (wie in *Fall 4, Frau O.* und in *Fall 5, Frau L.*), die dem einzelnen Teammitglied bisher noch nicht bekannt waren, erhöht das Empathievermögen für den Patienten. Die Feststellung, dass dem Kollegen im Umgang mit dem Patienten vielleicht ähnliches widerfahren ist (zum Beispiel im *Fall 5, Frau L.*), führt zu einer größeren Akzeptanz der besonderen und im Sozialen vielleicht nicht immer einfachen Individualität des Patienten oder auch der Gesamtsituation um den Patienten. Gerade auch, wenn es vor der Besprechung vielleicht zu Konfliktsituationen mit dem Patienten gekommen ist, wirkt die Besprechung für die zukünftige Beziehung zwischen Pflegenden und Patient ausgesprochen harmonisierend. Bei der gemeinsamen Festlegung, welche pflegerische Intervention dem Patienten gut täte, herrscht nach dem Betrachten der Wesenheit des Patienten ein immer wieder erstaunlich hohes Einverständnis im Team, wie in *Fall 3, Herr K.* und auch in *Fall 4, Frau O.* beschrieben; so als ob sich aus dem Geschilderten gar keine andere pflegetherapeutische Handlung ergeben könnte, als die dann eben vorgeschlagene. Besonders große Verblüffung herrscht, wenn sich nach den Patientenbesprechungen Dinge vollziehen, die in selbiger angesprochen bzw. als Vereinbarung festgelegt wurden, so wie in *Fall 1: Herr N.* sprach den betreuenden Arzt von sich aus an, wie es mit ihm weitergehen wird, ohne dass dieser die Frage auch nur im Ansatz zu formulieren brauchte. Fast machte es den Eindruck, als ob Herr N. selbst bei der Besprechung dabei gewesen wäre und deshalb um dieses Thema wusste. Oder haben wir mit der Besprechung lediglich etwas aufgegriffen, was sowohl im Team lebte als auch den Patienten bewegte? Diese Phänomene treten nicht nach jeder Besprechung auf, werden von uns jedoch immer wieder beobachtet. Es scheint so, als ob die Dynamik, die sich aufgrund einer Patientenbesprechung zwischen Betreuerteam und Patient entwickelt, manchmal sogar des Sprachlichen entbehren kann.

# 4    Patientenbesprechungen aus der Sicht des ökologischen Modells therapeutischer Prozesse

„Oheim, was wirret Dir?"[1] (Eschenbach, 1984) fragt Parzival den leidenden Anfortas, Herr der Gralsburg und Symbol alles menschlichen Leids. Das ist die einzig
mögliche, magische Formel um Anfortas von seinen Leiden zu erlösen. Diese Frage ist bei Wolfram von Eschenbach Ausdruck voraussetzungsloser Empathie und
bedingungslosen Interesses als Schlüssel zu Heilung und Gesundheit. Diese Frage
– Was fehlt dem Patienten – (s.o.) ist auch die Schlüsselfrage der Patientenbesprechungen im Christophorus-Hospiz. Sie macht keine Vorgaben, schließt nichts aus,
wertet nicht und zielt auf das Wesen des Patienten.

Diese Frage (-haltung) eröffnet einen maximalen Aufmerksamkeitswinkel, der
keine Erfahrungsebene auslässt. Aus der Perspektive des ökologischen Modells
(Bertram & Kolbe, 2016) ergeben sich folgende Aspekte:

3.-Person-Perspektive: Alles objektive Wissen über den Patienten fließt in die
Besprechung ein. Dazu zählen seine Krankengeschichte, seine Symptome, seine
Medikation, die Kenntnis aller Therapien, die er erfährt und anderes.

2.-Person-Perspektive (2PP): Es werden die Erfahrungen, Erlebnisse und Wahrnehmungen aller anwesenden Teammitglieder aus ihren verschiedenen Perspektiven einbezogen. Vielfach handelt es sich dabei um sympathetisch miterlebte
Empfindungen des Patienten, mit dem über Wochen intensiv gearbeitet und dessen
Lebensalltag pflegerisch und therapeutisch geteilt wurde.

1.-Person-Perspektive: In unterschiedlichen Graden entwickeln sich Vertrau-
ensverhältnisse zwischen einzelnen Teammitgliedern und den Patienten. Durch
ihre Aussagen entsteht ansatzweise ein Eindruck, wie ein Patient selbst seine Situation erlebt und deutet.

Durch den Einsatz der zwölf Pflegerischen Gesten (siehe oben; vergl. Heine,
2016) als Assessmentinstrument liegt der Schwerpunkt der Besprechung auf der
2PP. Bei den Pflegerischen Gesten (z.B. Hüllen, Entlasten, Nähren, Aufrichten)
handelt es sich gewissermaßen um ein zwischenleibliches Bindeglied zwischen
dem (Behandlungs-, Versorgungs-, Pflege-) Bedarf des Patienten und der Haltung
der Pflegenden. In jeder von ihnen drückt sich sowohl eine leiblich erlebbare Intentionalität der Behandelnden als auch ein je spezifischer Bedarf des Patienten
aus. Beide werden intuitiv so lange miteinander abgeglichen, bis ein Gespür für
Passung entsteht. Diese herrscht natürlich immer nur temporär, analog zu den
Wandlungen, die der Patient durchmacht. Durch das Erspüren dieser Prozesse und
die Kommunikation darüber wird das gnostische Potential der Wahrnehmungen

---

1    Was fehlt Dir? Was schmerzt Dich?

erschlossen (vergl. Fuchs, 2000, S. 59). Bei dieser Art der Besprechung handelt es sich also um ein konsequentes Verfahren zur Erschließung der 2PP. Der Zugang zur 2PP erfolgt immer über individuelle Introspektion und Aufdecken beziehungsweise bewusst machen und In-Worte-Kleiden des Erspürten. Vorausgesetzt, alle Beiträge der Teammitglieder werden als gleichwertig akzeptiert, kann in der Gruppe ein vollständigeres und dichteres Bild des Patienten entstehen als in der Reflexion Einzelner. Ebenfalls zur Vervollständigung trägt die Tatsache bei, dass ein Patient während seines Aufenthaltes gegebenenfalls mehrfach Gegenstand der Besprechung ist.

Auf diese Art entsteht im therapeutischen Team ein ebenso dynamisches wie konsistentes Bild des Patienten. Dieses Bild wird nicht nur zur Grundlage der pflegerischen Haltung, sondern habitualisiert bei den Mitarbeitern auch in der Art, wie dem Patienten begegnet wird. Je besser dieses Bild und die Haltung mit der Wirklichkeit des Patienten übereinstimmen, desto deutlicher kann der Patient sich intuitiv „erkannt" fühlen. Die Art der Begegnung passt zum Zur-Welt-Sein des Patienten und ermöglicht Anschlussfähigkeit. Es kommt zu einer vorbewussten Kommunikation ohne Worte, die Raum gibt für eine produktive Fortsetzung des individuellen Weges. Es kann von daher nicht verwundern, dass Patienten in dieser Atmosphäre beziehungsweise in diesem gemeinsam geteilten zwischenleiblichen Raum Dinge tun oder aussprechen, die gewissermaßen „dran" sind, dem Patienten gegenüber aber noch nicht ausgesprochen wurden.

# 5 Literatur

Alexander, E. (2013). Blick in die Ewigkeit. Die faszinierende Nahtoderfahrung eines Neurochirurgen. München: Ansata.

Batschko, E.-M. (2011). Einführung in die Rhythmischen Einreibungen. Stuttgart: Johannes M. Mayer & Co.

Bertram, M., Kolbe, H.J. (2016). Entwurf eines ökologischen Modells therapeutischer Prozesse. In M. Bertram & H.J. Kolbe (Hrsg.), Dimensionen therapeutischer Prozesse in der integrativen Medizin. Ein ökologisches Modell (S. 1-28). Wiesbaden: Springer VS.

Buchholz, M. & Uhlmann, B. (1998). Öldispersionsbad. In F. Sitzmann (Hrsg.), Pflegehandbuch Herdecke (S. 358-361). Berlin: Springer.

Eschenbach, W. von (1984). Parzival. München, Wien: Langen Müller.

Fuchs, T. (2000). Leib, Raum, Person. Entwurf einer phänomenologischen Anthropologie. Stuttgart: Klett-Cotta.

Girke, M. (2010). Innere Medizin. Grundlagen und therapeutische Konzepte der Anthroposophischen Medizin. Berlin: Salumed.

Goethe, J. W. (2005). Das Märchen von der grünen Schlange und der schönen Lilie. In J.-C. Lin (Hrsg.), Johann Wolfgang Goethe : Das Märchen von der grünen Schlange und der schönen Lilie (S. 11-64). Stuttgart: Freies Geistesleben. Neuausgabe (12. Gesamtauflage). (Original veröffentlicht 1795).

Heine, R. (2014, 9. April). Das Konzept der zwölf Pflegerischen Gesten. Zugriff am 20. September 2014 unter http://anthro-pflegeberufe.net/images/pdf/ap/4_Das%20Konzept%20 der%20zwoelf%20Pflegerischen%20Gesten.pdf

Heine, R. (2016). Die „Klingende Waschung" – Eine Interpretation ihrer dialogischen Wirkung. In M. Bertram, H.J. Kolbe (Hrsg.), Dimensionen therapeutischer Prozesse – ein ökologisches Modell (S. 123-144) Wiesbaden: Springer VS.

Steiner, R. (2011, 25. Dezember). Mitteleuropa zwischen Ost und West. 12 Vorträge, gehalten in München. Vortrag vom 13. September 2014. GA 174a. Dornach: Rudolf-Steiner-Nachlassverwaltung. 2. Auflage, neu durchgesehen (photomechanischer Nachdruck), 1982. Zugriff am 14. September 2014 unter http://fvn-archiv.net/PDF/GA/GA174a.pdf

Steiner, R. (1967). Meditative Betrachtungen und Anleitungen zur Vertiefung der Heilkunst. Vorträge für Ärzte und Medizinstudierende. Vortrag vom 25. April 1924. GA 316. Dornach: Rudolf-Steiner-Nachlassverwaltung.

Zeylmans, E. (1997). Willem Zeylmans van Emmichoven: Ein Pionier der Anthroposophie. Arlesheim: Natura.

# Wieder teilhaben können

## Musiktherapie in der Jugendpsychiatrie

### Katrin Pumplün und Mathias Bertram

**Zusammenfassung**

In der Psychiatrischen Abteilung des Gemeinschaftskrankenhauses Herdecke gehört die Musiktherapie zum festen Angebot in der Behandlung junger Erwachsener. Gearbeitet wird nach der schöpferische Musiktherapie nach Paul Nordoff und Clive Robbins. Die Therapie ist voraussetzungslos. Zum Einsatz kommen zum Beispiel verschiedene Schlagwerke wie Trommeln oder Steeldrums; die Patienten können aber auch eigene Instrumente mitbringen.

Im vorliegenden Fall wird eine achtzehnjährige Patientin mit Ess- und Zwangsstörung, depressiven Episoden und einer Entwicklungsstörung in Einzeltherapie behandelt. Im Vordergrund steht ihre Antriebslosigkeit. Die Patientin lässt sich zwar auf die (Einzel-) Musiktherapie ein, entfaltet zunächst aber keinerlei initiative (Melodiebildung, Tempowechsel, Phrasierung).

Im Lauf der Therapie wird die Patientin regsamer. Nach anfänglichem Widerstand entsteht sogar Freude am gemeinsamen Spiel; die Patientin wird zunehmend initiativer. Die Musiktherapie stellte sich im Rückblick als eine Art Intentionalitätstraining dar, das der Patientin auch auf anderen Feldern zu Gute kam; das betraf zum Beispiel die Teilhabe am Familienleben.

# 1    Einleitung

Am Gemeinschaftskrankenhaus Herdecke (GKH) hat sich Musiktherapie bereits
in den 70er Jahren nach der Gründung des Hauses etabliert (vergl. Birkebaek &
Winter, 1986). Inzwischen wird diese Form der Kunsttherapie auf zahlreichen Stationen angeboten. Ein Arbeitsschwerpunkt ist die Psychiatrie. Eine ihrer Abteilun-
gen, die Station für junge Erwachsene, zählt Musiktherapie zum festen Therapieangebot. Es gibt Einzeltherapie und einmal pro Woche ein Gruppenangebot. Bei
einem stationären Aufenthalt werden innerhalb eines multimodalen Settings für
die jungen Patienten neben den Gesprächen und Gesprächsgruppen verschiedene
ergotherapeutische, milieutherapeutische und kunsttherapeutische Angebote miteinander kombiniert. Im folgenden Artikel wird ein Fall aus der musiktherapeutischen Perspektive beschrieben. Hieran schließt sich die Deutung des Falls auf der
Grundlage des ökologischen Modells therapeutischer Prozesse an.

# 2    Der musiktherapeutische Ansatz

Am GKH wird die „schöpferische Musiktherapie" nach Paul Nordoff und Clive Robbins als ein aktiver und künstlerischer Ansatz praktiziert (vergl. Gustorff,
1997, Ansdell, 1995 und 2014). Im Musikraum stehen verschiedene Instrumente
aus dem Bereich des Schlagwerkes zur Verfügung. Dazu gehören Trommeln und
Becken des Schlagzeugs, verschiedene Handtrommeln, Stabspiele (wie das Xylo-
phon und das Metallophon), Steeldrums, Gitarren und Tasteninstrumente. Für die
Patienten gibt es die Möglichkeit, Instrumente mitzubringen und die eigene Stimme einzusetzen. Sie werden eingeladen, ein von ihnen gewähltes Instrument auszu-
probieren, Klänge zu erzeugen und sich musikalisch auszudrücken. Das Spiel des
Patienten wird vom Musiktherapeuten am Klavier begleitet, unterstützt, gefordert
und umrahmt. Musik wird dabei als eine über das Hören erlernte Sprache verstanden und künstlerisch eingesetzt. Sie wird meist frei improvisierend gestaltet. In
dem entstehenden Dialog kann an Kreativität, Struktur und Form, aber auch Flexibilität gearbeitet werden. Auf der Beziehungsebene rückt die Kontaktgestaltung
in den Mittelpunkt des Geschehens. So kommt es zu einem authentischen Ausdruck des Patienten, in dem sich direkt Charakterzüge, Gefühle, Befindlichkeiten
und Verhaltensmuster zeigen. Es steht nicht die Interpretation dieses Ausdrucks
im Fokus der Therapie, vielmehr wird dieser Ausdruck musikalisch aufgegriffen
und es beginnt eine Entwicklung der Gestaltungsbandbreite oder Konkretisierung
der Gestaltung. Dabei bietet die Musik eine Vielfalt an Bausteinen: Musikalische
Parameter wie Tempo, Lautstärke, Rhythmus und Phrasierung, formgestaltende

Prinzipien wie der Kontrapunkt, Lied und Tanzformen, die Melodielehre mit Motiv und Variationsmöglichkeiten in Form von Wiederholung und Verarbeitung und die Harmonielehre mit den unterschiedlichsten Skalen (aus allen Kulturkreisen) und Tonarten. Diese Bausteine erklingen als Ausdrucksmöglichkeiten, dienen aber ebenso als therapeutisches Werkzeug. Gleichzeitig stellt die therapeutische Situation eine Interaktion dar, innerhalb derer die Musik als Kammermusik ein soziales Übungsfeld bietet für das Zuhören, Gehört werden, für reaktives Gestalten und Initiieren, für ein Führen und Begleiten, für eine spannungsreiche Auseinandersetzung oder eine harmonische Zusammenführung.

Die Schöpferische Musiktherapie stellt somit den Menschen mit seinen natürlichen Potentialen in den Mittelpunkt: „Die Möglichkeit und Fähigkeit zu künstlerischem Schaffen wird als entscheidendes Merkmal menschlichen Daseins verstanden. Das alltägliche Leben vollzieht der Mensch, indem er wahrnimmt, erlebt und gestaltet in Beziehung zu und unter Einbeziehung von den ihn umgebenden Menschen und Gegebenheiten. Im Idealfall handelt er dabei in Autonomie, Selbstbestimmtheit und mit intentionaler Kraft" (Gustorff, 1997, S.4).

## 3    Die Falldarstellung:

Die Patientin ist 18 Jahre alt. Sie ist zu einem therapeutischen Aufenthalt in der Klinik, und es wird unter anderem für sie Musiktherapie angefordert. Als Indikation seitens der behandelnden Ärztin wurde formuliert: „Sich zeigen üben". Die Diagnose umfasst eine ausgeprägte Essstörung, eine Zwangsstörung, depressive Episoden und Entwicklungsstörungen mit ängstlich-vermeidenden Anteilen. Beschrieben wurde von der Patientin ein starker Rückzug aus dem Freundeskreis und letztlich auch aus der Familie, isolierte und unregelmäßige Mahlzeiten, Kontrollzwänge, schwere Verzweiflungs- und Resignationszustände mit wiederholt suizidalen Krisen und einer begleitend wachsenden Antriebslosigkeit.

Die Patientin kommt zur Einzeltherapie in den Musikraum. In der ersten Sitzung der Musiktherapie findet ein kurzes anamnestisches Gespräch statt, in dem die Patientin mir, der Musiktherapeutin berichtet, dass sie den Alltag in seiner gewohnten Struktur mit dem Schulbesuch und der Freizeitgestaltung nicht aufrechterhalten konnte. Sie möchte als Ziel des stationären Aufenthaltes wieder die Schule besuchen können, um einen Abschluss zu erreichen.

Sie ist bei diesem Gespräch sehr zurückhaltend mit Informationen, spricht in kurzen überschaubaren Sätzen. Dabei wirkt sie zugewandt und höflich, aber auch vorsichtig distanziert. Sie überlässt die Gestaltung des verbalen Kontaktes und der Raumsituation vorwiegend mir und folgt dann: Sie steht im Raum, bis ich ihr einen

Stuhl hole und sie bitte, sich zu setzen. Auf Nachfragen antwortet sie, von sich aus berichtet sie nichts.

In der musikalischen Improvisation zeigen sich Parallelen: Die Patientin spielt die Instrumente in einer abwartend, zurückhaltenden Art. Sie beginnt zu spielen, wenn ich sie einlade und wartet dann meine Teilnahme ab. Sie lässt sich im weiteren Verlauf Ratschläge geben und zeigt, dass sie diese schnell umsetzen kann, bleibt dabei aber abwartend und zurückhaltend. Körperlich sparsam in den Bewegungen zeigt sie eher die Tendenz, den Ton in seiner Klangentfaltung abzubremsen. Wenn ich sie darauf aufmerksam mache und den Unterschied aufzeige zwischen einem gespielten Ton, der sich klanglich entfaltet und einem Ton, der mit gehaltenem Arm und gehaltener Bewegung sich klanglich nicht entfalten kann, setzt sie die Anregung sofort, aber nicht dauerhaft um.

In den ersten beiden Sitzungen, die jeweils etwa 30 Minuten dauern, spielen wir Improvisationen in unterschiedlichen Instrumentenkombinationen, so dass die Patientin einen Eindruck von den Klangvariationen bekommt und sich mit den Instrumenten vertraut machen kann. Sie spielt sowohl Stabspiele, an denen die Entwicklung von Melodie im Vordergrund stehen kann, als auch verschiedene Trommeln, an denen der Rhythmus im Mittelpunkt steht und wird dabei von mir am Klavier begleitet. Nach und nach lässt sie sich auf die ungewohnte Situation ein und kommt in eine fließende Spielbewegung, so dass musikalische Bewegung entsteht. Anschließend kommentiert sie aber dann weder ihr Spiel, noch die Situation.

In den ersten Sitzungen findet musiktherapeutische Diagnostik statt. Ein zweiter Schwerpunkt ist das Erleben von spontan entstehender Musik als ein Kontakt, welcher von Bewertung, Leistungsdruck und Vorstellungen Abstand nimmt und bei dem das Erleben und Erfahren der Musik in den Vordergrund rückt.

In dem hier beschriebenen Fall entsteht schnell Musik. Die Patientin zeigt spontan ein gutes Musikverständnis und kann Ideen zum Klingen bringen. Sie drückt sich innerhalb einer klein gehaltenen Bandbreite (in Rhythmus und Tempo) aus. Dabei hält sie kontinuierlich den Kontakt, bezieht sich auf das gemeinsame Metrum. Nur als ich das Tempo deutlich steigere oder die Lautstärke verändere, bleibt sie in dem sich selbst gesteckten Rahmen an Ausdrucksmöglichkeiten. Der Kontakt bricht ab. Als ich zurück in das alte Tempo wechsele, ist der Bezug wiederhergestellt.

Im Anschluss an die Improvisationen der zweiten Sitzung stelle ich ihr aus meiner Sicht unseren vorläufigen Arbeitsschwerpunkt dar. Ich beschreibe ihr das von mir wahrgenommene Potential, welches sie mir zeigt und die Möglichkeit, an Schlüsselstellen beispielsweise eine größere Beweglichkeit zu entwickeln, durch die Musiktherapie also ihre Bandbreite an Gestaltungsmöglichkeiten zu verändern. Die Patientin hat keine Einwände und stimmt der Idee zu.

In der dritten Sitzung lasse ich der Patientin die Instrumentenwahl. Sie nimmt sich eine Handtrommel, die sie in der Sitzung zuvor schon gespielt hat und die sie aus der Schule kennt. Sie beginnt mit einer rhythmischen Form, die sie als Idee in den Raum stellt. Der Rhythmus wird von mir in der Melodie und Begleitung am Klavier direkt aufgegriffen und in eine entstehende übergeordnete Form geleitet. Die Patientin bleibt dicht an meinem Spiel und wiederholt ihren Rhythmus. Als ich eine musikalische Situation herbeiführe, die zu einer Temporeduktion führt und im musikalischen Sinne in einer Frage verharrt, bleibt sie dicht an meinem Spiel. Es kommt zu einem Blickkontakt. Ich führe wieder in die alte Form und das alte Tempo zurück und sie begleitet mich.

Am Vibraphon, einem Stabspiel, beginnt die Patientin mit einem mittleren Tempo Phrasen zu spielen. Diese werden von mir in Tempo und Dynamik aufgegriffen, in meinem Spiel melodisch beantwortet und in der Begleitung umrahmt und gestützt. Der Melodieverlauf kann jedoch nicht weiter entwickelt werden. Es kommt weder zu kleinen überschaubaren Formen noch zu wiederholbaren Phrasen. Daher reduziere ich das Tempo und mein Spiel auf eine sehr simple Begleitung, so dass das Spiel der Patientin deutlicher in den Vordergrund tritt. Sie kann sich in ihrem Ausdruck jetzt besser hören, ist aber auch gefordert, ihr Spiel mehr zu formen, da es eine tragende Rolle übernimmt. Eine kurze Unsicherheit weicht schnell einem tastenden Spiel, welches an rhythmischer Sicherheit und an Eigenständigkeit gewinnt.

Anschließend spielt die Patientin die Toms mit zwei Stöcken. Sie beginnt mit einem tänzerischen Rhythmus in einem energischen Ton. Dieser wird von mir am Klavier aufgegriffen und es entsteht ein dynamischer Tanz, der in der Form wiederholbar ist. Es kommt zu mehreren Situationen, in denen ich Veränderungen in Tempo und Lautstärke anbiete. Die Patientin signalisiert durch Blickkontakte, dass sie diese „Schlüsselstellen" erkennt. Sie geht aufmerksam mit, nimmt die Angebote wahr und gestaltet sie ihrerseits. Darüber hinaus zeigt sie sich nun als zuverlässige Spielpartnerin, indem sie auch in einem höheren Tempo die Form hält und die Rhythmen weiterträgt. Sie übernimmt Verantwortung für das Aufrechterhalten der musikalischen Bewegung und gestaltet sie aktiv mit, wenn auch noch nicht initiierend.

Weiterhin ist auffallend, dass die Patientin wenig mit mir spricht, sich sehr verhalten im Raum bewegt. Sie lässt auf Nachfrage erkennen, dass sie nur wenig Vertrauen in die Effizienz des therapeutischen Aufenthaltes hat. Ich erkläre ihr, dass sie den Willen und die Fähigkeit zur Zusammenarbeit dadurch signalisieren sollte, dass sie auf die Mitarbeiter zugeht und ihre Anliegen und Probleme schildert.

In der vierten Sitzung beginnt sie verhalten mit zwei Stöcken die kleine Trommel zu spielen. Sie stellt keinen klaren Rhythmus in den Raum, sondern spielt metrisch Gruppen, phrasiert also ab. Dazu biete ich ihr wiederum eine tänzerische Form an, die aus ihren Phrasen entsteht. Sie greift den darin vorkommenden Rhythmus schnell auf. So entsteht ein spielerisches Miteinander. Nachdem sich eine übergeordnete Struktur mit wiedererkennbaren Formen etabliert hat, biete ich kleine Phrasen an, fragender Natur oder mit Pausen, in denen die Patientin entscheidend gestalten könnte. Sie bleibt jedoch abwartend, indem sie mit mir verzögert und mich nur noch rudimentär begleitet. Bei einer Steigerung, von mir initiiert, gestaltet sie in Klang und Dynamik intentional mit. Zurück in der alten Form ist sie wieder präsent mitgestaltend. Erst gegen Ende, in der Phase der Schlussgestaltung, zieht sie sich aus der Verantwortung, indem sie zurückhaltend und abwartend verzögert, bis ich den Schlusspunkt setze.

In der zweiten Improvisation spielt sie das Metallophon. Sie beginnt auf und ab zu phrasieren, wählt dabei relativ willkürlich die Töne (Tonreihen). Nach einer Weile wechsel ich in der Begleitung aus einer Kirchentonart nach C-Dur, um deutlichere Phrasenenden zu entwickeln. Die Patientin bleibt bei ihrem etwas willkürlichen Spiel, auch dann noch, als ich die Schlusswendungen immer etwas verzögere, um mehr zum tastenden Lauschen einzuladen, bzw. dazu, etwas bewusster die Tonfolge zu wählen und somit zu gestalten.

In der fünften Sitzung beginnt die Patientin mit der Steeldrum. Wieder überwiegen Phasen, in denen sie mehr gestalten könnte, es Raum dafür gibt, dass sie Entscheidungen trifft, sie aber zurückhaltend und abwartend bleibt. Insbesondere in den Schlusswendungen hört sie vorzeitig auf zu spielen.

In der folgenden Improvisation spielt sie das Vibraphon. Als therapeutische Intervention leite ich mehrfach mit einer sehr simplen Begleitung in ein ruhigeres Tempo. Die Patientin reagiert, geht jedoch nur bedingt mit. Durch die entstehende größere Transparenz wird ihr Spiel hörbarer. Es entstehen allerdings nur Fragmente, da sie häufig zögert. Außerdem entwickelt sie im Bezug zu meinem Spiel keine Verbindlichkeit. Dazu müsste sie die Tonreihen weiterentwickeln oder mein reaktives Gestalten ihrerseits beantworten, indem sie kleine Formen wiederholt. Es entsteht weiterhin der Eindruck eines inhaltlich nicht durchgestalteten Spieles, einer nicht zu vertiefenden Melodiebildung.

In der letzten Improvisation dieser Sitzung spielt die Patientin die kleine Trommel mit zwei Stöcken. Sie beginnt mit einem einfachen Rhythmus, der im Klavierspiel von mir aufgegriffen und in eine tänzerische Form weiterentwickelt wird. Nun nimmt die Patientin Bezug, indem sie immer wieder reaktiv gestaltend rhythmische Ideen aus dem Klavierspiel beantwortet und wiedergibt. Ab und zu mit akzentuierter Qualität, zeigt sie viele gestalterische Möglichkeiten, doch nach wie vor wenig Momente, in denen sie diese initiierend und verantwortungsvoll einsetzt. Stattdessen imitiert sie und ahmt nach. Ziehe ich mich aus der tragenden

Funktion in eine rein begleitende und weniger stützende Teilnahme zurück, wird ihr Spiel zögerlich, bruchstückhaft und bricht in Schlusswendungen ab. Wenn ich sie frage, warum sie an musikalisch entscheidenden Stellen nicht mehr Initiative zeigt, antwortet sie ausweichend und lächelnd, dass sie es nicht weiß, oder dass sie keine Lust hat.

In der sechsten Sitzung spielt die Patientin eine Djembe (afrikanische Handtrommel). Über einen längeren Zeitraum wird von beiden Spielern ein tänzerisches Stück gestaltet, welches in Tempo und Struktur ohne bemerkenswerte Veränderungen verläuft. Nach etwa zehn Minuten leite ich eine Temporeduktion ein. Die Patientin folgt in ein etwas langsameres Tempo, das ein bewussteres Erfassen und Durchgestalten der Rhythmen erfordert. Sie zeigt durch kleine Irritationen in Form von Verzögerungen, dass sie die Veränderungen wahrnimmt und bleibt in Kontakt. Während der Improvisation ist ihr Blick ernst auf das Instrument gerichtet, an Stellen der Verzögerung blickt sie kurz zu mir.

In der folgenden Improvisation spielt die Patientin das Vibraphon. Sie gestaltet eine fließende Bewegung, die sich gut umrahmen lässt. Das Tempo ist hoch, die Form bleibt unvorhersehbar, wechselhaft und unterliegt nicht einer übergeordneten Struktur. Ich wechsele zu einer reinen Begleitung, die diese Bewegung nicht mehr spiegelt und aufgreift, sondern nur auf dem Metrum begleitet und dadurch hervorhebt. Es wird jetzt deutlicher, dass die Patientin sich von der musikalischen Bewegung tragen lässt, sie jedoch nicht inhaltlich durchgestaltet. Sie ist nicht lauschend tastend tätig, sondern gerät in ein willkürliches Spiel, das Phrasen enthält, welche nicht wiederholbar und somit formbar wären. Am Ende der Improvisation wird der Schluss nicht gemeinsam gestaltet. Die Patientin spielt noch weiter und beendet die Improvisation später.

In der siebten Sitzung sucht sich die Patientin wieder die Djembe aus. Sie bekommt, nachdem sie ihre rhythmische Idee in den Raum gestellt hat, von mir eine klare und transparente Struktur als Begleitung. Diese fordert ein konkretes Formulieren auch seitens der Patientin. Es kommt zu einer deutlichen Temporeduktion, der die Patientin dieses Mal Folge leistet. Sie bleibt bezogen und folgt in das neue Tempo. Dadurch wirkt sie sehr aufmerksam. Anstatt irritiert ihr Spiel zu unterbrechen, formuliert sie die Rhythmen weitertragend. Es kommt nun zu häufigen Blickkontakten. Der Schluss wird gemeinsam gestaltet, d.h. dieses Mal bleibt der Kontakt bis zum Schlusston bestehen.

Am Metallophon zeigt sich wiederholt, dass sich die Patientin auf das Gestalten einer Bewegung, von der sie sich tragen lässt, beschränkt. Gehe ich über in eine Begleitung, die ihr Spiel in den Vordergrund stellt, wird der Klang ihres Spieles deutlich härter. Hin und wieder hält sie den Stock fest und lässt ihn auf den Tönen liegen, so dass diese gar nicht ins Klingen kommen.

Sie vermeidet es zu führen und so in eine Melodiebildung zu kommen, für die sie die Tonfolge mehr ertasten müsste. Dies würde ein langsameres Tempo erfordern (wie es schon in den rhythmischen Improvisationen von mir initiiert wurde) und letztlich die Bereitschaft, das eigene Spiel als bewusste Gestaltung wahrzunehmen. Ich weise sie im Anschluss an die Improvisation darauf hin, dass für mich ein derart beschriebener Prozess ein nächster Entwicklungsschritt unserer gemeinsamen Arbeit sein könnte. Die Patientin signalisiert ihr Einverständnis dazu.

In der achten Sitzung stelle ich der Patientin die Toms zur Verfügung. Sie spielt mit mir eine Improvisation, in der viele Rhythmen gestaltet werden. Es entwickelt sich schnell ein Leitmotiv mit Übergängen und Varianten. Dieses Leitmotiv wird von der Patientin wiedererkannt und mit einem Rhythmus reaktiv gestaltend beantwortet. In den Übergängen geht sie weich mit und wird langsamer. In Pausen meines Spieles trägt sie den Rhythmus weiter und hält so die Verantwortung für das gemeinsame Stück aufrecht. Allerdings entscheidet sie nicht in Momenten, in denen dies erforderlich wäre, sondern lässt mich Entscheidungen treffen und initiiert nach wie vor wenig.

Es ist jetzt möglich, einen sehr dichten, musikalischen Kontakt mit der Patientin zu halten. Sie lässt dies zu und entzieht sich nicht mehr. Noch bringt sie jedoch keine eigenen Ideen ein, abgesehen von der, mit der sie startet. Sie wirkt während des Spieles in sich gekehrt und hat einen ernsten Gesichtsausdruck, schaut angespannt, wenig locker und spielerisch und nimmt selten Blickkontakt auf.

In einem Gespräch im Anschluss an die Improvisation äußert die Patientin, dass sie Gespräche mit ihrem Ansprechpartner in der Pflege für wenig hilfreich hält. Ein Grund hierfür könnte nach wie vor sein, dass sie ihre therapeutischen Aufgaben zwar erledigt, aber abwartet, bis diese ihr zugetragen werden.

In der nächsten Improvisation spielt die Patientin das Metallophon. Mit einer Kirchentonart entsteht ein volkstümlich anmutender, melancholischer Tanz. Wieder lässt sich die Patientin einhüllen von der Begleitung und spielt in getragener Weise mit. Um sie zu mehr Initiative einzuladen, wechsele ich zu einer Durtonart, die, weniger schwebend, mehr Struktur bietet. Es ist nun möglich, sich mit der Begleitung mehr zurück zu ziehen, so dass das Spiel der Patientin in den Vordergrund tritt und an Wichtigkeit zunimmt. Die Melodiephrasen werden etwas monotoner und wirken weniger bewegt. Sie scheint verunsichert. Durch einen kurzen melodischen Einwurf gebe ich ihr den Impuls, wieder an das bewegte Spiel von vorher anzuknüpfen. So entsteht ein Wechselspiel mit Momenten, in denen ich versuche, ihre Wahrnehmung des eigenen Spiels zu unterstützen. Sie muss es immer wieder bewusster gestalten. Das kann sie, indem sie entweder deutlicher in den Vordergrund tritt oder Phrasierungsschlüsse inhaltlich mitgestaltet und zu einem möglichen Schlusston führt und nicht zufällig auf „irgendeinem" Ton landet.

In der neunten und zehnten Sitzung kommt es immer wieder zu rhythmischen Improvisationen, die sehr transparent werden und an Ausgewogenheit zwischen beiden Spielern zunehmen. So spiele ich nicht mehr vorwiegend begleitend, sondern gestalte mit ihr einen Dialog, der überraschende Wendungen hat. Er ist transparent und wir tragen im Wechsel sich verändernde Rhythmen weiter.

Im Gespräch formuliert die Patientin eine Ideenlosigkeit hinsichtlich ihrer Wochenziele. Es fehlt ihr an Ideen, an denen sie konkret und kurzfristig arbeiten möchte. Es ist neu, dass sie mehrere Sätze am Stück spricht.

In einer Improvisation an der kleinen Trommel kann sie inzwischen hin und wieder in kleinen Formen eigeninitiativ gestalten und bleibt dabei in Kontakt. Sie zeigt sich konzentriert in der zu gestaltenden Aktivität. Die Improvisationen an den Rhythmusinstrumenten nehmen an Vielseitigkeit zu und werden von beiden Seiten abwechslungsreich und lebendig gestaltet. Es werden verschiedene Rhythmen in den Raum gestellt und spielerisch innerhalb einer Form hin und her gereicht.

An den Melodieinstrumenten wirkt das Spiel immer noch im Tempo entweder sehr getrieben und daher nur oberflächlich gestaltet oder sehr gehalten, wenig phrasiert, sehr im Moment verharrend, wenn ich das Tempo reduziere. Um die Gestaltung des Melodischen mehr zu unterstützen, lade ich sie wiederholt ein, in den folgenden Sitzungen die Steeldrum zu spielen. Diese Mischung aus Trommel und Melodieinstrument braucht einen deutlichen Impuls um zu klingen, kann aber auf Grund ihrer Handhabung nicht so leicht schnell gespielt werden. Der Ton ist etwas „kompakter". Durch ihre Fortschritte im Rhythmischen fällt es der Patienten zunehmend leichter, ihre rhythmische Kapazität auf die Tonfolgen zu übertragen. Dadurch bekommt ihr Spiel etwas Exponiertes und jedes melodische Motiv, jede Phrase, die zu einem gemeinsamen Phrasenende führt, erfährt eine besondere Bedeutung, da sie die bewusste Gestaltung direkt erlebbar werden lässt.

Improvisationen an Melodie- und Rhythmusinstrumenten wechseln sich nun meistens ab. An den Rhythmusinstrumenten spielt die Patientin befreiter und kann einen eigenen Standpunkt gut vertreten. Es kommt häufiger zu Blickkontakten, in denen wir uns auch lachend verständigen. An den Stabspielen lässt sich die Patientin zunehmend mehr darauf ein, in Kontakt zu bleiben und an einem anhaltend schönen Ton zu arbeiten. Phasenweise kann ich die Begleitung weniger dicht gestalten und sie führt die musikalische Bewegung fort. Sie formt aber noch nicht wiederholbare melodische Motive, die aufzugreifen wären und mit denen man zusammen eine Form ausarbeiten könnte.

In der elften Sitzung wählt die Patientin erneut die Djembe. Sie hat an dieser Handtrommel längst nicht so viele klangliche Gestaltungsmöglichkeiten wie an den anderen Trommeln. Ich kann ihr im Zusammenspiel mehr Verantwortung für den gemeinsamen Dialog zuspielen, initiierend wird sie jedoch nur wenig tätig.

Am Melodieinstrument hebe ich ihr Spiel immer wieder hervor, indem ich eine Begleitform wähle, die wie ein Klangteppich unter ihrem Spiel liegt und hin und wieder ihre melodischen Ideen als reaktive Antwort erklingen lässt. Außerdem lasse ich es immer wieder zu Schlusswendungen kommen, die ein genaueres Ertasten der harmonisch klingenden Tonreihe fordern. Erstmals phrasiert die Patientin deutlicher. Sie scheint mehr mit ihrem Spiel verbunden, hört sich intensiver zu und führt ihre Phrasen aus. Auch landet sie nicht mehr auf Tonwiederholungen, sondern pausiert am Phrasenende ab und zu kurz, um meinen Antworten Raum zu geben und versucht selbst wiederum, an meine Phrasen anzuknüpfen. Gegen Ende der Improvisation entwickelt sich ihr reaktives Spiel zu einer eigenständigen Stimme, die in einer harmonischen Schlusswendung endet.

Die beschriebene Entwicklung des eigenständiger werdenden Spieles der Patientin kann auch in den letzten drei Sitzungen aufrecht erhalten werden. An den großen Trommeln spielt sie frische und akzentuierte sowie zunehmend komplexere Rhythmen. Sie geht weich in Veränderungen von Tempo und Lautstärke mit. Sie bleibt dabei eng in Kontakt und gestaltet immer wieder reaktiv. Ihr Spiel und die entstehende Musik wird nun reicher an Abwechslung und Spannung.

Auch an den Stabspielen spielt sie solistischer und kann ihre Fortschritte vertiefen. Sie hört gut zu und zeigt eine differenzierte Wahrnehmung des Spieles, initiiert neue melodische Wendungen und spielt mit einem locker geführten Arm einen schön klingenden Ton. Melodien werden wiederholt und eine Struktur entsteht mit variantenreichen und bekannten Teilen. Sehr oft gestaltet sie durch bis zum harmonischen Schlusston.

## 4    Inhaltliche Zusammenfassung des therapeutischen Prozesses

Der therapeutische Verlauf zeigt, wie die Patientin nach und nach ihren Rückzug aus dem sozialen Umfeld aufgibt und aus ihrer Passivität herausfindet. Zunächst braucht sie dafür viel Begleitung und Unterstützung, Impulse und Ermutigung. Gegen Ende der Therapie zeigt sie sich in ihrer intentionalen Aktivität selbstständiger und selbstbewusster. Sie gestaltet flexibler und reicher an Ausdrucksmöglichkeiten. Ihre Wahrnehmung der musikalischen Interaktion erscheint wacher, sensitiver und interessierter.

Zu Beginn spielt sie mit, lässt sich von mir begleiten und zeigt noch wenig reaktives Spiel. Sie gestaltet eher ausweichend und scheint verunsichert. Wenn musikalische Angebote in Form von Veränderungen in der Improvisation auftauchen, geht sie nicht auf diese ein. Sie spricht nur sehr leise in knappen Sätzen und so wenig wie möglich. An den Instrumenten beginnt sie schnell und willkürlich, so dass von ihrer Seite wenig Struktur entsteht, häufig auch Formen nicht deutlich erkennbar werden. Es entsteht nicht der Eindruck, dass sie mit ihrem Spiel sehr verbunden ist, sich gut zuhört und jederzeit entscheidet, wohin sie ihr Spiel führt. Zu diesen Entscheidungen wird sie von mir immer wieder eingeladen, bis sie bewusster ihr Spiel formuliert. Ihre Gestaltung nimmt an Reaktivität zu. Dadurch entsteht ein Dialog, der reich an Kontakten und Bezügen ist und in dem sich leicht Formen und Strukturen entwickeln lassen.

In dem Maße, in dem die Patientin mehr Einfluss auf den inhaltlichen Verlauf der musikalischen Improvisation nimmt und mehr Verantwortung zeigt, wird die Musik in ihrer Qualität lebendiger und abwechslungsreicher. Sie ist in ihrer Bewegung fließender und reich an unterschiedlichen Stimmungen und kreativen Ideen. Dabei wirkt sie mit zunehmender Struktur überschaubar und verständlich. Die Musik dient nicht mehr der Begleitung und der Kontaktaufnahme, sondern steht nunmehr als eigenständiges Produkt zwischen der Patientin und der Therapeutin. Dieses Phänomen wird in der Wahrnehmung der Patienten häufig als zunehmend empfundene Leichtigkeit und mehr Spaß beschrieben. Mit der wachsenden Intentionalität ihres Spiels erscheint die Patientin als Person präsenter. Auch im „nichtmusikalischen" Kontakt zeigt sie sich deutlicher, nimmt häufig Blickkontakt auf. Sie spricht mehrere Sätze in angemessener Lautstärke und zeigt sich von einer humorvollen Seite, wobei ich sie häufig lachen sehe und mit ihr scherzen kann. In der Gruppe der Mitpatienten steht sie nicht mehr abseits und etwas verloren wirkend, sondern gut integriert.

In der familiären Situation gelingt es ihr zunehmend besser, sich zu integrieren und am Familienleben nicht nur teilzuhaben, sondern auch aus eigenem Antrieb tätig zu sein. In Familiengesprächen wurden Kommunikationsregeln und Deeskalationsmaßnahmen besprochen. An den Wochenenden mit Belastungserprobung nimmt sie wieder an gemeinsamen Mahlzeiten teil und sorgt verantwortungsvoller für ausreichendes und ausgewogenes Essen.

## 5 Bezug zum ökologischen Modell therapeutischer Prozesse

Der Mensch ist aus sich heraus regsam, beständig mit verschiedenen Umwelten interagierend (vergl. Bertram und Kolbe, 2016, sowie das Konzept *Vermögen* bei Fuchs, 2010, S. 126 und das Konzept *Autopoiesis* bei Maturana und Varela, 2009). Urheber dieser Regsamkeit ist der fungierende Leib (Husserl). Und er ist die funk-

tionelle Einheit von Wahrnehmen und Handeln (vergl. Das Konzept des Gestaltkreises bei Weizsäcker, 1973).

Aus diesem Blickwinkel betrachtet, litt die Patientin im vorliegenden Fall an
einem Mangel sozialer und kognitiver Regsamkeit. Sie blieb im Hintergrund,
mischte sich nicht ein, ergriff keine Initiative, hatte kaum eigene Ideen, verlor zunehmend die Verbindung zu ihrer sozialen Umwelt. Der gleiche Mangel erwies
sich auch in der Musik: Die Patientin zeigte wenig Vermögen zu einem differen-
zierten Musikerleben und -gestalten.

Die Musiktherapie arbeitete hier an der Dynamik zwischen dem fungierenden
Leib und der musikalischen Umwelt, die von der Therapeutin gestaltet wurde. Die
Patientin tat sich zunächst schwer, individuelle Gestaltung in ihr eigenes Spiel zu
bringen. Sie reagierte wenig auf bzw. interagierte kaum mit der Therapeutin. Auf
musikalische Veränderungen reagierte sie träge oder mit Abbruch. Offenbar fehlte
ihr auch im Musikalischen ein physiologisches Maß an Regsamkeit.

Im Verlauf der Therapie erkannte die Patientin gestalterische Angebote, reagierte darauf weniger verunsichert, schließlich sogar mit Freude und dem Willen
und Vermögen, sich gestalterisch zu beteiligen. Die horizontale Kausaldynamik
(vergl. Fuchs, 2010) bzw. das Vermögen zur Interaktion hat hier auf der Ebene *Leib*
(Wahrnehmen und Handeln) *und musikalische Umwelt* deutlich zugenommen.
Das gleiche gilt für die Ebene *Bewusstsein und soziale Umwelt*. Auch hier scheint
die horizontale Kopplung zwischen sozialer Umwelt und initiativer Teilhabe an
dieser Umwelt eine neue Verhaltensdynamik zu ermöglichen.

Im Sinn des ökologischen Modells stehen diese beiden horizontalen System-
Umwelt-Dynamiken nicht isoliert neben bzw. über- oder untereinander. Immer
existiert auch die vertikale Dynamik zwischen Körper, Leib und Bewusstsein. Auf
dieser Grundlage kann der vorliegende Fall als ein therapeutischer Prozess interpretiert werden, in dem die Steigerung der musikalischen Regsamkeit Einfluss auf
die soziale Interaktion hat. Denn alle System-Umwelt-Dynamiken auf der leiblichen und Bewusstseinsebene stehen vertikal in einer Beziehung zueinander (vergl.
Abbildung 2 in Bertram & Kolbe 2016).

Das Vermögen künstlerisch oder sozial zu reagieren, ist eine Aktivität, die
Kraft erfordert. Nicht genutzt, erlahmt sie wie ein Muskel in einer fixierten Extremität. Und wie ein Patient in der Krankengymnastik die atrophierten Muskeln
trainiert, trainiert die Patientin in der Kunsttherapie ihre seelische Regsamkeit
bzw. ihre Vermögen. Diese sind als Möglichkeit bei jedem Menschen angelegt,
bedürfen aber ihrer Anregung und Ausübung.

Wie in der Physiotherapie ist dieses Training nicht ohne Anstrengung zu absolvieren: Zunächst war das Handeln der Patientin im Gestalten der Musik ein un-
bewusstes. Es war keine Intention hörbar, eine Phrasierung von Tonfolgen konnte

noch nicht entstehen. Aufforderungen oder Angebote zu Veränderungen lösten bei der Patientin eine innere Unruhe aus. Sie war irritiert oder verunsichert, wusste nicht, was die Therapeutin von ihr wollte. Häufig gab es in solchen Momenten deutliche Verhaltenshinweise auf einen intentionalen Impuls, den die Patientin dann aber ausbremste: Sie führte den Arm zum Instrument und nahm ihn wieder zurück, bevor etwas erklang. In solchen Momenten zog sie sich oft in gewohnte Verhaltensmuster zurück, die ihr Sicherheit boten. Sie wehrte Veränderungen ab, da sie mit ihrer Unruhe nicht anders umgehen konnte. Sie klang in ihrem Ausdruck widerständig oder ausweichend, im Ton durch die innere Anspannung hart und klanglos. Sie war in den Extremitäten angespannt und führte den Arm nicht locker. Sie war noch unfähig zur Resonanz. Auf der Station vermied sie ein Ansprechen der Mitarbeiter und die Zusammenarbeit, indem sie keine Unterstützung einforderte.

Der weitere Prozess schulte ihre Wahrnehmung. Durch ein übendes Wiederholen von gestalterischen Veränderungen in der Musik wurde das Hören differenzierter. Die Patientin erlebte sich zunehmend als empfindenden und handelnden Menschen in einer Umwelt. Sie gewann an Sicherheit. Ihre Unruhe wich einer Freude am Erkennen bekannter Strukturen. Diese Freude drückte sich in den häufiger entstehenden fröhlichen Blickkontakten aus. In dem Maß, wie die Unruhe wich, entwickelte sich ein aktives Gestaltungsvermögen bei der Patientin. Diese neu entstandene zwischenleibliche Anschlussfähigkeit stärkte ihr Selbstbewusstsein. Sie hatte an Sicherheit gewonnen, den eigenen Part des gemeinsamen Dialogs zu gestalten. Sie nahm sich selbst als wirksam wahr.

Nun konnte ihre Intentionalität/Regsamkeit im Spiel gefordert werden. Sie wurde animiert, selbständig zu gestalten und Initiative zu übernehmen. An den Melodieinstrumenten entstand ein phrasiertes Spiel, eine musikalisch gestaltete und geführte Linie mit Anfang und Ende, welche sich harmonisch begleiten ließ. Im rhythmischen Spiel entwickelte sich eine wiederholbare Form, die flexibel formbar und in sich variierbar war. Sie reagierte nicht mehr nur, sondern agierte nun.

Als Rückmeldung für den Verlauf der Musiktherapie äußerte die Patientin in der letzten Sitzung, dass ihr klar wurde, im Leben nicht alles alleine schaffen zu müssen. Dass sie es als hilfreich erlebte, auf Mitmenschen zuzugehen. Sie beschrieb damit eine Zunahme an Lebensqualität bedingt durch die wieder zunehmende Teilhabe an ihrem sozialen Umfeld. Damit schaffte sie bereits den Transfer der musiktherapeutischen Situation, welche von ihr mit zunehmender Teilnahme als lebendiger und wohltuender erlebt wurde, in die alltägliche Erfahrung der sozialen Interaktion. Sie will nun ihr anfangs genanntes Ziel, den Schulbesuch, umsetzen, um einen Abschluss zu erreichen.

Am Ende des therapeutischen Aufenthaltes bescheinigte die Ärztin ihr eine offenere Kommunikation mit einem flexibleren Kontakt, vor allem mit Gleichaltrigen und deutlich mehr Ausdrucksfähigkeit im Umgang, außerdem eine verbesserte Körperwahrnehmung. Sie konnte zunehmend auf Zwangsrituale verzichten und Selbstvertrauen sowie Selbstwertgefühle aufbauen.

Warum die Patientin diese Vermögen verloren hatte, ist für die Therapie bedeutungslos. Es geht hier um nichts weniger als die Deutung (tiefenpsychologischer) Prozesse. Es geht allein um die Wirksamkeit der Musiktherapie.

Einschränkend muss erwähnt werden, dass die Musiktherapie in diesem Fall nicht den einzigen, vielleicht nicht einmal den wichtigsten therapeutischen Impuls gesetzt hat. Dieser Umstand ist allerdings nachrangig, denn auch ohne jeglichen empirischen Befund beansprucht diese phänomenologische Betrachtungsweise Gültigkeit und kann von jedem Menschen per Introspektion nachvollzogen werden.

## 6    Fazit

Für meine musiktherapeutische Arbeit (K. Pumplün) war das Schreiben dieses Artikels und die daraus erfolgte Auseinandersetzung mit dem Ökologischen Modell therapeutischer Prozesse ein hilfreicher Weg. Sie gab Anlass zum Reflektieren der eigenen Arbeit und dem Versuch, diese transparent darzustellen und zu erklären. Mich erneut mit Begrifflichkeiten wie *Wahrnehmung* und *Empfindung* auseinander zu setzen und sie aus dem phänomenologischen Kontext erklären zu können, öffnete neue Blickwinkel auf die Arbeit mit meinen Patienten. Durch diese Betrachtungsweise entwickelte sich bei mir eine stärkere Differenzierung meiner empathischen Fähigkeiten bei gleichzeitig wachsender Objektivität. Hier wurde die pathisch-gnostische Doppelnatur der geschulten Wahrnehmung für mich erlebbar: „... das Was des Gegenstands ... [und] das Wie des Gegebenseins" (Fuchs, 2000, S. 59). Das betraf z.B. die musikalische Aktivität der Patientin (das Was) und ihre Ausdifferenzierung zu einem selbständig ausgeführten variationsreichen Spiel (das Wie) im Lauf der Therapie.

Wie beschrieben zeigen die Patienten in der Psychiatrie für junge Erwachsene in den ersten Sitzungen meist eine große Unruhe. Das führt oft zu einer zunehmenden Unwilligkeit, an den musiktherapeutischen Sitzungen teilzunehmen. So wird ein entspanntes Arbeiten sehr erschwert. Selbst Patienten, die sich Musiktherapie gewünscht hatten, weil sie gerne Musik machen, finden die Therapie anstrengend und verbinden häufig ein Unwohlsein damit. Die Gratwanderung zwischen dem Wunsch, sie „ bei Laune zu halten" und der Forderung, einen Prozess zu gestalten, in dem sie sich entwickeln können, ist immer schwierig. Auf der Grundlage des hier genutzten Erklärungsmodells werden diese als negativ erlebten Herausforderungen verstehbar. So ist diese Gratwanderung leichter zu erklären, zu gestalten und zu begleiten.

Die Initiative, ein allgemeingültiges Modell für therapeutische Prozesse zu entwickeln, ist sehr zu begrüßen, da immer wieder Erklärungsmodelle auftauchen, die sich im Vokabular unterscheiden, aber dennoch inhaltlich sehr nah beieinander zu liegen scheinen. Dies führt zu Verwirrung, Unklarheiten und Missverständnissen der Therapeuten untereinander. So gibt es in den musiktherapeutischen Ansätzen rezeptive und aktive Formen, außerdem psychoanalytische, funktionelle und kreative Therapieansätze (Decker-Voigt, 1991). Könnte man alle Ansätze auf ein übergeordnetes theoretisches Modell beziehen, würden sich vermutlich mehr Überschneidungen ergeben als zuvor angenommen und Abgrenzungen voneinander wären nicht mehr notwendig. Dies würde auch ermöglichen, wissenschaftliche Studien mit weitaus größeren Patientenzahlen durchzuführen, da eine Vernetzung der Therapeuten untereinander mit einem einheitlichen Bezugsmodell erleichtert wäre.

# 7    Literatur

Ansdell, Gary (1995). *Music for Life: Aspects of Creative Music Therapy with Adults Clients*. London, Philadelphia: Jessica Kingsley Publishers.

Ansdell, Gary (2014). *How Music Helps in Music Therapy and Everyday Life*. Surrey, Burlington: Ashgate Publishing Company.

Bertram, M.; Kolbe, H.J. (2016)(Hrsg.). Entwurf eines ökologischen Modells therapeutischer Prozesse. In M. Bertram und H.J. Kolbe (Hrsg.), *Dimensionen therapeutischer Prozesse in der Integrativen Medizin – ein Ökologisches Modell* (S. 1-28?). Wiesbaden: Springer VS.

Birkebaek, M. & Winter, U. (1986). Nachwort. Zur Geschichte der Nordoff/Robbins Musiktherapie. In V. Bolay & V. Bernius (Hrsg.), *Schöpferische Musiktherapie* (S.221-224). Stuttgart, New York: Gustav Fischer Verlag. Kassel, Basel, London: Bärenreiter Verlag.

Decker-Voigt, H.-H. (1991). *Aus der Seele gespielt. Eine Einführung in die Musiktherapie*. München: Goldmann Verlag.

Gustorff, D. (1997). Die Nordoff/Robbins Musiktherapie. Schöpferische Musiktherapie (Kurzüberblick). In D. Aldridge (Hrsg.). *Kairos 1. Beiträge zur Musiktherapie in der Medizin* (S.4-5). Bern, Göttingen, Toronto, Seattle: Verlag Hans Huber.

Maturana, H. R., & Varela, F. J. (2009). *Der Baum der Erkenntnis: Die biologischen Wurzeln menschlichen Erkennens*. Frankfurt am Main: Fischer-Taschenbuch-Verl.

# Rhythmische Einreibungen nach Wegman/Hauschka

## Forschungsmethoden und -ergebnisse

Mathias Bertram

### Zusammenfassung

Bei den Rhythmischen Einreibungen nach Wegman/Hauschka (RhE) handelt es sich um ein manuelles Therapieverfahren im Zusammenhang mit der Anthroposophischen Pflege. Wie Erfahrungen und erste Studien zeigen, wirken RhE beruhigend, haben positive Wirkungen auf Schmerzen und können als Einschlafhilfe dienen.

Aus der leibphänologischen Perspektive ist der Urheber von Gesundheit der fungierende Leib. Über (therapeutische) Einflüsse aus der Umwelt Lassen sich über die Sinne leibliche Reaktionen auslösen. Diese Prozesse sind Teil der autonomen Regulation (Autopoiesis) von Organismen. Mittels phänomenologischer Methoden lassen diese sich rekonstruieren. Lösen, Wiedereinssein und Neuvermögen wurden als Hauptwirkungen der RhE identifiziert.

Aus der ökologischen Perspektive auf therapeutische Prozesse lassen sich die Wirkungen den Ebenen Körper und Leib sowie Bewusstsein und Selbstbewusstsein/-wirksamkeit zuordnen.

# 1    Hintergrund und Stand der Forschung

Bei den Rhythmischen Einreibungen nach Wegman/Hauschka (RhE) handelt es sich um ein manuelles Therapieverfahren im Zusammenhang mit der Anthroposophischen Pflege. Vor gut hundert Jahren entstand diese Therapieform als eine von Pflegenden und Masseurinnen an den Bedarf der Pflege angepasste Variante der Rhythmischen Massage nach Wegman/Hauschka (vergl. Layer, 2016). In diesem Beitrag soll es darum gehen, die Wirksamkeit der RhE auf empirischer Grundlage zu beschreiben.

Die Rhythmischen Einreibungen sind mehrfach Gegenstand der Forschung geworden:

So untersuchten Studierende der Pflegewissenschaft im Rahmen einer Projektarbeit unter standardisierten Bedingungen die Reaktionen verschiedener Parameter gesunder Probanden auf eine RhE (Buchholz, Herzog et al., 1998). An den Ergebnissen war besonders interessant, „...dass sich die Probandinnen in einer für sie neuen ... mit verschiedenen Stressoren belasteten Situation befanden. Dennoch lässt sich zusammenfassend sagen, dass sowohl die Atem- als auch die Herzfrequenz während der Rhythmischen Fußeinreibung deutlich abnahm" (a.a.O., S. 43). Hier kündigte sich an, was die folgenden Studien bestätigten, dass sich nämlich infolge einer Einreibung eine Art Spannungsabbau einstellt.

Im Rahmen einer standardisierten Anwendungsbeobachtung bei Schmerzpatienten konnte eine Reduzierung der Schmerzintensität nachgewiesen werden. Diese trat unmittelbar nach einer Einreibung mit Solum-Öl® auf und zeigte sich auch als Trend am Ende eines Behandlungsintervalls. Interessant ist die hier erfasste Differenzierung nach *affektivem* und *sensorischem* Schmerzerleben: In Bezug auf das Schmerzempfinden (sensorisch) traten geringere Effekte auf als in Bezug auf die emotionale Bewertung des Schmerzerlebens (affektiv). Eine Rhythmische Einreibung scheint also insbesondere die individuellen Möglichkeiten der Schmerzbewältigung positiv zu beeinflussen (Ostermann, Blaser et al., 2003, S. 146).

Dieser Effekt auf Schmerzen konnte in einer Pilotstudie zum Testen qualitativer Methoden zur Erforschung der Rhythmischen Einreibungen bestätigt werden. Die Analyse der Ergebnisse in Bezug auf den Schmerz führte zu dem Konzept *Schmerztransformation*. „Dieses bezeichnet die Tatsache, dass Schmerz nicht einfach betäubt wird durch eine Einreibung. Bei Schmerzpatienten findet [neben der Schmerzlinderung] außerdem eine Art Klärung statt von einem diffusen zu einem gewissermaßen präzisen Schmerzerleben" (Bertram, 2003, S. 126). Das heißt, dass Patienten ihren Schmerz differenzierter erleben und qualifizieren können; es „ist nicht mehr alles Schmerz". Sie fühlen sich nicht länger beherrscht durch ihn und können benennen, was ihnen hilft und was schadet.

Im Rahmen einer strukturphänomenologischen Untersuchung konnten typische therapeutische Muster als Wirkungen rekonstruiert werden (Bertram, 2005; Bertram, Ostermann et al. 2005). Handlungsleitend für diese Studie war die durch die bisherigen Ergebnisse begründete Annahme, dass kaum rigide Kausalzusammenhänge zwischen einer Einreibung und einer durch diese verursachten *spezifischen* Wirkung erwartet werden können. Es bestätigte sich vielmehr, dass eine RhE *Auslöser* einer ganzen Palette von Reaktionen sein kann, die sich durch gemeinsame, typische Merkmale auszeichnen. Methoden und Ergebnisse dieser Studie werden im Folgenden dargestellt.

Nicht unerwähnt soll sein, dass die RhE auch zunehmend Gegenstand von Qualifizierungsarbeiten in Weiterbildungen werden. Beispielhaft sei auf drei Arbeiten verwiesen: Zwei von ihnen entstanden im Rahmen einer einzelnen Fallbeschreibung zur Wirksamkeit der RhE bei Erschöpfungsdepression (Reisinger, 2011) und Versagensängsten in Prüfungen (Voit, 2011). Diese Arbeiten nutzten ein bestimmtes Methodeninventar des Trägers „Interuniversitäre Arbeitsgemeinschaft für Gesundheit und Entwicklung e.V. in Graz / Schloss Seggau". Eine weitere Arbeit von Schweighofer behandelte und befragte im Rahmen ihrer Projektarbeit in der „Weiterbildung komplementäre Pflege" des österreichischen Gesundheits- und Krankenpflegeverbandes 2014 sechs Patienten mit onkologisch assoziierter Fatigue.

# 2 Methodologie und Methoden

## 2.1 Grundlegende Annahmen

### 2.1.1 Der Körper aus der subjektiven Perspektive

Das in der naturwissenschaftlichen Medizin vorherrschende therapeutische Paradigma ist die Heteronomieorientierung (Matthiessen, 1994): Heilung wird demnach durch eine Intervention von außen *verursacht*; dies kann z.B. ein Medikament oder eine Operation sein. In der Forschung dominieren (quasi-) experimentelle Studiendesigns als der Versuch, einen Kausalzusammenhang zwischen einer Therapie und einer spezifischen Reaktion des Organismus statistisch zu belegen. Die Statistik ist hierbei eine Art Behelf, denn der individuelle Einzelfall fügt sich diesen Erwartungen nicht notwendig. Erst in der großen Zahl einer randomisierten Studie lassen sich solche Kausalzusammenhänge als Durchschnittswerte belegen.

Dieser Umstand offenbart, dass ein Organismus sich nicht in letzter Konsequenz fremdbeherrschen lässt, es bleibt auch in der allopathischen Medizin immer ein Rest an Autonomie, an Originalität z.B. auf ein Medikament individuell zu reagieren. Diese autonomen Reaktionen sind oft sinnvoll, haben gesundenden Charakter. Um diese Selbstheilungsprozesse in den Blick zu nehmen, müssen Therapeuten, Pflegende und Ärzte einen Perspektivenwechsel vornehmen: Anstatt auf das Krankmachende (pathogene) mit dem Ziel zu schauen es auszumerzen, müssen sie ihre Aufmerksamkeit auf salutogene Prozesse bzw. deren Indikatoren richten. Das heteronomieorientierte Paradigma wird abgelöst durch die Anerkennung des autonomen Potenzials eines Organismus zur Selbstheilung (Antonovsky & Franke, 1997; Bühring, 1997; Hildebrandt, Moser et al., 2013).

Diese Selbstheilungsprozesse folgen keiner Naturgesetzlichkeit, sondern sind eine Folge der Selbstverursachung (Autopoiesis) von Organismen (Maturana, 2000). Ein krankmachender Reiz kann bei dem einen Menschen einen Atemwegsinfekt auslösen, während ein anderer gesund bleibt. Aus dieser Perspektive interessiert also nicht, warum *etwas* krank macht, sondern warum *jemand* gesund bleibt oder wie er es schafft, zu gesunden. Die sehr unterschiedlichen Reaktionen von Menschen auf eine RhE sind in diesem Sinn der je individuellen Leistung eines Organismus zur heilsamen Selbstregulation geschuldet. In der hier referierten Studie geht es um die Rekonstruktion und das Verstehen dieser salutogenen Prozesse.

Aus der Perspektive der Naturwissenschaften ist der menschliche Körper ein Mechanismus mit bestimmten biochemischen Eigenschaften. Er ist unser Leib „... in der Perspektive der Fremderfahrung, d.h., wie er dem ärztlichen Blick erscheint, wie er naturwissenschaftlich erforscht wird und wie er durch Eingriffe von außen manipulierbar ist" (Böhme, 1993, S. 12). Aus der phänomenologischen Perspektive ist er *mein Leib*. Zwar teilt er bestimmte natürliche Eigenschaften mit der übrigen Natur (muss z.B. ernährt werden und ausscheiden), ist jedoch auch der Leib, mit dem ich pathisch und unentrinnbar verbunden bin. Diese Seite wird meist erst im Fall von Krankheit evident; vorher bleibt der Leib eher unauffällig, „...ermöglicht unsere Beziehungen zur Welt, aber er bleibt dabei gleichsam in unserem Rücken" (Fuchs, 2000, S. 16). Erst in der Krankheit wird (z.B. am schubförmigen Verlauf eines unkomplizierten grippalen Infekts über sieben Tage) erlebbar, was der Leib schon immer ist: eine lebendige Entität mit einer Eigengesetzlichkeit (Gutenbrunner, 1998). Das Virus verursacht den Infekt keineswegs; es löst ihn nur aus. Der intentional „fungierende Leib" (Husserl & Held, 2010) ist der Heiler seiner selbst, insofern salutogene Muster Teil dieser leiblichen Eigengesetzlichkeit sind.

## 2.1.2 Erkenntnis aus der subjektiven Perspektive

Auf der anderen Seite ist der fungierende Leib auch die Grundlage menschlicher Wahrnehmung und menschlichen Verstehens. Eine Wahrnehmung ist nicht ein Abbild der Wirklichkeit. Vielmehr ist sie der Konstrukteur dieser Wirklichkeit.

Waldenfels schreibt 2000 beispielsweise über die Farbwahrnehmung: „...Goldstein hat bei seinen Versuchen gezeigt, dass diesen Farbqualitäten ... bestimmte Bewegungsarten (z.b. gleitende oder abgehackte Bewegungen) entsprechen ... Im Falle der warmen Farben dominiert die Streckbewegung, im Falle der kalten Farben die Beugebewegung" (S. 66f). Farben wirken also bis in die Physiologie. „... so kann man sagen: es gibt ein bestimmtes Blau-Verhalten, also nicht bloß ein Blau-Sehen. Das Blaue wird nicht bloß registriert und dann nachträglich mit bestimmten Bewegungen assoziiert, sondern dem Blau selber entspricht eine bestimmte Form der Bewegung" (a.a.O., S. 67). Wahrnehmen ist also eine Aktivität der Leiblichkeit, die dem Wahrgenommenen entgegen kommt, damit es erkannt werden kann. Erkennen heißt *leibliches Tun der Muster und Strukturen der Wirklichkeit*. Dieser Grundmodus leiblichen Agierens in Interaktion mit der Umwelt wird in der Phänomenologie als Intentionalität bezeichnet.

Dieses aktive Hervorbringen von Mustern, Figuren oder Gestalten, die mit dem Wahrnehmungsgegenstand korrespondieren, reicht über die Wahrnehmung hinaus, erklärt letztlich auch das menschliche Denk- und Vorstellungsvermögen. Denn auch das Verstehen von Zusammenhängen geht, wie die Gestalttheorie gezeigt hat, nicht durch additives Abarbeiten von Details, sondern wie bei der Wahrnehmung durch Erfassen der Ganzheit: „Wir erkennen die Gesichter von Menschen in Bruchteilen von Sekunden als Ganzheiten; wir erfassen hochkomplexe Situationen als Ganzes und bewältigen deren Anforderungen erstaunlich gut und mit einer prognostischen Sicherheit, die die wissenschaftlicher Prognosen manchmal weit übertrifft" (Fuhr, 1995, S. 44).

Der Leib ist die Basis dieser Strukturbildungsprozesse. Er erzeugt in Wahrnehmung und Vorstellung Muster, die der äußeren Wirklichkeit komplementär sind, sozusagen als andere Seite dieser Wirklichkeit. Diese Komplementarität impliziert jedoch keine Dichotomie von äußerer und innerer Wirklichkeit. Vielmehr handelt es sich aus der Perspektive der Phänomenologie um *einen* Wirklichkeitsbereich. In der Leiblichkeit gelten die gleichen Naturgesetze und Lebensprozesse wie in der Umwelt. Für Böhme ist der Leib insofern die *Natur, die ich bin* (2003). Natur und Umwelt sind gekoppelt (Fuchs 2010); das erst macht die Umwelt *begreif*bar. Das gilt auch interpersonal. Therapeuten erleben sympathetisch mit, was Patienten erleiden (vergl. Bertram und Kolbe, 2016, Kap. 4.3). Dieses Vermögen ist bei erfahrenen Therapeuten zu einem hochdifferenzierten Sensorium ausgebildet. Sie erkennen Situationen intuitiv und handeln richtig, oft, bevor sie dieses Handeln begründen können (Benner, 2012). Ihre Sinne sind durch Erfahrung belehrt. Sie „ ... sind immer intentional in der Erwartung auf die Umwelt gerichtet, Bedeutung in ihr zu entdecken und sie erkennen Bedeutungen umso präziser, je mehr sie mit Erfahrung aufgeladen sind" (Bertram, 2005). Durch pathischen Mitvollzug der

(Leidens-) prozesse ihrer Patienten und gnostisches Erkennen dieser Prozesse aus ihrer Perspektive (der zweiten Person) schöpfen sie ihre therapeutische Intuition. Ein Mittel, diese Prozesse begrifflich aufzudecken ist die Narration. Das kann in Therapiebesprechungen oder Balint-Gruppen geschehen oder in narrativen Interviews.

## 2.1    Daten und Analyse

In offenen episodischen Interviews (einer Variante des narrativen Interviews; vergl. Flick & Kardorff et al., 2005) mit Expertinnen für RhE wurden Berichte über therapeutische Reaktionsmuster gesammelt, die diese Therapeuten erkannt und für bedeutend erachtet hatten. Das Sampling erfolgte nach dem Schneeballsystem; Einschlusskriterium war langjährige therapeutische Erfahrung mit den RhE und hohe Anerkennung bei Kolleginnen. Die Interviews waren an einem offenen Leitfaden orientiert. Die Phänomene wurden in Form therapeutischer Episoden geschildert; bei Bedarf folgte jeweils ein Nachfrageteil.

Die Daten wurden im Sinn einer typenbildenden Inhaltsanalyse codiert (Schreier, 2014). Die leibphänomenologische Analyse sucht primär nach Indikatoren für leibliche Prozesse und gibt ihnen den Vorzug vor allen hermeneutischen Deutungen durch die Interviewteilnehmerinnen. Diese typischen Prozesse/Muster werden (zunächst) nicht gedacht, sondern sind Phänomene als „das im Bewusstsein Erscheinende" (Behrends & Langer, 2006, S. 148) vor aller Deutung, Rechtfertigung, Erklärung usw. Sowohl im Interview als auch in der Analyse ist es insofern sinnvoll zwei Datenarten zu unterscheiden:

1. apriorisches Erleben: Aussagen, durch die sich noch das unmittelbar unreflektierte Erleben intentionaler Prozesse (des fungierenden Leibes) im Zusammenhang mit einer RhE ausdrückt. Das können sowohl Originalaussagen von Patienten als auch Aussagen der Interviewteilnehmerinnen sein, die das leibliche Agieren des Behandelten aus der Perspektive der zweiten Person mitempfunden haben.
2. reflektierte Erfahrungen: Daten, die als erinnerte und bereits reflektierte Kognitionen früherer Wahrnehmungen interpretiert werden müssen.

Durch phänomenologische Reduktion und Suche nach invarianten Strukturen und Mustern in den bzw. zwischen den Daten entstand schließlich ein Satz an dicht beschriebenen Phänomenen, die therapeutische Wirksamkeit indizieren. Diese Wirksamkeit ist zu verstehen als ein Wechsel von einem Reaktionsmuster in ein anderes, in Bezug auf das individuelle Kranksein produktiveres. Bei diesen Reaktionsmustern handelt es sich um wesenhafte Strukturen, die diesen Prozessen unabhängig vom Einzelfall zugrunde liegen. Die Phänomenologie geht von der Voraussetzung aus, „... daß nämlich so etwas wie formale und wesenhafte Regelstrukturen als solche unabhängig von faktischen Verflechtungen und Kontingenzen heraushebbar sind ..." (Seiffert, 1996, S. 44).

Diese Datenanalyse orientierte sich methodisch nicht zuletzt an einer *Phänomenologie der Natur des Leibes* im Sinn der Forschungsart Goethes (Böhme, 1993; Böhme & Schiemann, 1997; Goethe, 1955). Während die zeitgenössische Wissenschaftstheorie Forschungsstrategien meist in *quantitative* (z.B. auf der Grundlage randomisierter Stichproben als Daten) versus *qualitative* (z.B. auf der Grundlage von Einzelfällen als Daten) dichotomisiert, ist Goethes naturwissenschaftliche Methode weder als deduktiv-nomologisch (quantifizierend), noch als idiographisch (qualifizierend) zu bezeichnen. Weder sind seine Untersuchungen theorieprüfend, noch genügt ihm der Einzelfall, um von diesem Theorie abzuleiten. Vielmehr unterzog er sich immer der Mühe, möglichst das ganze Spektrum der Phänomene zu erfassen und durch Vergleich und Kontrastierung Ordnung in ihm zu entdecken. Unter dem Titel „Der Versuch als Vermittler von Objekt und Subjekt" schrieb Goethe:

> „Da alles in der Natur, besonders aber die gemeinern Kräfte und Elemente in einer ewigen Wirkung und Gegenwirkung sind, so kann man von einem jeden Phänomen sagen, daß es mit unzähligen anderen in Verbindung stehe [...]. Haben wir also einen solchen Versuch gefasst, [...] so können wir nicht sorgfältig genug untersuchen, was unmittelbar an ihn grenzt, was zunächst aus ihm folgt [...]. Die Vermannigfaltigung eines jeden einzelnen Versuchs ist also die eigentliche Pflicht des Naturforschers. [...] Eine solche Erfahrung, die aus mehreren anderen besteht, ist offenbar von einer höheren Art. Sie stellt die Formel vor, unter welcher unzählige einzelne Rechnungsexempel ausgedruckt werden" (Goethe, 1955, S. 17f).

Das ist die früheste Variante einer heuristischen Methodologie, wie sie rund 200 Jahre später von Glaser und Strauss als *Grounded Theory* (2010) oder von Kleining (1995) und von Burkart (2010) als *qualitative Heuristik* in die Sozialwissenschaften eingeführt wurde. In den Sozialwissenschaften wie in der Organik als Naturwissenschaft der Lebensprozesse handelt es sich um die Erkenntnis komplexer kontingenter Prozesse. Hier herrschen keine Naturgesetze sondern die Geneigtheit zu einer Reaktion autopoietischer Systeme (vergl. Bertram, 2005, S. 108). Das charakteristische dieser Reaktion wird wahrgenommen als typisches Muster. Diese Muster sind Ausdruck des Typus; er wird nicht abgeleitet aus einer Subsumption oder In-Bezug-Setzung aller relevanten Merkmale. Sein Wesen liegt vielmehr in der wahrnehmbaren *Dynamik der Variabilität* des Prozesses (Neubauer, 2008). Diese Dynamik ist gewissermaßen der Modus, unter dem der Typus im organischen Zusammenhang Phänomene generiert und entspricht dem Naturgesetz in der Physik.

In diesem Prozess von alternierend wechselseitiger Analyse und Codierung muss der Versuchung widerstanden werden, sich frühzeitig auf Kategorien bzw. Phänomene und deren Merkmale festzulegen. Vielmehr geht es ganz im Sinn Goethes um die „Vermannigfaltigung" der Beobachtungen bzw. Phänomene oder im Sinn Burkarts oder Kleinings um maximale „strukturelle Variation" um zu einer „Erfahrung höherer Art" zu kommen.

Diese von Bertram (2005) als *Strukturphänomenologie* bezeichnete Methode kam in dieser Studie zur Anwendung. Die aus den Daten gezogenen Schlüsse wurden weder induktiv gezogen noch deduktiv bestimmt. Der Schlussmodus lässt sich besser mit dem von Charles Sanders Pierce eingeführten Konzept der *Abduktion* charakterisieren (Peirce & Apel, 1991). Hierbei handelt es sich um den „… Schluss von den [vielfältigen; M. Bertram] Resultaten und den Bedingungen ihres Auftretens (Fall) auf eine neue Regel (Theorie)" (Bertram, 2005, S. 99; vergl. Kelle, 1994 und Kelle und Kluge, 2010). In dieser Studie bedeutete das, Fälle mit einer möglichst großen Streuweite (konservative und chirurgische Somatik, Psychosomatik und Psychiatrie) zu sammeln und die invarianten Muster in ihnen zu entdecken. Als Werkzeug diente hierbei eine an die Organik angepasste Variante des Codierparadigmas nach Strauss (2007; vergl. Bertram, 2005, S. 111). Hierbei werden aus den Daten bzw. den Codes einzelne herausgehoben, die ein besonderes Erklärungspotential zu haben scheinen. Dann werden alle für dieses ins Zentrum gestellte Phänomen (Achsenkategorie) relevanten Codes probeweise (als „Versuch" im Sinn Goethes) den Kategorien *Auslöser, Rand-/Milieubedingungen, Konsequenzen* und *(leibliches) Verhalten/Agieren* zugeordnet (vergl. Tabelle 1). Die so generierten vorläufigen Achsenkategorien werden daraufhin probeweise auf das übrige Datenmaterial angewendet, geprüft, validiert, geschärft oder verworfen. Daraus emergieren schließlich die zentralen Phänomene, ihre Merkmale und Dimensionen als typischer Ausdruck von Wirksamkeit.

**Tabelle 1**

| Subkategorien | Achsenkategorie | Subkategorien |
|---|---|---|
| • auslösende Bedingungen<br>• Intervenierende (Rand-)<br>  Bedingungen/Milieu | • Phänomen und seine<br>  Ausprägungen und Dimensionen | • Konsequenzen<br>• (leibliches)<br>  Verhalten/Agieren |

# 3 Ergebnisse

Als typische Muster für die Wirksamkeit der RhE ließen sich *Lösen, Wiedereinssein, Neuvermögen* identifizieren.

*Lösen* ist ein Reaktionsmuster, das annähernd jeden Patienten betrifft, der positiv auf eine Rhythmische Einreibung reagiert. Dieses Erleben hat den Charakter von *Befreitsein* von etwas. Das kann das Loslassen einer Schonhaltung betreffen, geht oft mit einer mehr oder weniger tiefen körperlichen und/oder mentalen Entspannung einher. Verbunden damit sind meist lokale oder generalisierte Durchwärmungen. Patienten wirken nicht selten *aufgetaut* (in den Worten einer Krankenschwester) nach einer Anwendung, fühlen sich stärker, mobiler, vitaler. Dieses *Lösen* betrifft auch den affektiven und kognitiven Bereich. Ein verbreitetes Beispiel sind Patienten, denen eine abendliche Fußeinreibung hilft, einzuschlafen.

Aus einem Interview: *Da sagt eine Frau: ,wissen sie, ich höre immer alles was draußen ist; ich kann auch am Schritt erkennen, wer an meiner Tür vorbei läuft von euch ... ich weiß wie der Herr Dr. so und so läuft und ich weiß wie Schwester so und so läuft, aber wenn ich hier liege und ich bekomme eine Einreibung dann höre ich das gar nicht mehr; ich höre die Schritte draußen nicht mehr'.* Es ist, als ob die Patienten „ihre Antennen einziehen", nachdem sie sich vorher mit ihren Sinnen auf die ganze Station ausgebreitet zu haben schienen. Insgesamt scheint *Lösen* eine gewisse Art von Fixierung der Aufmerksamkeit aufheben zu können; das kann z.B. einen Schmerz, ein Problem, einen zwanghaften Gedanken oder ein unangenehmes Gefühl betreffen. Nicht selten und für die Patienten oft völlig überraschend fließen Tränen. Es entsteht eine ungewohnte Offenheit.

Die unter *Lösen* zusammengefassten Reaktionsmuster haben gewissermaßen eine Öffnerfunktion. Sie durchbrechen Stereotypien im Wahrnehmen, Reagieren und Handeln und bringen Prozesse (neu) in Bewegung. *Wiedereinssein* bezeichnet demgegenüber solche Erfahrungen, die auf eine veränderte Selbstwahrnehmung schließen lassen. Menschen fühlen sich auf eine oft überraschende Art neu identisch mit ihrem Leib. Sie spüren sich deutlicher, bekommen ein neues Gefühl für die Grenzen und Möglichkeiten ihres Leibes. Das kann z.B. in der Mobilisierung als hilfreich erlebt werden. Patienten berichten auch, dass sie sich durch eine Einreibung in ihrer Leiblichkeit bedingungslos angenommen fühlen, z.B. trotz Gebrechen oder Adipositas schön fühlen können. Eine magersüchtige Patientin sagte: *Man fängt an, seinen Körper wieder zu akzeptieren und zu lieben.* Dieses Erleben der eigenen inkarnierten Person als Ganzheit betrifft auch Patienten nach Amputationen. Zum Beispiel bei Brustkrebspatientinnen, bei denen das Gefühl des Versehrtseins und eines existentiellen unwiederbringlichen Verlusts stark im Vordergrund stehen kann, kann eine Rhythmische Einreibung dieses *Wiedereinssein* auslösen, eine überraschend beglückende Erfahrung.

Während alle Reaktionsmuster, die eine Veränderung des Selbsterlebens indizierten, unter der Kategorie *Wiedereinssein* zusammengefasst wurden, handelt es sich bei allen folgenden therapeutischen Effekten um solche, in denen das Auftauchen einer neuen Klarheit, Fähigkeit oder Entschlusskraft dominant erscheint. Patienten kommen oft in Situationen, die ihnen Entscheidungen abverlangen, denen sie sich nicht gewachsen fühlen oder sie hadern mit ihrem Schicksal, den Umständen ihres Krankseins oder ihren Betreuern, die es ihnen nicht recht machen können. In solchen Fällen kann eine Einreibung bisweilen sehr prägnant eine neue Möglichkeit eröffnen, mit den Dingen umzugehen. Dieses *Neuvermögen* kann sich in einem neuen Interesse für den eigenen Körper und seine Pflege ausdrücken oder in einem neuen Engagement für die Therapie, die dann anstatt sie zu erleiden mit Engagement unterstützt wird. Aber auch in der palliativen Betreuung Sterbender ist eine Rhythmische Einreibung bisweilen ein sehr wirksames Mittel in der Unterstützung eines Menschen auf seinem letzten Lebensweg. Sie kann zu Klarheit verhelfen und die Möglichkeiten vergrößern, aktiv Anteil zu nehmen, anstatt diesen Prozess nur passiv zu erleiden. Eine Kollegin charakterisierte diese Potenz einer solchen Pflege mit folgenden Worten: *es ist nichts Morbides in der Luft ... es ist eine gesunde Atmosphäre.* Eine Rhythmische Einreibung als unmittelbar somatischer Dialog signalisiert Lebensbejahung auf jedem Schritt, den ein Mensch zu gehen hat. *Abbildung 1* fasst die drei therapeutischen Muster formal zusammen.

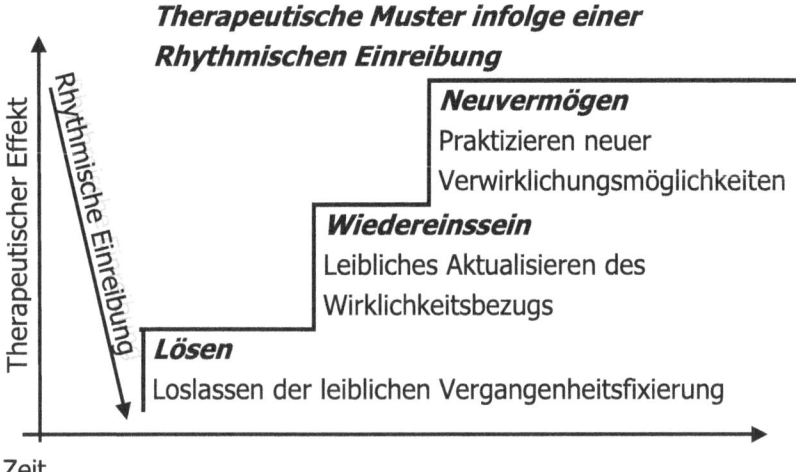

**Abbildung 1**

*Lösen* im Sinn eines Loslassens der Vergangenheitsfixierung des habituellen Gewohnheitsleibes betrifft annähernd jeden Patienten. Es wird eine Gewohnheit, eine unausgesetzte Wiederholung gewohnter Muster aufgebrochen (z.b. eine Schonhaltung).

*Wiedereinssein* ist Ausdruck des Aktualisierens des Wirklichkeitsbezugs des intentional tätigen Leibes. Es ist das emotional gefärbte freudevolle Erleben, sich im eigenen Leib wieder daheim fühlen zu können. Für den Beobachter tritt dieser Prozess diskreter in Erscheinung als Lösen, für das es objektive Indikatoren wie z.b. Entspannung gibt. Wiedereinssein wird nur beobachtbar, indem ein Patient es artikuliert oder ein verändertes Verhaltensmuster zeigt (z.b. ein neues Engagement für die Selbstpflege).

*Neuvermögen* ist das Vermögen, nicht nur einen Wunsch nach Veränderung zu verspüren, sondern auch die Kraft zu besitzen, diese Veränderung tun zu können (z.b. eine lange aufgeschobene Therapieentscheidung).

Zusammenfassen lässt sich das Modell zu der Aussage: Patienten geben infolge einer Rhythmischen Einreibung eine Art Fixierung des leiblichen Erlebens und Agierens auf, entwickeln ein Gespür für die aktuelle Wirklichkeit ihrer Existenz und dafür, was diese erfordert und an Möglichkeiten bietet und können diese Möglichkeiten ergreifen. RhE können insofern mit den Worten einer Studienteilnehmerin als Hilfe charakterisiert werden, *den eigenen Weg fortsetzen zu können*, nicht im Sinn eines standardisierten Therapieverlaufs, sondern im Sinn der individuellen biographischen Gestalt eines Menschenlebens (Bertram, 2005, S. 120).

# 4 Bezug zum ökologischen Modell therapeutischer Prozesse

## 4.1 Umwelt

Unter der Perspektive des ökologischen Modells therapeutischer Prozesse (Bertram & Kolbe, 2016) ist die Intervention (RhE) der Teil der Umwelt, mit dem die Person leiblich in Interaktion tritt und sie ist derjenige Teil, der unter bestimmten Milieubedingungen die Wirksamkeit auslöst. Eine RhE führt zu der Erfahrung, auf eine sehr strukturierte Art berührt zu werden. Diese Berührung ist tendenziell leicht, ohne Druck und es sind Phasen wahrnehmbar, die Ausdruck eines rhythmischen Geschehens sind (vergl. Bertram, 2005, S. 20ff). Weitere Umweltfaktoren sind das Setting der Behandlung und die Atmosphäre, die sie im Zimmer erzeugt. Zum Setting gehören beispielsweise ein strukturiertes Vorgehen, zu dem Vor- und Nachbereitung, ein klares Handling, bei dem jeder Griff sitzt und nicht willkürlich

wirken kann, die Abschirmung des Zimmers für die Behandlungs- und Nachruhe-
zeit. Zu der Atmosphäre zählt, dass die Konzentration und Ruhe der Behandelnden sich in der Regel auf die Mitpatienten ausbreitet (vergl. a.a.O., Kap. 5.5.1).
Sie kommen zur Ruhe, schlafen oft selbst ein. Es entsteht eine Art Reziprozität
zwischen allen beteiligten Akteuren, bei Bertram als therapeutischer Dialog bezeichnet (2005, Kap. 5.5.1).

Diese Bedingungen lösen beim Patienten als Wirksamkeit *Lösen, Wiedereinssein* und/oder *Neuvermögen* aus.

## 4.2 Körper

Als körperliche Aspekte sind Entspannung, Puls- und Blutdruckabfall sowie die
Linderung von Schmerzen bekannt (vergl. Bertram 2005., Kap. 3.2.1; 1.; Buchholz,
Herzog et al., 1998). Bei der Schmerzlinderung handelt es sich allerdings bereits
um eine subjektiv erlebte Wirksamkeit, die genau genommen bereits der Leiblichkeit zugeordnet werden muss.

## 4.3 Leiblichkeit

*Lösen* lässt sich der leiblichen Ebene des ökologischen Modells zuordnen. Es
unterbricht das „Fortleben in einem Stil des Seins, ..." (Merleau-Ponty & Böhm,
1974, S. 106) der in der Vergangenheit als Gewohnheit habitualisierte. Das ist wie
ein Gerinnen gewohnter Muster des Wahrnehmens und Handelns, die ihren Zusammenhang mit der aktuellen Umwelt verloren haben und insofern dysfunktional
oder sogar destruktiv wirken. So kann eine RhE das Ende zwanghaften Gedan-
kenkreisens, einer Schonhaltung ohne organischen Befund, das Bewusstwerden
eines Verlustes oder Tränen bewirken, die endlich über den Verlust eines geliebten Menschen vergossen werden können (Vergl. Bertram, 2005, S. 132). *Lösen*
ist eine Wirksamkeit, die von außen als habituelle Veränderung wahrgenommen,
vom Patienten selbst eher diffus gespürt und als Erleichterung erlebt wird. In der
englischen Übersetzung wurde *Lösen* als *Being uncaged* bezeichnet (Bertram,
Ostermann et al. 2005). Und das trifft dieses Phänomen sehr genau: Lösen ist die
Entfesselung des leiblichen Vermögens, adäquat mit der Umwelt zu interagieren.

## 4.4 Bewusstsein

*Wiedereinssein* indiziert solche Erfahrungen und Erlebnisse, die der Ebene des Bewusstsein im ökologischen Modell zugeordnet werden können. Es bezeichnet ein Wiederdaheimfühlen im eigenen Körper, dem man sich aus unterschiedlichen Gründen entfremdet hatte. Diese Gründe sind oft ein physisches (z.b. Amputation) oder seelisches Trauma (z.b. mit der Folge einer Anorexie oder dissoziativen Störung). So resümierte eine magersüchtige Patientin: Es sei, als würde man „ … seine Wunden geheilt bekommen" (Bertram, 2005, S. 138). Aber auch alltagsweltliche Entfremdungen zum eigenen Körper z.b. durch Altersveränderungen oder Adipositas können gelindert werden. So sagte eine Patientin, „…Das hätte sie auch am meisten gefreut: dass sie so dick sein durfte, wie sie war. […] … dass sie einfach das Gefühl hatte, sie wäre auch schön" (a.a.O.).

## 4.5 Selbstbewusstsein/-wirksamkeit

Im Unterschied zu diesem Zu-sich-Kommen als Ausdruck der Aktualisierung der Leib-Umwelt-Interaktion geht *Neuvermögen* eine Stufe weiter, die im ökologischen Modell noch nicht repräsentiert wird. Im Unterschied zu *Bewusstsein* geht es hier um eine Steigerung zum *Selbst*bewusstsein beziehungsweise zur *Selbst*wirksamkeit. Patienten trauen sich etwas erstmalig zu, treffen Entscheidungen, haben handlungsrelevante Erkenntnisse. Über die Behandlung einer Patientin mit degenerativen Wirbelsäulenveränderungen: „Nach vier Wochen Aufenthalt sagt sie: ‚wissen sie, mein Problem ist nicht der Rücken; mein Problem ist mein Mann, ja!' Die hat nämlich plötzlich Gelegenheit gehabt, ein Bild von dem zu bekommen, was ihre Ehe eigentlich ist" (a.a.O., S. 141). Häufig ist eine RhE auch eine wirksame Hilfe für Patienten, eine Therapieentscheidung treffen zu können (vergl. Bertram, 2005, S. 142ff).

## 4.6 Resümee

1. Die Ebene des Selbst oder des Ich als Urheber von Selbstbewusstsein bzw. -wirksamkeit stellt eine Sphäre dar, die sich von der Kategorie *Bewusstsein* im ökologischen Modell abgrenzen lässt. Um diese philosophisch begründbare und empirisch belegbare Sphäre gilt es das ökologische Modell zu erweitern.

2. Eine Rhythmische Einreibung kann auf allen Ebenen der Person eine Wirkung auslösen, der körperlichen und leiblichen, sowie der Ebene des Bewusstseins und der Selbstwirksamkeit.

3. Das anthropologische Konzept des Ökologischen Modells ist ein probates Raster um die Wirksamkeit der RhE sinnvoll zu kategorisieren. Es eröffnet damit fünf trennscharfe Dimensionen, die empirisch fokussiert werden können:

- Der Körper und seine mess- und beobachtbaren Symptome,
- Der Leib und seine habituellen Veränderungen,
- Das Bewusstsein und seine Erfahrungen,
- Das Selbst und seine Aktivitäten sowie
- Die Umwelt in Form der Intervention und ihrer Rahmenbedingungen.

## 5    Literatur

Antonovsky, A., & Franke, A. (1997). *Salutogenese: Zur Entmystifizierung der Gesundheit. Forum für Verhaltenstherapie und psychosoziale Praxis*: Vol. 36. Tübingen: DGVT-Verl.

Benner, P. E. (2012). *Stufen zur Pflegekompetenz* (2. Aufl.). Verlag Hans Huber, Programmbereich Pflege. Bern [u.a.]: Huber.

Bertram, M.; Kolbe, H.J. (2016) (Hrsg.). Entwurf eines ökologischen Modells therapeutischer Prozesse. In M. Bertram und H.J. Kolbe (Hrsg.), Dimensionen therapeutischer Prozesse in der Integrativen Medizin – ein Ökologisches Modell (S. 1-28). Wiesbaden: Springer VS.

Bertram, M. (2003). Der therapeutische Prozess als Dialog. Methodologische Überlegungen und methodische Strategien zur Erforschung pflegerisch-therapeutischer Verfahren. In P. F. Matthiessen & T. Ostermann (Eds.), *Einzelfallforschung in der Medizin. Bedeutung, Möglichkeiten, Grenzen* [Medizintheoretisches Symposium, 14.9. – 15.9.2000, Universität Witten /Herdecke] (S. 104–134). Frankfurt am Main: VAS.

Bertram, M. (2005). *Der Therapeutische Prozess als Dialog: Strukturphänomenologische Untersuchung der Rhythmischen Einreibungen nach Wegman, Hauschka* (1. Aufl.). Berlin: Pro Business.

Bertram, M., Ostermann, T., & Matthiessen, P. E. (2005). Erforschung der Rhythmischen Einreibungen nach Wegman/Hauschka – eine Strukturphänomenologische Untersuchung [Investigation of the rhythmical embrocating according to Wegman/Hauschka]. *Pflege, 18* (4), 227–235.

Böhme, G. (1993). *Alternativen der Wissenschaft* (2. Aufl.). Suhrkamp-Taschenbuch Wissenschaft: Vol. 334. Frankfurt am Main: Suhrkamp.

Böhme, G. (2003). *Leibsein als Aufgabe: Leibphilosophie in pragmatischer Hinsicht*. Die Graue Reihe: Vol. 38. Zug/Schweiz: Die Graue Edition.

Böhme, G., & Schiemann, G. (1997). *Phänomenologie der Natur* (1. Aufl.). Suhrkamp Taschenbuch Wissenschaft: Vol. 1325. Frankfurt am Main: Suhrkamp.

Buchholz, G., Herzog, S., & Krämer, K. C. (1998). *Welche Veränderungen ergeben sich durch die Rhythmische Fußeinreibung für die Atemfrequenz, die Herzfrequenz, die periphere Sauerstoffsättigung und die subjektive Entspannung?* Forschungspraktische Übung, Institut für Pflegewissenschaft, Universität Witten/Herdecke. Witten.

Bühring, M. (1997). *Naturheilkunde, Grundlagen. Anwendungen. Ziele.* München: C.H. Beck.

Burkart, T. (2010). Die heuristische Methodologie der Dialogischen Introspektion. In T. Burkart, H. Witt, & G. Kleining (Eds.), *Dialogische Introspektion. Eine gruppengestützte Methode zur Erforschung des Erlebens = Dialogic introspection* (1. Aufl., S. 36–43). Wiesbaden: VS Verl. für Sozialwiss.

Flick, U., Kardorff, E. v., Steinke, I., Flick, & Flick, U. (2005). *Qualitative Forschung: Ein Handbuch* (10. Aufl.). Reinbek bei Hamburg: Rowohlt Taschenbuch-Verl.

Fuchs, T. (2000). *Leib, Raum, Person: Entwurf einer phänomenologischen Anthropologie.* Stuttgart: Klett-Cotta.

Fuhr, R., & Gremmler-Fuhr, M. (1995). *Gestalt-Ansatz: Grundkonzepte und -modelle aus neuer Perspektive.* Köln: Edition Humanistische Psychologie.

Glaser, B. G., Strauss, A. L., & Paul, A. T. (2010). *Grounded Theory: Strategien qualitativer Forschung* (3. Aufl.). Programmbereich Gesundheit. Bern: Huber.

Goethe, J. W. v. (1955). *Naturwissenschaftliche Schriften.* Herausgegeben von Dorothea Kuhn und Rike Wankmüller. Hamburg: Christian Wegner.

Gutenbrunner, C., & Amelung, W. (op. 1998). *Handbuch der Balneologie und medizinischen Klimatologie.* Berlin u.a.: Springer.

Hildebrandt, G., Moser, M., & Lehofer, M. (2013). *Chronobiologie und Chronomedizin: Biologische Rhythmen Medizinische Konsequenzen* (2. Aufl.). Weiz: Human Research.

Husserl, E., & Held, K. (2010). *Die phänomenologische Methode: Ausgewählte Texte I.* Stuttgart: Philipp Reclam jun.

Internetdokument

Kelle, U. (1994). *Empirisch begründete Theoriebildung: Zur Logik und Methodologie interpretativer Sozialforschung. Statuspassagen und Lebensverlauf Status passages and the life course: Vol. 6.* Weinheim: Deutscher Studien Verlag.

Kelle, U., & Kluge, S. (2010). *Vom Einzelfall zum Typus: Fallvergleich und Fallkontrastierung in der qualitativen Sozialforschung* (2. Aufl.). Wiesbaden: VS, Verl. für Sozialwiss.

Kleining, G. (1995). Lehrbuch entdeckende Sozialforschung. Weinheim: Beltz, PsychologieVerlagsUnion.

Layer, M. (2016). Sich auf der Erde Zuhause fühlen – Rhythmische Einreibungen nach Wegman/Hauschka. In M. Bertram & H. J. Kolbe (Eds.), *Dimensionen therapeutischer Prozesse. Ein ökologisches Modell* (pp. 155-168). Wiesbaden: Springer VS.

Matthiessen, P. F. (1994). Zum Paradigmenpluralismus in der Medizin. *Hufelandjournal, 9* (3), 61–71.

Maturana, H. R. (2000). *Biologie der Realität.* Suhrkamp Taschenbuch Wissenschaft: Vol. 1502. Frankfurt am Main: Suhrkamp.

Merleau-Ponty, M., & Boehm, R. (1974). *Phänomenologie der Wahrnehmung* (Photomech. Nachdr.). Berlin: De Gruyter.

Neubauer, Z. (2008). Esse objectivum – esse intentionale. Auf dem Weg zur phänomenologischen Biologie. In D. Pleštil (Hrsg.), *Naturwissenschaft heute im Ansatz Goethes.*

*Symposion an der Karlsuniversität in Prag, 24.-26. September 2004* (S. 70–88). Stuttgart: Mayer.

Ostermann, T., Blaser, G., & Bertram, M. (2008). Effects of Rhythmic Embrocation Therapy With Solum Oil in Chronic Pain Patients. A Prospective Observational Study. *Clinical Journal of Pain, 24* (3), 237–243.

Peirce, C. S., & Apel, K.-O. (1991). *Schriften zum Pragmatismus und Pragmatizismus.* Suhrkamp Taschenbuch Wissenschaft: Vol. 945. Frankfurt am Main: Suhrkamp.

Reisinger, I. (2011). *Rhythmische Einreibungen nach Wegman/Hauschka bei einer Erschöpfungsdepression.* Zugriff am 9. Februar 2015 unter http://w.inter-uni.net/static/ download/publication/komplementaer/SZ_Reisinger_Rhythm_Einreibung_b_Erschoepfungsdepression.pdf

Schreier, M. (2014, 19. Januar). *Varianten qualitativer Inhaltsanalyse. Ein Wegweiser im Dickicht der Begrifflichkeiten.* Zugriff am 14. Dezember 2014 unter www.qualitative-research.net/index.php/fqs/article/viewFile/2043/3636

Schweighofer, N. (2014). *Die Rhythmische Einreibungen bei onkologisch assoziierter Fatigue: Projektarbeit. Weiterbildung komplementäre Pflege.* Zugriff am 9. Februar 2015 unter http://www.onkopflege-schwaz.at/docs/Projektarbeit_Nicole_Schwaighofer.pdf

Seiffert, H. (1996). *Einführung in die Wissenschaftstheorie* (10. Aufl.). Beck'sche Reihe: Vol. 61. München: Beck.

Strauss, A. L. (2007). *Grundlagen qualitativer Sozialforschung: Datenanalyse und Theoriebildung in der empirischen soziologischen Forschung.* unveränderter Nachdruck. München: Fink.

Voit, R. (2010). *Rhythmische Einreibungen nach Wegman/Hauschka bei einer Jugendlichen mit Versagensängsten speziell bei mündlichen Prüfungen.* Zugriff am 9. Februar 2015 unter http://w.inter-uni.net/static/download/publication/komplementaer/SZ_Voit_Rhythm_Einreibungen_Jugendl_Versagensaengste.pdf

Waldenfels, B. (2000). *Das leibliche Selbst: Vorlesungen zur Phänomenologie des Leibes.* Suhrkamp Taschenbuch Wissenschaft: Vol. 1472. Frankfurt am Main: Suhrkamp.

Weizsäcker, V. v. (1973). *Der Gestaltkreis: Theorie der Einheit von Wahrnehmen und Bewegen.* [Frankfurt a. Main]: Suhrkamp.

# Die „Klingende Waschung"

## Eine Interpretation ihrer dialogischen Wirkung

Rolf Heine

**Zusammenfassung**

Die Klingende Waschung ist eine innerhalb der Anthroposophischen Pflege entwickelte und etablierte Form der therapeutischen Waschung. Sie dient nicht der Reinigung sondern erzeugt eine gesamthafte Empfindung des eigenen Leibes in der Interaktion mit Wasser, Wärme, Berührung und menschlicher Fürsorge. Die Wirkungen sind ähnlich, wie die vergleichbarer anderer Äußerer Anwendungen wie zum Beispiel einer Rhythmischen Einreibung oder einer Herz-Salbenkompresse.

Indikation und Haltung des Behandelnden sind von ausschlaggebender Bedeutung für die Wirkung. Bedarfserhebung und entsprechender therapeutischer Gestus lassen sich mittels des Assessmentinstruments der Pflegerischen Gesten ermitteln.

Unter der Perspektive des Ökologischen Modells therapeutischer Prozesse zeigt die Klingende Waschung eine Wirksamkeit auf vier Ebenen: Körper und Leib, Bewusstsein und Selbstbewusstsein/-wirksamkeit.

# 1    Einleitung

Die *Klingende Waschung* ist eine innerhalb der Anthroposophischen Pflege entwickelte und etablierte Form der therapeutischen Waschung (Heine, 2016). Sie wird angewendet bei sehr geschwächten Menschen, die nicht oder nur eingeschränkt in der Lage sind, das eigene Gesicht, die Hände und die Füße zu berühren. Die *Klingende Waschung* intendiert keine Entfernung von Schmutz (Hautresten, Ausscheidungen, Essensreste oder ähnlichem) sondern eine gesamthafte Empfindung des eigenen Leibes in der Interaktion mit Wasser, Wärme, Berührung und menschlicher Fürsorge. Zunächst gilt es zu zeigen, dass diese Form einer Waschung nicht nur eine angenehme Art der Körperpflege sondern darüber hinaus eine Behandlung mit therapeutischem Zusatz-Nutzen darstellt. Dies geschieht indem die Wirkungen der *Klingenden Waschung* in Abschnitt 3 beschrieben werden.

Da auf den ersten Blick die Effekte der *Klingenden Waschung* denen anderer Äußerer Anwendungen wie zum Beispiel einer Rhythmischen Einreibung oder einer Herz-Salbenkompresse ähneln, gilt es die *Klingende Waschung* von ähnlichen Behandlungen abzugrenzen. Dies wird im Abschnitt 4 versucht.

Die erstaunlichen Wirkungen der *Klingenden Waschung* sind allein aus der Alltagserfahrung einer Waschung des Gesichts, der Hände und der Füße nicht erklärbar. Sie treten auch nur dann ein, wenn sie in Haltung und Stimmung des Behandlers intendiert werden und die beschriebene Technik sauber angewendet wird. Eine differenzierte Beschreibung von Haltungen und Stimmungen wird im Konzept der Pflegerischen Gesten (Heine, 2016) vorgeschlagen und auf die *Klingende Waschung* angewendet (vgl. Abschnitt 5).

Entscheidend für die Haltungs- und Gestenbildung des Pflegenden ist seine Empathiefähigkeit. Nur diese gewährleistet, dass die Generierung der pflegerischen Gesten am Patienten erfolgt und nicht aus persönlichen Neigungen und Abneigungen des Pflegenden. Deshalb wird der Versuch unternommen, den Weg einer empathiebasierten Indikationsstellung für die *Klingende Waschung* aus leibphänomenologischer Perspektive zu skizzieren (Abschnitt 6).

Abschließend wird die *Klingende Waschung* mit Hilfe des Ökologischen Models interpretiert (Abschnitt 7). Es bestätigt sich der empirische Befund der Ähnlichkeit der Wirkung der *Klingenden Waschung* mit anderen Äußeren Anwendungen. Darüber hinaus wird deutlich, warum ähnliche Wirkungen beim Menschen mit unterschiedlichen Ursachen erreicht werden müssen.

## 2    Durchführung und Technik der Klingenden Waschung

Vorbereitung: Der Patient wird über die Waschung informiert. Dabei genügen in der Regel eine kurze Beschreibung des Ablaufes und die Mitteilung des Grundes, die Waschung in dieser Form durchzuführen (Schonung, Erfrischung, Entspannung o.ä.). Der Patient soll die Blase entleeren, gegebenenfalls wird der Intimbereich gereinigt. Die Lüftung des Zimmers, ggf. die Einrichtung eines Sichtschutzes, die Vorbereitung der Waschutensilien (Waschschüssel, Handtücher, Waschhandschuhe), die Lagerung des Patienten (liegend mit leicht erhöhtem Oberkörper) beschließen die Vorbereitung.

Durchführung: Der Behandler steht auf der rechten Seite des Patienten. Seine linke Hand berührt sacht die rechte Schulter des Behandelten und verweilt dort ohne Gewicht. Mit dem warmen, gut ausgewrungenen Waschhandschuh wird die linke Gesichtshälfte berührt. Dabei ruht die Hand flächig und ohne Druck auf der gesamten linken Hemisphäre und wird von median zum Ohr hin gelöst. Die Hand plastiziert die Konturen des Gesichts nach. Es wird nicht gewischt oder gerieben. Der Patient empfindet die bloße warme Anwesenheit der Hand, welche je nach Größe des Gesichts die Stirn, – die Augen- Nasenpartie und die Mund-Kieferpartie behandelt. In der gleichen Weise wird die rechte Gesichtshälfte behandelt. Danach werden nacheinander beide Hemisphären mit einem Frotteehandtuch in der eben beschriebenen Art getrocknet.

Nun wird die rechte Hand des Patienten in die am Bettrand positionierte Waschschüssel gelegt, wobei nur die Finger in das warme Wasser eintauchen. Der Behandler schöpft mit der hohlen Hand Wasser aus der Schüssel und lässt es über den Handrücken fließen. Dabei entsteht das Geräusch von leise plätscherndem Wasser, das der Klingenden Waschung den Namen gegeben hat. Nach drei bis fünf Ausgießungen wird dem Patienten, der zu einem Knäul geformte Waschhandschuh leicht in die Handinnenfläche gedrückt. Dies löst beim Patienten oftmals einen Impuls zum festeren Greifen aus. Danach wird die Hand aus der Waschschüssel gehoben und auf das über dem Bauch des Patienten platzierten Handtuch abgelegt. Das Handtuch wird um die feuchte Hand gehüllt und leicht angedrückt. Der Pflegende wechselt die Seite und behandelt die linke Hand in der gleichen Weise.

Für die Waschung des rechten Fußes wird das Handtuch unter den rechten Unterschenkel gelegt und die Waschschüssel etwa auf Höhe der Wade platziert. Der Unterschenkel wird gebeugt und der Fuß in die Waschschüssel gestellt. Der Pflegende stützt das Bein an Knie oder Wade. (Falls der Patient nicht in der Lage ist, das Knie zu beugen wird das gesamte Bein mit einem Kissen unterlegt, so dass der Fuß ohne Druck über der Waschschüssel zu liegen kommt.) Nun wird wiederum mit der hohlen Hand, drei bis fünfmal warmes Wasser über die Knöchel und

den Fußrücken geschöpft, wobei erneut das klingende Geräusch des plätschernd
fließenden Wassers entsteht. Die Waschschüssel wird entfernt, der Unterschenkel
auf das Handtuch abgelegt und durch leichtes aber bestimmtes Andrücken ab-
getrocknet. Bein und Fuß werden warm mit der Bettdecke zugedeckt. In gleicher
Weise wird mit dem linken Bein verfahren.

Während der gesamten Behandlung wird in der Regel nicht gesprochen. Dies
unterstützt einerseits die innere Sammlung und die Konzentration des Behandlers
und richtet zugleich die Aufmerksamkeit des Behandelten auf die Qualitäten des
fließenden Wassers, der Wärme, auf das Geräusch des Wassers, den Rhythmus des
Gießens und Fließens sowie auf die respektvolle Berührung und die ungeteilte
Anwesenheit des Behandlers. Der Verzicht auf das gesprochene Wort während
der Behandlung erfordert einen Ausgleich: Jede Bewegung, jede Berührung, jeder
Sinneseindruck muss so gestaltet sein, dass der Berührte sich auf ihn einstellen,
sich auf ihn einlassen und mit ihm in Resonanz treten kann. Nachbereitung: Handtücher, ggfs. Lagerungsmittel werden aus dem Bett entfernt. Arme und Hände werden unter die Bettdecke gelegt. Das Kopfteil des Bettes wird auf die dem Patienten
angenehme Höhe gestellt. Die Waschutensilien werden entfernt. Der Behandler
verabschiedet sich. Nach ca. 30 Minuten wird der Behandelte nach seinem Befinden befragt, die Wirkung evaluiert und dokumentiert.

## 3    Typische Wirkungen der Klingenden Waschung

Im Rahmen des Pflegeprozesses werden die Patienten nach der Behandlung über
ihr Befinden befragt. Die im Folgenden beschriebenen Wirkungen beruhen auf
spontanen mündlichen Schilderungen von Behandelten (sowohl Patienten wie
auch gesunden Probanden[1]). Diese Wirkungen treten bei fast 100 % aller Patienten
und Probanden auf. Der Verfasser hat in den letzten 20 Jahren etwa 500 Anwendungen durchgeführt und beobachtet. Eine dokumentierte Sammlung der Beobachtungen liegt ihm nicht vor. Die Mitteilungen von Patienten und Probanden sind
unterschiedlich differenziert. Sie reichen von rein vegetativen Äußerungen eines

---

[1]    Die Klingende Waschung wird in Fortbildungen für Pflegende, Ärzte und Laien unter-
       richtet (z.B. in den Grundkursen für Anthroposophische Pflege, die von der Akade-
       mie für Pflegeberufe an der Filderklinik seit 1995 bis 2014 jährlich mit 10 bis 15
       Teilnehmern durchgeführt wurden.). Das Eigenerleben der Teilnehmer ist integrierter
       Bestandteil der Schulung. Hier werden die Feedbacks der Teilnehmer zusammenge-
       tragen. Erfragt werden die Stimmung während und unmittelbar nach der Behandlung,
       körperliche, leibliche und seelische Befindlichkeiten, sowie der Bezug des Probanden
       zum Durchführenden der Waschung.

somnolenten oder bewusstlosen Patienten (Hautrötung, Atmung...) über allgemeine Verbalisierungen („war angenehm...") bis hin zu detaillierten Schilderungen körperlicher, leiblicher und seelischer Erlebnisse. Gerade der Vergleich detaillierter Berichte zeigt neben der individuellen Verschiedenheit der Erlebnisse oft auch eine große Varianz im sprachlichen Ausdruck. Beispielsweise werden die Begriffe erfrischend, erquickend, belebend, durchströmend etc. verwendet, um eine „vitalisierende" Wirkung in der Leibeserfahrung zu beschreiben. Diese Worte sind keineswegs synonym und austauschbar sondern beschreiben eine spezifische Befindlichkeit, deren Verständnis und Interpretation sich aber ebenso einer exakten Bedeutungsfestlegung entzieht. Bestimmend für die Wortwahl und Interpretation dürften dabei nicht nur die tatsächlichen Leibeswahrnehmungen sondern auch der Wortschatz und das begriffliche Differenzierungsvermögen des Patienten und des Interpreten in der jeweiligen Krankheits- und Kommunikationssituation sein. Die hier genannten Wirkungen sind also keine definierten oder kalibrierten Folgen der Behandlung sondern sie geben eine Wirkungsfigur oder ein Wirkungsmuster wieder. Dieses Muster ist gemeint, wenn im Folgenden von „Wirkungen" gesprochen wird. Die Einteilung in körperliche, leibliche, seelische und interaktive Wirkungen ordnet die Wirkungen den Erfahrungsdimensionen des hier angelegten ökologischen Modells zu. Wobei unter „seelischen Wirkungen" Effekte verstanden werden, die ohne begrifflich nachvollziehbaren Körperbezug auftreten und „interaktive Wirkungen" Veränderungen im Verhältnis zur Umwelt, hier im Wesentlichen zum Behandler und zur eigenen Biographie, beschreiben.

Körperliche Wirkungen

• Leichte Rötung des Gesichts als Ausdruck der Steigerung der Hautdurchblutung
• Erwärmung der Hände und Füße
• Erniedrigung der Atemfrequenz
• Entspannung des Muskeltonus

Leibliche Wirkungen (am Körper erlebte oder mit Begriffen aus dem Wortfeld der Körperlichkeit ausgedrückte Effekte):

• entspannt sein
• geborgen sein, umhüllt sein, geschützt sein, gewärmt sein
• erfrischt sein, erquickt sein, belebt sein, angeregt sein, durchströmt sein
• Sich leicht fühlen, sich schwer fühlen, sich rund fühlen, sich aufgerichtet fühlen, sich ganz fühlen,

- (Schmerz-) Linderung erfahren
- ganz bei sich sein

Seelische Wirkungen (Begrifflich von der Körperlichkeit abgelöste Erfahrungen)

- Gelassenheit
- Freude, Zuversicht
- Entlastung von Ängsten, Sorgen
- Achtsamkeit auf Sinneseindrücke

Geistige Wirkungen (Inter- und transsubjektive, auf das Verhältnis zur Umwelt oder den Wertehorizont des Behandelten bezogene Wirkungen)

- Vertrauen (zum Behandler, zur Situation, zum Schicksal, in sich selbst)
- Würde, Respekt (sich respektiert fühlen, die Würde des Settings erleben)
- Segnung (sich gesegnet fühlen, die Anwesenheit eines „Größeren" erleben)
- Dankbarkeit (gegenüber dem Behandler, „dass ich so etwas erleben darf…", gegenüber dem Dasein)
- überpersönliche Liebe

Die Wirkungen der Klingenden Waschung sind vielfältig. Nicht jeder Behandelte erlebt alle Effekte. (z.b. die Durchwärmung der Hände). Auch erscheinen manche Wirkungen geradezu gegensätzlich. (z.B. Schweregefühl der Beine nach der Behandlung – Leichtigkeitsgefühl der Beine nach der Behandlung). Manche Effekte können bei einer Behandlung dominant auftreten, bei einer weiteren Behandlung desselben Patienten zu einem späteren Zeitpunkt treten sie in den Hintergrund (z.B. Erfrischung).

  In diesem Zusammenhang ist relevant, wie der Patient Wirkungen und therapeutischen Nutzen selbst beurteilt, bzw. welche Bedeutung er der Wirkung/dem Nutzen beimisst. So sind im Falle der Klingenden Waschung in der Regel die rein körperlichen Wirkungen (Rötung des Gesichts, Erniedrigung der Atemfrequenz etc.) für den Patienten ohne Relevanz, wenn sie für ihn überhaupt wahrnehmbar sind. Die leiblichen Wirkungen (entspannt sein, umhüllt sein etc.) hingegen haben größere Bedeutung, da sie schon per Definition eine Beziehung zum eigenen Leib-Empfinden und Leib-Sein darstellen. Noch größere Relevanz für den Patienten haben die seelischen Wirkungen (Gelassenheit, Freude etc.). Diese sind nicht mehr eng an den Leib gebunden und haben den größten Erlebniswert. Sie beeindrucken den Patienten besonders, indem sie für den Moment Leiden lindern und die Stimmung verbessern. Die größte Bedeutung für den Patienten entfalten allerdings die geistigen Wirkungen (Vertrauen, Respekt etc.). Sie werden den Leib transzendierend wahrgenommen. Sie können deshalb durch den Patienten auch erinnernd (wieder) hervorgerufen werden, selbst wenn eine Verschlechterung der körperlichen Verfassung eintritt. Die Erinnerung an einen Zustand des Vertrauens, des Respekts, der Dankbarkeit usw. kann diesen vergegenwärtigen und aktualisieren, auch wenn die auslösende Behandlung (hier die Klingende Waschung) schon in weiterer zeitlicher Ferne liegt. Wenn diese aktive Aktualisierung des Erlebten in der Erinnerung des Patienten gelingt, wirkt die Intervention nachhaltig. Ja letztlich könnte die Klingende Waschung unter dem aktuellen Leiden verschüttete Erlebnisse wiedererwecken, die der Patient in der Vergangenheit (z.b. seiner Kindheit) bereits als Geborgenheit, Freude, Respekt erlebt hatte und die nun „vergegenwärtigt" wurden. Tatsächlich beschreiben sowohl Patienten wie auch Probanden (vgl. Fußnote 1) ihre Erlebnisse mit Begriffen, Bildern und Vergleichen aus der Kindheit oder ihrem spirituellen Leben („Diese Geborgenheit habe ich zuletzt als Kind erlebt". „Der Respekt den ich in der Behandlung erlebt habe, erinnert mich an die Fußwaschung Christi").

Die Fähigkeit des Patienten, elementare positive seelische und geistige (leibunabhängige) Erlebnisse aus eigener Kraft aufzurufen, ist eine wichtige salutogenetische Kompetenz. Sie ist Grundlage der seelischen Widerstands- und Abwehrkraft bzw. Resilienz.[2] Indem die Klingende Waschung elementare Erlebnisse mit Wasser, Wärme, Berührung, sowie Haltungen der Zuwendung, des Respekts und der Achtsamkeit vermittelt, vermag sie den Patienten an die Schichten des Urvertrauens, des Eins-Seins mit sich selbst, der Behaglichkeit und der Sicherheit wieder anzuschießen. Die Wiederverbindung mit diesem „Urgrund" darf mit dem lateinischen Begriff „re-ligere wieder-Verbinden", dem etymologischen Ursprung des Wortes „Religion" assoziieret werden. Viele Patienten charakterisieren die klingende Waschung denn auch als „heilige Handlung" oder glauben in ihr einen rituellen Akt zu erkennen.

## 4     Indikationen (Heilanzeigen) der Klingenden Waschung

Wirkungen und Nutzen der Klingenden Waschung ähneln denen zahlreicher anderer Äußerer Anwendungen oder pflegerischer Interventionen. So konnte gezeigt werden, dass Rhythmische Einreibungen nach Wegman/Hauschka *Lösung*, *Wie-*

---

2     „Unter Resilienz wird die Fähigkeit von Menschen verstanden, Krisen im Lebenszyklus unter Rückgriff auf persönliche und sozial vermittelte Ressourcen zu meistern und als Anlass für Entwicklung zu nutzen" (Welter Enderlin & Hildenbrandt, 2006).

*dereinssein* und *Neuvermögen* induzieren (Bertram, 2005). Um die Wirkungen der
Klingenden Waschung therapeutisch, das heißt an einem zielorientierten Prozess
auszurichten und ihr damit einen nachhaltigen Nutzen zu verleihen, müssen die Indikationen spezifisch eingegrenzt werden. Die Indikationen ergeben sich einerseits
aus dem Behandlungsziel (z.b. Schmerzlinderung) und der konkreten Ausgangs-
situation, das sind die Ressourcen und Probleme des Patienten (z.b. Erschöpfung,
Erstarrung). Die Eigenarten und Qualitäten der Behandlungstechnik indizieren
die Klingende Waschung dann als pflegerisch-therapeutische Behandlung (vgl.
Abschnitt 4.1).

Die Klingende Waschung ist zunächst die radikale Reduktion einer Ganzkörperwaschung. Sie kann nicht mehr der Reinigung im Sinne der Entfernung von
Verunreinigungen dienen. Vielmehr besteht ihre Bedeutung wesentlich in der Anregung der oben (vgl. Abschnitt 3) beschriebenen körperlichen, leiblichen, seelischen und umweltbezogenen Phänomene. Sie wird folglich eingesetzt,

a) wenn eine Reduktion der Ganzkörperwaschung erforderlich ist, z.b. weil der
   Patient diese ablehnt oder sie seine Kräfte zu sehr beansprucht und,
b) wenn keine körperliche Reinigung notwendig ist, aber auf die Erfrischung,
   Vitalisierung, Entspannung einer Waschung nicht verzichtet werden kann,
c) Wenn sprachliche Kommunikationsmittel den Patienten nicht zu erreichen vermögen.

Dies ist oftmals gegeben bei

a) Patienten im Sterbeprozess
b) dementen Patienten mit Abwehrverhalten aufgrund von Schutz- und Hüllebe-
   dürfnissen
c) Erschöpfte Patienten nach Trauma, Schmerz, Erniedrigung.

## 4.1    Abgrenzung zu anderen Äußeren Anwendungen

Äußere Anwendungen mit ähnlichen Wirkungen und Indikationen sind die Rhythmische Fußeinreibung, Hand- und Fußbäder oder warme Brust-Auflagen mit ätherischen Ölen (z.b. Lavendel, Eukalyptus, Solum Öl) (vgl. Fingado, 2001; Batschko,
2003).

Die *Klingende Waschung* ist diesen Behandlungen vorzuziehen, wenn

a) Die lösende, reinigende Qualität des Wassers der duftenden, einhüllenden,
   wärmenden Qualität eines fetten oder eines ätherischen Öles vorgezogen wird,
b) die Qualität des Fließens wichtiger ist, als der Wärmeaspekt eines Öls,
c) auch die sanfte Berührung einer Rhythmischen Einreibung vom Patienten als
   zu nah erlebt wird.

## 4.2    Abgrenzung zu anderen Pflegeinterventionen

Jede gute Pflegeintervention kann die oben genannten seelischen und interaktiven Wirkungen hervorbringen. Vertrauen, Respekt, Dankbarkeit können bei einem
Gespräch, dem Essen reichen, der Mobilisation letztlich bei allen patientenzent-
rierten Tätigkeiten entstehen. Die Klingende Waschung ist jedoch besonders geeignet, wenn

a) Sonstige Pflegeinterventionen aufgrund des Gesamtbefindens des Patienten als
   invasiv empfunden werden (bei Schmerzen, Angst vor Berührung, Angst vor
   Nähe, Verständigungshindernissen) und sie deshalb nicht positiv konnotiert
   werden,
b) der Patient daran gehindert ist, seinen Leib (positiv) zu empfinden. (z.B. bei
   Schmerzen, nach Traumata, Depression, Anorexie).

## 5    Die dialogische Struktur der Klingenden Waschung

Der klingenden Waschung geht ein umfassender Verständigungsprozesses zwischen dem Patienten und dem Pflegenden voraus. Dieser Verständigungsprozess ist
zunächst identisch mit dem Pflegeprozess. Er umfasst das verbale oder nonverbale
Hilfeersuchen des Pflegebedürftigen, die Sichtung und Analyse seiner Pflegeprobleme, Bedarfe und Ressourcen im pflegerischen Anamnesegespräch, die Zustimmung des Patienten, seine aktive oder passive Mitwirkung an der Durchführung,
seine körperlichen, leiblichen und seelischen Reaktionen auf die Waschung, das
Evaluationsgespräch und die gemeinsame Vorschau oder Planung der folgenden
Waschung oder anderer pflegerischer Interventionen.

Bei der Klingenden Waschung wird ein Beziehungselement deutlich, das bei
anderen Pflegeinterventionen zumeist übersehen wird oder, da nicht intendiert, tatsächlich nicht entsteht. Bei der Klingenden Waschung entsteht „Musik". Damit ist

nicht alleine das rhythmisch plätschernde, klingende, murmelnde Geräusch, das bei der Waschung erzeugt wird, gemeint (dies entsteht ja unwillkürlich bei jeder Waschung, insofern nicht Feuchttücher oder Pflegeschaum verwendet werden[3]) sondern jener „Aufmerksamkeitsraum", der durch die Sammlung des Pflegenden und durch das Hinlauschen auf die Laute des Wassers entsteht. In den, durch die Haltung des Pflegenden erzeugten Klang- und Aufmerksamkeitsraum kann der Patient eintreten. In diesem Raum geschieht „Musik" [4] nun nicht als intendierte Wirkung auf oder für den Patienten sondern absichtslos, „objektiv", um ihrer selbst oder um des „Wassers" willen: Musik, Achtsamkeit, Freude als gemeinsames Werk des Patienten und des Pflegenden. Diese entstehen. Beide sind für einen Augenblick da. Sie sind für die im Raum Anwesenden da. Sogar Angehörige oder Zimmernachbarn partizipieren von dieser Stimmung ebenso wie der Behandelte und der Behandler.[5]

Untersucht man die Mikrostruktur der Haltungen, die der Behandler einnimmt, um eine solche wirksame Stimmung zu erzeugen, findet man für die klingende Waschung eine Reihe von „Gesten", die im Folgenden dargestellt werden (Heine, 2004). Unter Geste wird hier die in einer pflegerischen Tätigkeit sichtbar gewordene pflegerische Haltung verstanden. So ist beispielsweise die Technik des „plastizierenden" Waschens des Gesichts gestischer Ausdruck einer inneren Haltung und Intention des Pflegenden, welche die Eigenform und Grenze des fremden Gesichts wahren will. Die Geste selbst könnte hier „Formen" oder „Hüllen" genannt werden. Diese Geste findet sich bei der Klingenden Waschung auch an anderen Stellen, beispielsweise beim behutsamen Andrücken des Handtuches an die feuchte

---

3   Die „Entsinnlichung" von Pflegehandlungen durch technische Hilfsmittel und ihre Auswirkungen auf den Patienten und die Beziehung zum Behandler müsste einmal eingehender untersucht werden!

4   Der musikalische Klang entsteht durch das rhythmische Aufschlagen des in Tropfen oder Clustern aus der Hand des Pflegenden ausgegossenen Wasserquantums auf die Wasseroberfläche. Beim Auftreffen entstehen Töne in unterschiedlicher Höhe (Intervalle), abhängig von der Größe des Clusters und der zufälligen Bewegung der Wasseroberfläche. Es ergeben sich konsonante oder dissonante Klangmuster. Verstärkt wird dieser Effekt durch den Resonanzraum der Waschschüssel, wobei deren Form und Material eine wichtige Rolle bei der Klangfarbe spielt. Wir bevorzugen deshalb bei der Waschung eine schalenförmige Metallschüssel und vermeiden eimerartige Plastikschüsseln.

5   Diese Partizipation ist erstaunlich. Tatsächlich beobachte ich häufig bei Rhythmischen Einreibungen oder der Klingenden Waschung, dass Mitpatienten oder der Behandlung beiwohnende Angehörige sich nach der Behandlung ebenfalls erfrischt, gereinigt, wertgeschätzt fühlen. Es scheint, als erzeuge die Behandlung ein Wirkungsfeld, das nicht auf Patient und Behandler beschränkt ist.

Hände und Füße. Die gewissenhafte und konzentrierte Vorbereitung des Behand-
lungsraumes und der Behandlung ist Ausdruck einer Haltung, welche Übersicht,
Ordnung, flüssige und rhythmische Abläufe intendiert. Die hier wirksame Geste
kann „Ordnen" oder „Raum schaffen" genannt werden. Die stabilisierende Wirkung dieser Geste lässt sich leicht erfassen, wenn man sich ihre Abwesenheit vor-
stellt: Hektisches, unkoordiniertes Heranschaffen von Waschschüssel und dann,
weil beim ersten Mal vergessen, ein nochmaliges Verlassen des Behandlungsrau-
mes zur Beschaffung des Handtuches und so weiter.

Der Schutz, die Abschirmung des Patienten vor äußeren Störungen aus der Haltung der Achtsamkeit vor der verletzbaren Hülle des Pflegebedürftigen begründet
die Geste des „Schützens" oder „Abwehrens". Auch hier lässt sich die Abwesenheit der Geste fast als körperlicher Schmerz mitempfinden, wenn das sich Einlassen auf das klingende Geräusch des Wassers, ständig gefährdet ist durch herein-
platzende Störungen.

Die Entlastung von den Herausforderungen des Alltags durch die Übernahme
der Waschung beim geschwächten Patienten geht auf die Haltung des Helfens und
Unterstützens zurück (Geste des „Entlastens"). Selbstverständlich ist Helfen und
Unterstützen auch ohne gestischen Ausdruck wirksam. Es ist dann Mittel zum
Zweck der Substitution einer nicht selbstständig durchführbaren Handlung. Erst
das Gewahr werden des freudig gespendeten Kraftüberschusses durch den Helfer,
befreit das Helfen von seiner zweckrationalen Ausschließlichkeit.

Die Anwendung des aufbauenden, nährenden Wasserelements geschieht in der
Geste des „Nährens", „Aufpäppelns". Auch hier mag man dem Wasser selbst die
aufbauende, nährende Wirkung zuschreiben. Allerdings ist es gerade die Gebärde
des Schöpfens und Gießens, die vergleichbar mit dem Darreichen der Nahrung den
Substanzstrom in rhythmisch gegliederten Portionen verabreicht.

Die Klingende Waschung verfolgt zwar nicht das Ziel der physischen Entfernung von Schmutz. Gerade das Fließen des Wassers wirkt trotzdem befreiend,
lösend in der Geste des „Reinigens".

Die Berührung des Gesichts, dann der Hände und zuletzt der Füße bewirkt eine
starke innere Aufrichtung und „Erdung" des Patienten. Der Pflegende unterstützt
dies, indem er sich selbst aufrichtet (Geste des „Aufrichtens").

Der bei der Klingenden Waschung geführte, meist non-verbale Dialog, ist gekennzeichnet durch ein intensives Wahrnehmen und Abstimmen von Geschwindigkeit, Rhythmus, Berührungsintensität auf die aktuelle Situation und die Reaktionen des Patienten in der Geste des „Ausgleichens", „Harmonisierens".

Belebung und Erfrischung als wesentliche Wirkungen der Klingenden Waschung werden durch die Geste des „Anregens", in der inneren Haltung der freudi-
gen Erwartung auf die Reaktion wohldosierter Berührungen begleitet.

Die Motivation des Patienten, damit dieser sich auf den pflegerischen Behand-
lungsvorschlag einlassen kann, geschieht in der Geste des „Zumutens", „Belas-
tens" aus einer inneren Haltung, welche dem Patienten die Überwindung von Hin-
dernissen und Widerständen zutraut.

Das Aufmerksam-Werden auf Neues, auf den Klang des Wassers, die Wärme
und Feuchtigkeit auf der Haut, den Atem, die Stimmung und das Licht im Raum
wird vorbereitet durch die Geste des „Erweckens" in der Haltung des Staunens und
der Achtsamkeit, die im Übrigen nur entsteht, wenn der Behandler selbst staunt
und achtsam ist und dies in sich erlebt.

Das Für - Wahr - Nehmen des Erlebten, das Ernst - Nehmen, das Sich selbst
Wahr - Nehmen fällt vielen Menschen schwer. Es kann pflegerisch unterstützt werden durch eine Geste des „Bestätigens" Sie entsteht aus der inneren Hervorbringung von Achtung und Respekt gegenüber dem anderen Menschen.

## 5.1    Qualitäten der Klingenden Waschung

Die Qualitäten der *Klingenden Waschung* wurden mit Hilfe des Konzepts der Pflegerischen Gesten dargestellt (vgl. Abschnitt 4). Die Gesten wurden als sichtbar
gewordene pflegerische Haltungen verstanden. Aus Sicht der Leibphänomenologie
erlebt der Patient bei einer klingenden Waschung eben nicht allein die körperliche Applikation einer Gesichtswaschung, eines Handbades und eines Fußbades
mit ihren technischen Implikationen (Wassertemperatur, Druck beim Waschen,
Reihenfolge der einzelnen Teile der Waschung, Rhythmik etc.) sondern auch die
an den Raum gebundenen Umgebungsfaktoren (Zimmertemperatur, Lichtverhält-
nisse, Geräuschpegel etc.), die Persönlichkeit des Pflegenden, der die Anwendung
durchführt (Geschlecht, Alter, Aussehen, Charakter etc.) und die Stimmungen und
Haltungen (Respekt, Achtsamkeit) mit denen die Anwendung durchgeführt wird.
Das Integral dieser Ebenen ist die Pflegerische Geste. Der Begriff der Geste wurde
gewählt, weil er zwischen Handlung und Haltung eine Mitte bildet. Er steht zwischen der Objektivität einer Tat und der Subjektivität einer Haltung. Die Geste tritt
objektiv in Erscheinung aber noch ohne zwingende Wirkung. Der aus der Mind-
Body-Perspektive beschriebene Zusammenhang einer körperlichen Bewegung mit
bestimmten Stimmungsmodifikationen (vgl. Bertram & Kolbe 2016) existiert ja
durchaus nicht zwingend. Eine aufrechte Körperhaltung mag zwar dazu beitragen,
dass Klarheit, Übersicht und Aufrichtigkeit sich auch in der seelischen Stimmung
ausbreiten, sie ist aber weder Verursacher noch hinreichende Bedingung zum Beispiel für eine gehobene Stimmung. Vielmehr wird in der Aufrichtung körperlich

eine Geste vollzogen, die mit anderen leiblichen und seelischen Bezirken in Resonanz treten kann. In der Geste erhält die Haltung Ausdruck, sie macht sie sichtbar und öffentlich. Die Geste wird damit zur Selbstoffenbarung des Pflegenden und diese wirkt wie wir oben gesehen haben auf den Patienten. Auch hier können wir jedoch keinen kausalen zwingenden Wirkungszusammenhang feststellen. Ein freundlicher Pflegender ist eben weder Garantie noch hinreichende Bedingung für das Wohlbefinden des Patienten. Gleichwohl dürften Respekt, Achtsamkeit, Korrektheit durchaus im Patienten eine Resonanz auslösen.

Die hier im Bezug zur Klingenden Waschung vorgestellten Gesten sind: Formen – Ordnen – Schützen – Entlasten – Aufpäppeln – Reinigen – Aufrichten – Harmonisieren – Anregen – Zumuten – Erwecken – Bestätigen

Sie wirken in der Klingenden Waschung zunächst ohne Absicht des Pflegenden als Integral der Technik, der Umgebung, der Persönlichkeit des Pflegenden und seinen Haltungen. Wird eine der Gesten bewusst eingesetzt, verstärkt sich ihre Wirkung. Wird die Geste des Ordnens verstärkt, so sind äußerlich Raum und Waschutensilien optimal vorbereitet und der Ablauf ist strukturiert. Darüber hinaus wirkt die Geste und die durch sie äußerlich hervorgebrachte Ordnung strukturierend, Klarheit und Übersicht schaffend. Die Verstärkung der Geste des Reinigens, wird besonderes Gewicht auf das Strömen und Fließen des Wassers legen. Indem so die Eigentümlichkeit des Wassers als Lösungsmittel hervorgehoben wird entsteht ein „leibhaftiger" Eindruck der Lösung und Befreiung. So lassen sich für alle Gesten unmittelbare Wirkungen im Leiblichen und im Seelischen darstellen. Dabei sind gestische Wirkungen nicht zwingend, vielmehr deuten sie auf Prozesse hin, mit denen der Patient in Resonanz treten kann. Sie sind Indizien – Fingerzeige – Hinweise, die der Patient in der eigenen Leiblichkeit als „Richtung gebend" erleben kann. Ein Pflegender, der vor einen Patienten in gebeugter, schlaffer Haltung tritt und ihn mit zitternder Stimme Mut zuspricht wird wenig Erfolg haben.

## 6    Die Klingende Waschung aus der Perspektive der Leibphänomenologie.

### 6.1    Indikationsstellung

Der intersubjektive, empathische Mitvollzug leiblicher Prozesse anderer gilt in der Leibphänomenologie als Grundlage für therapeutisches Handeln (vgl. Bertram & Kolbe, 2016). Tatsächlich sind weder Indikationsstellung noch die Durchführungsqualität der Klingenden Waschung ohne diesen Resonanzprozess denkbar. So setzt bereits die Indikationsstellung die Wahrnehmung eines Patienten, der geschwächt und nicht in der Lage ist, sich selbst zu erfrischen, voraus. Wobei das Erkennen der Schwäche und Unbeholfenheit schon eine aktive Resonanz des Behandlers auf den kranken Menschen ist, denn Schwäche zeigt sich nicht wie ein Automatismus an einem signalartigen Symptom, das zwingend den Begriff „Schwäche" auslöst, wie z.b. eine Blutdruckmessung eine Abweichung von einem definierten Blutdruckwert anzeigen würde. Vielmehr ergibt sich der Begriff der Schwäche

1. relativ zum Begriff der Stärke oder der Kraft,
2. aus dem Zutrauen bestimmter mit Krafteinsatz zu bewerkstelligenden Fähigkeiten des Patienten, wie zum Beispiel dem Vermögen eine bestimmte Last zu heben,
3. aus dem Erkennen von Verhaltensmustern, die mit dem Begriff der Schwäche assoziiert sein können, wie zum Beispiel dem Nicht-zu-Ende-führen-Können einer intendierten Bewegung oder die ungewollte Verlangsamung einer Bewegung,
4. aus dem unmittelbaren Mitvollzug der Schwäche „am eigenen Leib".

Erst dieser komplexe, zumeist unbewusste Prozess führt zur begrifflichen Bestimmung: „Dieser Patient ist geschwächt" und zur Schlussfolgerung, „er kann sich nicht selbst helfen". Schon die ersten drei, für die Begriffsbildung „Schwäche" notwendigen Schritte haben Leib-Bezug.

• Die Relation, der Vergleich bemüht sprachlich ein Abwägen von Gewichtsverhältnissen und evoziert damit Muskelspannung und Tonusverlust, die zur Aufrechterhaltung des Gleichgewichts notwendig sind.
• Zutrauen projiziert eine Empfindung der am eigenen Leib erfahrenen Stärke in die Fähigkeit des anderen.
• Beim Erkennen von Mustern erweitert sich eine Serie von Einzelwahrnehmungen zu einer Ganzheit: „Wenn etwas watschelt wie eine Ente und etwas quakt wie eine Ente, dann ist es auch eine Ente...." Die damit korrespondierende Leiberfahrung ist „Rhythmus".

Es darf vermutet werden, dass der Grad der Evidenz beim Urteil „Dieser Patient ist schwach" umso höher ist, je vielfältiger die leiblichen Resonanzen sind.
Zugleich muss betont werden, dass diese Resonanzen auch Quellen für Irrtümer sein können. Grade das vermeintliche Erkennen von Mustern verleitet zu Fehlurteilen. Die Projektion eigener Stärke verleitet zur Überschätzung der Kraft, die Abwägung kann durch ungeeignete Maßstäbe verstellt werden. Das Wissen um

leibgebundene Fehlurteile ist allerdings eine Voraussetzung diese zu erkennen und auszugleichen. Diese Fähigkeit ist „Erfahrung".

Bei der empathischen Wahrnehmung einer Schwäche kann der Wahrnehmende einen subtilen Kraftverlust in seinen leisesten Anfängen am eigenen Leib beobachten. Der Mitvollzug des Zustands des Patienten im Pflegenden kann sich von der Empfindung der eigenen Schwächung, bis zum Ohnmachtsgefühl und zur Handlungslähmung steigern. Trotz dieser erstaunlichen „Gefühlsansteckung" (Scheler, 1948, S. 11) wird der empathische Mitvollzug der Schwächung aber durchaus anders erlebt als eine tatsächliche, aus der eigenen Leiblichkeit entstandene Kraftlosigkeit. Am folgenden Beispiel lässt sich der Unterschied zwischen dem empathischen Miterleben und dem Selbsterleben verdeutlichen: Der Schmerz, den wir als Zuschauer erleben, wenn die Köpfe zweier Fußballer bei einem Kopfball gegeneinander krachen, lässt auch uns den Atem stocken, das Gesicht verziehen, stöhnen … Doch selbst, wenn wir uns an die eigene Stirn fassen, dürfte der mitempfundene Schmerz eine deutlich andere Intensität haben als der Schmerz des Fußballers.

Das empathische Miterleben der Situation eines anderen ist in diesem Sinn sowohl vom tatsächlichen Schmerz des Leidenden zu unterscheiden, wie auch von einer Kaskade eigener Emotionen, die sich im Pflegenden an das empathisch mitvollzogene Ereignis anschließen können. Auf das Miterleben der Schwächung können dies sein: das Gefühl der eigenen Ohnmacht, das Gefühl der Ungeduld, das Gefühl des Bedauerns und viele andere mehr. Diese sich der primären empathischen Spiegelung anschließenden Gefühle heißen gemeinhin Mitleid. Dieses Mitleid ist zunächst Ausdruck der eigenen Betroffenheit des Wahrnehmenden. Im Weiteren könnten wir Mitleid in diesem Sinn als subjektiven Verarbeitungsprozess des Pflegenden interpretieren. Hier mischen sich eigene Erfahrungen, Ängste, Traumata, aber auch Gefühle von Kompetenz oder Macht oder schlicht Lust und Unlust, Sympathie oder Antipathie mit der mitempfundenen Situation des Patienten. Wenn dieses Mitleid als subjektiver Adaptationsprozess die Interaktion zwischen dem Pflegende und dem Patienten zu dominieren beginnt, verlässt sie den professionellen Beziehungsraum und verhindert adäquates pflegerisches Handeln. Der Pflegende macht dann das eigene Leiden zum Maßstab für die pflegerische Intervention.

Die Frage ist, wie aus dem Prozess des empathischen Mitvollzugs des Patienten eine pflegerische Handlung erfolgt. Tatsächlich ist mit der empathischen Feststellung „dieser Mensch ist geschwächt" noch keine helfende Tat gefunden. Selbst eine schematische Zuordnung von Pflegemaßnahmen zu Pflegeproblemen gäbe noch keine Antwort darauf, wie der Pflegende selbst diese Zuordnung herstellt, bzw. sinnvolle Modifikationen eines Standards erkennt, auswählt und angewendet werden würden. Eine erste Ebene der Zuordnung ist die assoziative Verknüpfung. Wir erkennen „Schwäche" und ordnen ihr in reflexhaft „Entlasten" oder „Kraftbrühe" oder ähnliches zu.

Wenn diese assoziative, reflexhafte Zuordnung zurückgehalten wird, bildet sich im Miterleben einer Schwäche, einer Ungeschicklichkeit, eines Gebeugtseins beim empathisch Beobachtenden der Impuls, die Störung auszugleichen. Bis ins Bewusstsein dringt dieser Vorgang z.b. beim empathischen Miterleben eines Patienten, der einen Löffel Brei ziellos im Mund hin und her bewegt. Das Bedürfnis zu schlucken bis hin zu eigenen Schluckbewegungen des Pflegenden, ist ein ebenso bekanntes Phänomen, wie das unwillkürliche Bedürfnis sich zu räuspern, wenn wir einem Menschen mit belegter, krächzender Stimme zuhören.

Es gibt, so scheint es, eine Art innerer Ausgleichsbewegung auf den empathischen Mitvollzug einer (Leidens)-Äußerung des Patienten. Dieser inneren Ausgleichbewegung können wir gewahr werden, wenn wir uns empathisch durch die Umgebung beeindrucken lassen. Beim Erleben eines ungeordneten Chaos bildet sich der Impuls, Ordnung, Struktur, Gesetzmäßigkeit, Übersicht herzustellen. Selbst die Titulierung eines ungeordneten Zustandes als „Chaos" ist ein erster Schritt der Unübersichtlichkeit Herr zu werden. – Zunächst nur durch die Benennung des Zustandes. Ähnliches gilt für die Ausgleichbewegung, die wir unwillkürlich erzeugen, wenn wir einem nackten, frierenden Menschen begegnen. Entweder wir „heilen" nur unsere eigene, durch den empathischen Mitvollzug eingetretene „Ansteckung" indem wir uns selbst beginnen zu umhüllen oder wir werden tätig und geben den hüllenden Hilfeimpuls an den Frierenden weiter. Z.B. durch eine Wolldecke oder eine umhüllende Gebärde.

Welche konkreten Pflegemaßnahmen ausgewählt werden, ist abhängig von den Vorerfahrungen, positiven oder negativen Erlebnissen, theoretischem Wissen, vorgeschriebenen Standards und anderem mehr. Wer die *Klingende Waschung* nicht kennt, wird sie nicht als Methode anwenden können, wer negative Erfahrungen mit der Methode gemacht hat, wird eine andere Maßnahme vorziehen. Wie das Mitleid, das sich der empathischen Perzeption als subjektivem Adaptationsprozess anschließen kann, so wird im inneren Diskurs des Pflegenden eine geeignete Antwort auf die Situation des Patienten formuliert.

Wir können somit den Entstehungsprozess empathischen Handelns dem Prozess des empathischen Mitvollzugs gegenüberstellen (vergl. Tabelle 1).

**Tabelle 1**

| Empathischer Mitvollzug | Empathische Handlung |
|---|---|
| Wahrnehmung | Begriff |
| Bestimmung von Mustern | Assoziative Zuordnung von Maßnahmen |
| Empathischer Mitvollzug des Befindens | Innere Ausgleichsbewegung zur empathischen „Ansteckung" |
| Subjektive Adaptation der vorangegangenen Ebenen (Mitleiden) | Subjektive Begründung einer Pflegemaßnahme |

Es braucht wohl kaum erwähnt zu werden, dass die verschiedenen Ebenen von der Wahrnehmung bis zur Entscheidung eine bestimmte Pflegemaßnahme auszuwählen, in größter Geschwindigkeit verlaufen. Auch die Reihenfolge der Ebenen ist eher einer immanenten Logik des Wahrnehmungsvorganges an sich geschuldet; im subjektiven Erleben werden die einzelnen Ebenen, wenn sie überhaupt bewusst werden, durchaus auch in anderer Reihenfolge betreten. Bedenkt man, dass selbst der aus logischen Gründen primäre Wahrnehmungsvorgang, von der intentionalen Gestimmtheit und selektiven Eingrenzungen des Betrachters bestimmt ist, wird deutlich, dass wir es im Erkenntnisprozess mit einem eher zyklischen als mit einem linearen Prozess zu tun haben.

## 6.2 Die Klingende Waschung als Methode aus leibphänomenologischer Perspektive

Im Verlauf dieser Betrachtung wurde bislang der Prozess der pflegerischen Entscheidungsfindung – die Indikationsstellung für die Klingende Waschung beschrieben. Wir sind davon ausgegangen, dass die Klingende Waschung als Methode existiert und dem Pflegenden bekannt ist. Die Identifikation der Eignung der *Klingenden Waschung* wurde bislang nicht genauer untersucht. Auch für diesen Prozess eignet sich der leibphänomenologische Ansatz. Erlebt man die *Klingende Waschung* (siehe die Beschreibung am Beginn des Beitrags) in der eigenen Vorstellung oder bei einer praktischen Demonstration, so lassen sich die gleichen Erkenntnisebenen wie beim empathischen Mitvollzug des Patienten identifizieren. Die Ruhe, die Konzentration, die Behutsamkeit, der Rhythmus der Behandlung werden wie beim Erleben eines Patienten begrifflich identifiziert, empathisch in der eigenen Leiblichkeit mitvollzogen und in einem subjektiven Adaptationsprozess beurteilt. Das empathische Erleben des Patienten und das empathische Erleben der *Klingenden Waschung* beruhen auf dem gleichen Prozess. An der leiblich im Status nascendi mitvollzogenen Schwäche bildet sich eine Gegenbewegung. Es entsteht das Bedürfnis nach Ruhe, die Konzentration auf das Wesentliche oder das Bedürfnis nach Behutsamkeit. Diese inneren Ausgleichbewegungen ähneln den an der *Klingenden Waschung* vollzogenen inneren Bewegungen. So erscheint die *Klingende Waschung* als mögliche Antwort auf die Schwäche des Patienten in der Leiblichkeit des Pflegenden.

Die Entscheidung, die *Klingende Waschung* als Methode für einen bestimmten Patienten, in einer bestimmten Situation tatsächlich anzuwenden, findet Bestätigung oder ein Korrektiv durch das Feedback des Patienten, welcher der Behandlung zustimmt oder sie ablehnt. Hier findet das „subjektive leibliche Spüren des Situiertseins in der Welt und in einem Körper – erste Person Perspektive" (vgl. Bertram & Kolbe, 2016, S. 14) des Patienten Eingang in den Behandlungsprozess. Der Patient erteilt aus seiner Perspektive die Zustimmung zur Behandlung oder er modifiziert das Behandlungsangebot des Pflegenden durch seine Beurteilung: z.B. „es ist mir peinlich, wenn Sie meine Füße waschen". Die „objektive Beobachtung oder Messung körperlicher Prozesse – dritte Person Perspektive" (vergl. Bertram & Kolbe 2016, S. 13) korrigiert ebenso wie die erste Person Perspektive Beginn und Verlauf der Behandlung. Aus der dritten Person- Perspektive wird die Behandlung möglicherweise gestützt durch Studien, Erfahrungsbericht, eigene positive Erfahrungen oder Wahrnehmungen, welche ein bestimmtes Verhalten triggern, wie beispielsweise ein plötzliches Kollabieren des Patienten.

# 7    Die Anwendung des Ökologischen Modells auf die Klingende Waschung

Die Klingende Waschung steht in einem bewährten Anwendungskontext in einer durch die Anthroposophische Medizin inspirierten Pflege. Erstmalig wurde sie unter dem Namen „Klingende Waschung" von Heine (2001) schriftlich dargestellt, nachdem sie namenlos in dieser oder abgewandelter Form zum Beispiel als Hand- und Fußbad über Jahrzehnte in anthroposophischen Krankenhäusern angewendet wurde. Hier soll sie aus der Perspektive des ökologischen Modells therapeutischer Prozesse (Bertram & Kolbe, 2016) interpretiert werden.

Die im Abschnitt 2 dargestellten typischen Wirkungen zeigen bei den am Körper zu beobachtenden Effekten (3. Person – Außenperspektive) ein sich scheinbar widersprechendes Muster. Einerseits werden physiologische Prozesse angeregt (Rötung des Gesichts, Erwärmung) anderseits werden physiologische Prozesse abgedämpft (Atmung, Muskeltonus). Rötung und Erwärmung sind Ausdruck einer

Durchblutungssteigerung in der Körperperipherie. In ihr aktualisiert sich der Organismus gegenüber der Umwelt. In der Dämpfung der Atmung und des Muskeltonus erkennt man ein für den Schlaf typisches Muster. Auch die leiblichen Wirkungen (Empfindungen mit Leibbezug; 1. Person Perspektive) zeigen dieses Muster. Sie integrieren allerdings die polaren Erscheinungen der Anregung und Dämpfung zu einer Gesamtempfindung. Diese ist charakterisiert durch ein gleichgewichtiges Wohlbefinden zwischen Anspannung und Schlaf. In diesem Zustand fühlt sich der Behandelte in Relation zu seinem Ausgangsbefinden „ganz bei sich" oder „in einer sicheren Umgebung geborgen". Die letztere Empfindung bildet den Übergang zu den von der eigenen Körperlichkeit abgelösten Wirkungsbeschreibungen der Klingenden Waschung, hier seelische Wirkungen genannt.

Auch die seelischen Wirkungen zeigen eine Polarität, im Sinne eines mehr passiven, selbstbezüglichen Verhältnisses zur Umwelt (Gelassenheit, Entlastung von Ängsten und Sorgen) und einer mehr aktiven, hingegebenen Beziehung zur Umgebung (Freude, Zuversicht, Achtsamkeit auf Sinneseindrücke). Der Ausgleich zwischen Aktivität und Passivität ist ein Zustand in dem Handlungen zwar möglich, aber nicht notwendig sind. Das in sich Ruhen ist ein Ausgangspunkt, aber nicht der Zielpunkt.

Die als transsubjektiv beschriebenen (geistigen) Wirkungen (vergl. Kap. 3), haben Erkenntnischarakter. Die Bedeutungen der Worte „Vertrauen – Würde – Segen – Dank – Liebe" werden intuitiv erkannt und zwar nicht im Sinne eines intellektuellen Wort-Verstehens sondern als bewegendes Gefühl, erfüllende Kraft und luzide Evidenz. Der Behandelte erkennt sich als im Mittelpunkt eines anspruchslos für ihn bereiteten Geschehens. Er fühlt sich ohne Beurteilung angeschaut und wahrgenommen. Die von einer eigentümlichen Klarheit durchzogene Empfindung „Ich bin" ist „Autopoiesis" im wahrsten Sinne des Wortes, nicht nur in der Anpassung des (biologischen) Systems an die Umwelt unter Erhaltung der organismischen Einheit sondern im Sinne einer Selbst-Transformation des Leidenden und Duldenden (Patienten) in ein sich selbstbewusst in der Welt darlebenden, intentionalen Subjekts.

Damit erscheinen die von Bertram (2005, 2016) am Beispiel der Rhythmischen Einreibungen gezeigten drei Wirkungsebenen Lösung – Wiedereinssein – Neuvermögen als Muster auch für die *Klingende Waschung*. Die Zuordnung wird schematisch aus Tabelle 2 ersichtlich.

**Tabelle 2**

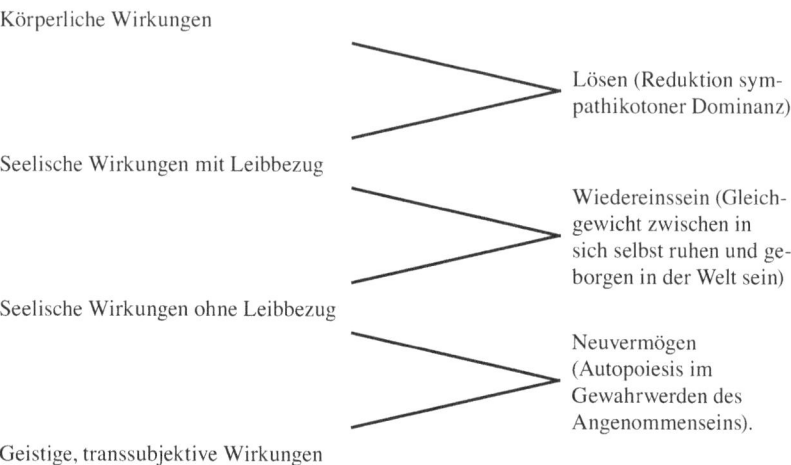

Körperliche Wirkungen

Lösen (Reduktion sym-
pathikotoner Dominanz)

Seelische Wirkungen mit Leibbezug

Wiedereinssein (Gleich-
gewicht zwischen in
sich selbst ruhen und ge-
borgen in der Welt sein)

Seelische Wirkungen ohne Leibbezug

Neuvermögen
(Autopoiesis im
Gewahrwerden des
Angenommenseins).

Geistige, transsubjektive Wirkungen

Die *Klingende Waschung* bewirkt *Lösung, Wiedereinssein* und *Neuvermögen* in der *ihr* eigentümlichen Art. Dabei kann *Lösung* als autopoietische Antwort des Patienten auf verschiedene pflegerische Gesten entstehen: *Lösung* kann z.b. eintreten als Resonanz auf die Geste des Reinigens, wenn das Wesentliche vom Unwesentlichen geschieden wird. Ebenso könnte der Patient *Lösung* in Resonanz auf die Geste des Anregens oder die Geste des Hüllens hervorbringen. Beim Anregen entsteht die „auftauende" (vgl. Bertram & Kolbe, 2016). Wärme als Reaktion auf den Berührungsreiz von innen, beim Hüllen entstünde sie als Nestwärme von außen. Leitend für die Wahl der Geste ist der empathische Mitvollzug der „Verkrampfung" oder der „Anhaftung" des Patienten und die innere „Heilung" zunächst im Pflegenden selbst, damit er mit gelöster Hand und Haltung *Lösung* ausstrahlen kann.

Gleiches gilt für die Wirkung *Wiedereinssein*. Es entsteht als Resonanz auf verschiedene Gesten wie z.b. das Bestätigen oder das Hüllen. Auch das Aufrichten könnte das Selbstgefühl als innere, sich sammelnde Bewegung evozieren. Das Aufrichten kann auch *Neuvermögen* im Sinne der Empfindung der Selbstwirksamkeit bewirken. Generell scheint die *Klingende Waschung* das *Neuvermögen* weniger als physische Kraft zu unterstützen als vielmehr als innere Neuorientierung, Sinnfindung, Selbstrealisation. Dies kann auch durch die Gesten des Bestätigens und des Erweckens geschehen. Dabei ist zu beachten, dass pflegerische Gesten keine zwingende Wirkung auf den Patienten haben, sondern Wirkungen nur auftreten, wenn er sie als innere Bewegungen aufgreifen und individualisieren kann.

## 8 Fazit

Die Klingende Waschung ist eine einfach zu erlernende pflegerische Technik, die bei geschwächten, schutz- und hüllenlos wirkenden Patienten angewendet wird. Es lassen sich körperliche, leibliche, seelische und geistige Wirkungen beobachten. Diese Wirkungen entfalten sich in einem interaktiven, dialogischen Prozess zwischen dem Behandler und dem Behandelten. Beide interagieren miteinander; zunächst der Behandelte, der mit seinem Leiden auf den Behandler wirkt und in ihm den Willen zu helfen und einen Erkenntnisakt (Diagnose und Indikation) evoziert. Der Behandler wiederum antwortet mit der Waschung auf einen Aspekt des Leidens. In der Waschung wirken neben der Technik, den Umgebungsfaktoren wie Ort und Tageszeit auch die Intentionen und die Persönlichkeit des Behandlers. Die Synthese aller Wirkungsaspekte erscheint als pflegerische Geste. Die Waschung wirkt dann im Ergebnis als hüllend, schützend, reinigend usw. Die Wirkungen der Gesten auf den Patienten sind vielfältig. Als Grundmuster zeigen sie den Dreischritt von *Lösung- Wiedereinssein* und *Neuvermögen*.

Die leibphänomenologische Untersuchung erklärt die im Verhältnis zur Einfachheit der Methode erstaunlichen Wirkungen, indem sie zeigt, wie im empathischen Mitvollzug des Leidenden durch den Behandler Richtkräfte für die Diagnose liegen und im empathischen Mitvollzug der Behandlung durch den Behandelten Richtkräfte für die Selbstheilung aufgerufen werden können. So wird verständlich, warum die Behandlung sowohl bei den Pflegenden selbst, wie auch bei nur passiv Beteiligten wie Angehörigen oder Mitpatienten ähnliche Wirkungen hervorbringen kann. Die Leibphänomenologie zeigt darüber hinaus auf, wie das Konzept der pflegerischen Gesten genutzt werden kann, um spezifischere Wirkungen mit der Klingenden Waschung zu erreichen. Sie erklärt auch, weshalb so unterschiedliche therapeutische Interventionen wie eine Klingende Waschung oder eine rhythmische Fußeinreibung oder das Vorlesen eines Märchens ähnliche Wirkungen hervorrufen können und weshalb sie wirkungslos bleiben, wenn der notwendige, richtungsweisende Gestus nicht getroffen wurde.

# 9    Literatur

Batschko, E. (2003). *Einführung in die Rhythmischen Einreibungen*. Stuttgart: Huber.

Bertram, M. (2005). *Der Therapeutische Prozess als Dialog. Strukturphänomenologische Untersuchung der Rhythmischen Einreibungen nach Wegman/Hauschka*. Berlin: Pro Business.

Bertram, M., Kolbe, H.J. (2016). Entwurf eines ökologischen Modells therapeutischer Prozesse. In M. Bertram & H.J. Kolbe (Hrsg.), *Dimensionen therapeutischer Prozesse in der integrativen Medizin. Ein ökologisches Modell* (S. 1-28). Wiesbaden: Springer VS.

Fingado, M. (2001). *Therapeutische Wickel und Kompressen – Handbuch aus der Ita Wegman Klinik*. Dornach: Verlag am Goetheanum.

Heine, R. (2001). Variationen zur Ganzkörperwaschung; in R. Heine & F. Bay (Hrsg.), *Anthroposophische Pflegepraxis* (S. 251-262). Berlin: Hippokrates.

Heine, R. (2005). Das Konzept der zwölf pflegerischen Gesten. In E. Houssaye, R. Heine (Hrsg.), *Beiträge zur Entwicklung der Anthroposophischen Pflege 1921-2003* (S. 330-357). Dornach: Verlag am Goetheanum.

Heine, R. (2015). Das Konzept der Pflegerischen Gesten; in R. Heine & F. Bay (Hrsg.), *Anthroposophische Pflegepraxis*. Berlin: Salumed.

Scheler, M. (1948). *Wesen und Formen der Sympathie*. Frankfurt am Main: Schulte-Bulmke.

Welter-Enderlin, R., Hildenbrand, B. (Hrsg.)(2006). *Resilienz. Gedeihen trotz widriger Umstände*. Heidelberg: Carl-Auer.

# „Ich habe eine Kugel gemacht und war glücklich"

## Die Kugel als Aufgabenstellung in der Kunsttherapie

Ullrich Kleinrath und Mathias Bertram

### Zusammenfassung

Die Kugel ist eine elementare Form in der Kunsttherapie. In diesem Beitrag werden zunächst ihre Merkmale beschrieben und der Prozess des Plastizierens einer Kugel als Phänomen nachgezeichnet.

In dem dargestellten Fall handelt es sich um eine Patientin mittleren Alters, die wegen einer posttraumatischen Belastungsstörung und einer Depression zum stationären Aufenthalt kam. Diesen sah sie selbst als ihre „letzte Chance" an. Mit dem Plastizieren einer Kugel begann der kunsttherapeutische Prozess.

Rasch bemerkte die Patientin, dass dieser Prozess etwas in ihr auslöste: Unbekannte – nicht nur positive – Gefühle, die sie teilweise überwältigten. Sie fing an, „sich durch den Ton zu spüren".

Aus der leibphänomenologischen Perspektive führt das Plastizieren der geometrischen Figur Kugel zu einer Gleichzeitigkeit von Selbsterleben, Welterleben und Weltgestalten. Die Trennung von Ich und Welt wird aufgehoben; die Patientin spürte das im vorliegenden Fall als Heilsein.

# 1    Einleitung

Der fassungslose Ausspruch eines Patienten nach der Therapie „Ich habe eine Kugel gemacht und war glücklich" benennt das unerwartete Erlebnis, das mit dem
Formen einer Kugel verbunden sein kann. Was ist das Besondere dieser elemen-
taren Form? In diesem Beitrag wird auf der Grundlage eines Falles versucht, die
besonderen Merkmale aufzuzeigen, zu denen der therapeutische Prozess bei dem
Plastizieren einer Kugel führen kann. Für einen traumatisierten Patienten kann
Glücklich-Sein als hinreichender Therapieerfolg angesehen werden (vergl. Mayring 1991, Bertram und Kolbe 2016). Das Plastizieren einer Kugel stärkt jedoch
außerdem das Selbstbewusstsein und das Vermögen sich mit der Umwelt und sich
selbst (neu) verbunden zu fühlen.

   Im Folgenden wird zunächst die Kugel als Form vorgestellt um daraufhin die
Selbsterfahrung des Plastizierens einer Kugel zu reflektieren. Anschließend wird
ein Fall aus der kunsttherapeutischen Praxis vorgestellt und schließlich auf der
Grundlage des ökologischen Modells therapeutischer Prozesse interpretiert.

# 2    Wahrnehmung und Beschreibung der Kugel

Die Kugel ist eine klar definierte geometrische Form, deren Oberfläche gleichmäßig und einheitlich um den Mittelpunkt gebildet ist. Man sieht die Kugel als kreisrunde Silhouette und je nach Beleuchtung mit einer sich plastisch vorwölbenden
Oberfläche. Es gibt einen Hell-Dunkel-Übergang an der Oberfläche, je nach Art
der Beleuchtung. Ist die Kugel ohne Hell-Dunkel-Kontraste beleuchtet oder weiter
vom Betrachter entfernt, erscheint sie als kreisrunde Scheibe, wie z.B. der Voll-
mond und wird erst in der Vorstellung zur Kugel. Auch kleine Kugeln (Sandkörner
oder Globuli) werden eher und nur als rundliche Körner, die zwischen den Fingern
gerollt werden können, wahrgenommen. Zur Erfahrung der Kugel bedarf es einer
bestimmten anfassbaren, greifbaren oder mit dem Blick als Ganzheit erfassbaren
Dimensionierung der Form. Kugeln sind als Architektur, als technisch-industrielle
Baukörper, als technische Geräte, als technisch mechanische Bauteile, als künstlerische Großplastiken, als Spielgeräte (z.B. als Bälle in verschiedenen Größen),
als kleinere Kunstwerke oder kunsthandwerkliche Gebrauchsgegenstände aus den
verschiedensten Materialien gebildet, z.B. aus den unterschiedlichsten Hölzern,
Steinarten, Kunststein, Ton, Keramik, Kunststoff, Leder, Metall, Beton, Stahl etc.
Abhängig vom Material und seinen Eigenschaften hat die Kugel eine bestimmte
Oberflächenbeschaffenheit und Farbe. Die Erfahrbarkeit der Kugel als Form über
die Sinne hängt deutlich von ihrer Größe ab, zu klein oder zu groß entzieht sie sich

dem Ertasten durch die Hände, sie ist an die greifbare und tastbare Gesamtform
gebunden.

## 3   Das Formen einer Kugel aus Ton in der Selbsterfahrung

Hier werden zunächst die subjektiv sinnlich erfahrbaren Phänomene aus der Perspektive der ersten Person (Ich) beschrieben: Kalt und feucht, für viele auch unan-
genehm fühlt sich der Ton beim Hineingreifen an. Je nach Wassergehalt bietet er
weniger oder mehr Widerstand, lässt sich mit den Händen leichter oder schwerer
eine handgreifliche Portion aus der gesamten Masse entnehmen. Die Tonmasse
hat einen zähen Zusammenhalt, ist weich und plastisch formbar. Ihre Form ist zunächst unregelmäßig und zufällig gebildet. Ich erlebe mehr den Stoff, noch keine
bewusst geformte Gestalt. Die Farbe ist ocker-braun, die feine Körnung des Tones
lässt sich sehen und auch tasten. Ich arbeite mit geschlossenen Augen, füge Stückchen für Stückchen zusammen, bis der Tonklumpen den Raum zwischen meinen
Händen gut ausfüllt. Der Klumpen zwischen meinen Händen ist nicht mehr so kalt,
wie die Stückchen, die ich neu dazu füge. Das mir zunächst fremde Material ist
mir vertraut geworden. Das Stofferleben tritt zugunsten des Formerlebens zurück.

Beim Umgreifen des Klumpens berühren sich meine Hände nun nicht mehr.
Die Größe erlebe ich stimmig zu der Größe meiner Hände. Fest Zugreifen und
Halten, wieder Lösen des Griffes, Weiterdrehen der Tonmasse zwischen den Händen, wieder Zugreifen und Drücken, wieder Lösen, Weiterdrehen; auf diese Weise
zentriere ich den Ton mehr und mehr und er bekommt schnell eine kugelige Gestalt. Über das Tasten erlebe ich die Form zunehmend als Kugel; arbeite ich jedoch
mit offenen Augen, sehe ich an der Oberfläche unregelmäßige Falten und Riefen,
leichte Höhlungen und Wölbungen.

Ich bewege die Kugel frei zwischen meinen Händen, es gibt keinen vorgegebenen Bewegungsablauf. Es ist ein zentrierendes Arbeiten um ein Zentrum, die Form
entsteht wie von allein. Meine Aufmerksamkeit ist nicht gebunden, die Gedanken
können sich anderen Inhalten zuwenden, die Tätigkeit geht wie von allein weiter.
Immer genauer und feiner wird meine Aufmerksamkeit für die Oberfläche. Es
ist ein feines Wahrnehmen der Unzentriertheit der Masse, der Unregelmäßigkeit
der Fläche. Inzwischen ist mir das fremde Material über das Formen vertraut geworden. Es ist nun warm; auch meine Hände fühlen sich warm und sehr belebt an.
Ganz fein wahrnehmend ist meine Aufmerksamkeit an der Kugeloberfläche. Das
kraftvolle Bearbeiten ist deutlich weniger geworden. Es ist ein feines Abtasten und
mehr gerichtetes Drücken. Intensive Anteilnahme und dabei sein, von außen die

Form spüren, auf das Zentrum hin arbeiten, die Unregelmäßigkeiten ausgleichend. Ich bewege meine Hände ruhig und gleichmäßig, dabei bin ich innerlich ruhig, sehr ruhig und aufmerksam.

Eine zentrierende Kraft oder ein zentrierendes Gefühl ist anwesend und wirksam, obwohl das Zentrum weder anfassbar noch sichtbar ist. Mein tätig sein ist ganz ausgerichtet auf den nicht greifbaren Konzentrationspunkt, um den sich die Kugelfläche bildet. Ich bin um die Kugelform außen aktiv tätig, bleibe manuell draußen, im Umkreis; gleichzeitig spüre ich die von innen nach außen wirkende Kraft, die sich rundende konvexe Fläche – ich bin mit aller Aufmerksamkeit im Kugelprozess. Dabei setzt der Gestaltungsvorgang in der Peripherie an, das Erleben ist ganz mit dem Stoff und dem Zentrum im Stoff verbunden.

Mein Atem ist ganz ruhig, ich bin in einer innerlich berührten Stimmung. Die Kugel in meiner Hand löst in mir ein Gefühl der Vertrautheit, auch einer Sicherheit aus. Ich bin ganz bei der Kugel, erlebe ein Einssein, zwischen mir und der gleichzeitig von mir erlebten und geschaffenen Form. Die äußere greifbare Form der Kugel tritt im Erleben hinter das Erlebnis eines inneren Raumes in mir zurück, der sich öffnet, der da ist, gefüllt mit meiner Aufmerksamkeit. Ich erlebe mich Anteil nehmend an dem schöpferischen in Erscheinung bringen einer Idee im sinnlichen. Ich fühle mich in der Welt und gleichzeitig zu mir gehörig. Ich erlebe die Kugel als gegenständliche sinnliche Gestalt und dazu gehörig ihre innerliche seelische Resonanz.

Das alles erlebe ich originär zu mir gehörig, die Kugel selbst, wie auch das Vermögen sie spontan und nahezu wie träumerisch hervorzubringen. Eine Erfahrung der Harmonie und des Einsseins.

Die im Zusammenhang mit dem Plastizieren einer Kugel oben beschriebenen erlebbaren Phänomene sind Merkmale der Kugelform, nicht des Plastizierens an sich. Zum Beispiel kontrastiert das Plastizieren eines Würfels stark zum Formen einer Kugel. Beim Formen des Würfels bleibt die Aufmerksamkeit stärker an die Vorstellung der Form gebunden, Kanten und Flächen plastizierend. Das Formen der Kugel folgt eher einem träumerischen Spüren der ganzen Gestalt.

## 4    Die Kugel in der Kunsttherapie (im plastisch therapeutischen Gestalten)

Zwei unterschiedliche Erlebnisse aus der Therapie: Die ratlos ärgerliche SMS einer Patientin an ihre Freundin nach der Therapiestunde: „Wir haben eine Kugel geklopft, na toll!?". Da ist das Erleben des Gestaltungsvorganges, wie er sein kann, wenn es bei der bloßen gegenständlichen Beziehung bleibt, sachlich, äußerlich, eine enttäuschte Erwartung.

Ganz anders der Ausspruch von Frau P.: „Sagen sie mir, was mit mir los ist, ich fasse die Kugel an und muss weinen." Im Folgenden wird dieser Fall kurz skizziert.

Frau P. Kommt zur Behandlung ihrer posttraumatischen Belastungsstörung und Depression zum sechswöchigen stationären Aufenthalt in die Psychosomatik. Sie ist 41 Jahre alt, wirkt abgezehrt, entkräftet und hat eine leicht gekrümmte Haltung. Sie bewegt sich viel, ist deshalb viel draußen unterwegs. Sie ist verheiratet und hat 2 Kinder. Neben der Verordnung zur Kunsttherapie hat sie regelmäßige systemisch tiefenpsychologische Therapiesitzungen und nimmt an der Gruppen-Theatertherapie, der Krankengymnastikgruppe, dem Singen und spielerischen Wahrnehmungen teil. Das plastisch therapeutische Gestalten findet Montag bis Freitag täglich von 16 – 17 Uhr statt.

Frau P. erscheint in aufgelöstem Zustand zur ersten Stunde; sie wirkt gehetzt. Sie bewegt den Ton unruhig knetend zwischen den Händen und sagt: „Das hier ist meine letzte Chance". Nachdem sie mehrere kleine gegenständliche Skulpturen geformt hat, mache ich ihr als erste Intervention den Vorschlag zu einer kleinen Kugelübung um ihr zunächst ein ruhigeres Arbeiten und auch eine intensivere Erfahrung mit dem Material zu ermöglichen. Aus kleinen Stücken wird die Kugel aufgebaut, so, dass sie den Innenraum zwischen beiden Händen ausfüllt. Sie soll sich stimmig und angenehm zwischen die Hände einfügen.

Frau P. reflektiert ihre Erfahrungen in der Kunsttherapie schriftlich in folgender Weise: „Es begann mit einem Klumpen Ton! [...] Den Ton spüren, sich reintasten. Am besten ging dies mit geschlossenen Augen. Ich begann Fitzel für Fitzel, fing an zu kneten. Es war ein Herantasten. Ich merkte, dass etwas mit mir geschah. Ich fühlte. Für mich war es ein überwältigendes Gefühl. So etwas fühlte ich noch nie. Es entstand eine Muschel mit Perle. Dann [...] wollte ich etwas Schönes schaffen. Wie ich merkte und lernte, eignet sich wohl eine Kugel am besten dazu. Ich begann abermals mit einem Klumpen Ton. Alles wurde erfühlt und ertastet. Die Größe, die Form. Damit ich nicht schummele, mit geschlossenen Augen. Es funktionierte abermals. Diesmal besser. Heute weiß ich, ich habe mich geöffnet. Damals wusste ich nicht, was mit mir geschah. Es waren fremde Gefühle. Ich konnte es mir nicht erklären und war total überwältigt. Leider waren es nicht nur positive Gefühle. Es kam mir eine große Traurigkeit wie eine Welle hoch und trieb mir die Tränen in die Augen. Trotz allem war auch dies irgendwie schön, weil ich fühlte. Ich denke, ich war mitten in einem Prozess, ich fing an mich durch den Ton selbst zu spüren. So etwas habe ich noch nie empfunden und es war schön. Meine Kugel wurde kugelrund und ich hatte irgendwie Freude daran zu arbeiten. Diese Kugel begleitete mich täglich beim Plastizieren. Später wurde sie nur noch zu Beginn, zum Ankommen mit einem Löffel geklopft. ... Während des Plastizierens empfand ich eine wohlige Wärme. Nach dem Plastizieren kam die Kälte zurück und ich fror wieder."

Die Kugel begleitet Frau P. über längere Zeit ihres sechswöchigen stationären Aufenthaltes. Immer zu Beginn der Plastizierstunde hat sie sie weiter bearbeitet bis sie zu einem kostbar glänzenden Gegenstand geworden war, der sich in ihre Hand schön eingefügt hat (Abb. 1).

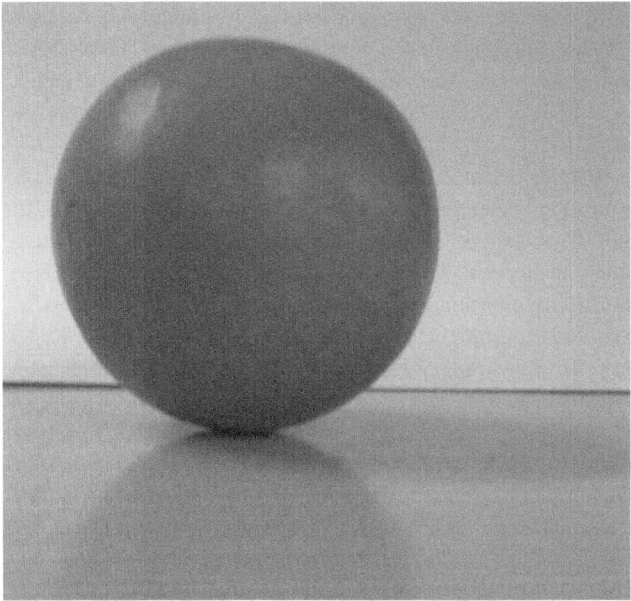

**Abbildung 1**

Im Entlassungsbrief ist vermerkt, dass Frau P. vor allem in den nonverbalen Therapieangeboten wieder mehr in die emotionale Wahrnehmung ging. Sie selbst beschrieb ihre Entwicklung, dass sie sich selbst kennengelernt und mehr Selbstwahrnehmung entwickelt habe. Vor dem Aufenthalt habe sie nur funktioniert und getan, was andere wollten. Zunehmend habe sie sich mehr emotional spüren können und sich in den Therapien öffnen können. Dies zeigt bildhaft eine der Skulpturen aus dem plastisch therapeutischen Gestalten: Sicherheit, innere Präsenz, Wachsamkeit werden dort von Frau P. zum Ausdruck gebracht (Abbildung 2).

## 5　　Eine Welt – die ökologische Wirksamkeit des Plastizierens einer Kugel

Das Plastizieren einer Kugel ist ein wahrnehmungsgesteuerter aktiver Gestaltungsprozess. Als Orientierung bei der Verwirklichung der Kugelgestalt stehen die Wahrnehmungen des *Tastsinns* und die *Vorstellung* einer Kugel im Vordergrund. Im Sinn des Gestaltkreises sind der Wahrnehmungs- und der Plastizierprozess gekoppelt (Weizsäcker, 1973; Fuchs, 2010). Die Hände folgen der Wahrnehmung und die Wahrnehmung folgt den Händen. Obwohl es sich bei dem Gestalten der Kugel um einen intentionalen willkürlichen Akt handelt, kann das Bewusstsein abschweifen. Es löst sich nicht ganz von dem Prozess, bleibt gewissermaßen träumend im Hintergrund wie bei dem routinierten Bedienen eines vertrauten Werkzeugs.

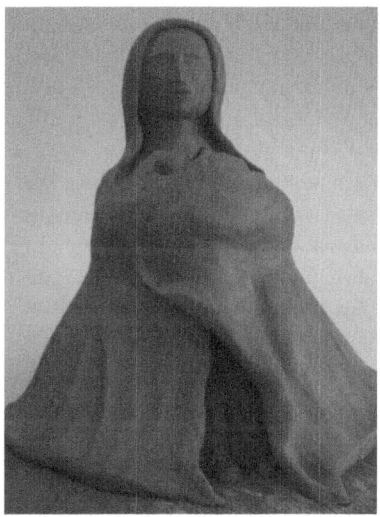

**Abbildung 1**

Für die Wahrnehmung ist in diesem Prozess der Tastsinn der dominante. Ohne Verlust lässt sich die Kugel mit geschlossenen Augen plastizieren. Eine gewisse Rolle spielen noch die Wärmeempfindungen in den Fingern, aber auch der Bewegungs- und Gleichgewichtssinn. Zunächst kontrastiert der kalt-feuchte Ton mit der Eigenwärme. Im laufenden Prozess gleichen sich allerdings Eigen- und Tontemperatur so weit an, dass das Bewusstsein dafür gewissermaßen vergeht.

Übrig bleiben die halbbewussten Tasterlebnisse und die regelmäßige, auf die Kugelgestalt gerichtete motorische Aktivität der Finger und Unterarme. Im Kreis der Sinne nimmt der Tastsinn eine Sonderstellung ein. Er ist der einzige Sinn, der primär nicht zu Welt- sondern zu Selbsterfahrung führt. Mit den Tastsinnen wird an die Welt angestoßen und man spürt sich selbst am Widerstand (Bertram, 2005, S. 181f). Dieses Widerstandserleben ist die Grundlage für das Bewusstsein des eigenen Selbst. Das ist ein Differenzerleben: Welt und Ich sind nicht identisch.

Über Widerstand entsteht jedoch auch Bewusstsein von der Welt. Diese wird nach der Geburt durch *begreifen* sukzessive erschlossen; „… die Widerstände werden nach und nach zu Gegenständen" (Fuchs, 2000, S. 114). Über das Ertasten der Umwelt zunächst vor allem mit Händen, Fingern, Lippen und Zunge *begreift* ein Säugling seine Umwelt, diesen Tasterlebnissen Schritt für Schritt sinnvolle Begriffe zuordnend. Der erste Begriff ist die staunende Erkenntnis einer *Welt da draußen*. Alle weitere Begriffsbildung ist eine Ausdifferenzierung dieser Urerfahrung. „Indem er mit seinem Leib an die Welt anstößt, erlebt der Mensch vor jeder bewussten Reflexion gleichzeitig sich und seine Umwelt, Subjekt und Objekt durch Wahrnehmung" (Bertram, 2005, S. 181f). Der Tastsinn zeichnet sich also durch diese widersprüchliche Einheit von radikaler Selbsterfahrung und Welterschließung aus.

Auch bei dem Plastizieren einer Kugel finden Selbst- und Welterfahrung statt. Allerdings wird nicht eine fertige Kugel tastend erschlossen sondern selbst geschaffen. Der Mensch verfügt über das *Vermögen* eine Kugel sowohl tastend zu begreifen als auch sie plastizierend hervorzubringen. Diese Einheit von *Erleben* und *Erschaffen können* wurde in der Antike als Dýnamis bezeichnet, von Fuchs als *Vermögen* übersetzt (2010, S. 126; vergl. Bertram & Kolbe, 2016, S. 17). Besonders Interessant in diesem Prozess ist das seelische Erleben eines inneren Raumes. Das Vermögen des Plastizierens basiert auf dem Erleben der auf ihren Mittelpunkt ausgerichteten Kugelgestalt. Das Drücken mit den Fingern, später Klopfen mit dem Löffel geschieht mit Bezug auf die nicht sichtbaren Radien. Es korrellieren also nicht nur die äußere Form der Kugel mit ihrer Vorstellung, sondern auch der von der Kugel eingenommene Raum hat sein Korrelat im Bewusstsein. Das Plastizieren einer Kugel als ein objektiv geometrisch strukturierter Körper in der Welt kann nur von einem Wesen geleistet werden, das diese Struktur subjektiv in sich spürt. Außen und Innen kommen gewissermaßen zur Deckung im Erleben der subjektiv/objektiven Wahrheit der Kugelgestalt.

Die Konsequenz ist das Evidenzerleben der Einheit der Kugel (als geometrische Form) in der Welt (objektiv) mit ihrem Korrelat im schöpferischen Schaffen und im Wahrnehmen (subjektiv). Damit wird im Erleben die Dualität von Ich und Welt, Subjekt und Objekt transzendiert. Weizsäcker nennt das das Ur-Erlebnis des

Eins-Seins von Subjekt und Objekt (vergl. Weizsäcker, 1973, S. XV). In jeder intentionalen Tätigkeit kann dieses Urerleben bewusst werden. In der Regel ist dieser Zusammenhang allerdings durch zeitgenössische Denkgewohnheiten verdeckt:
„... die Herausstellung des Getrennten [zwischen Subjekt und Objekt] ist erst ein
Endprodukt des reflektierenden Subjekts" (a.a.O.). Im alltäglichen Lebensvollzug
liegt die Aufmerksamkeit *entweder* auf einer Vorstellung *oder* einer Handlung
*oder* einer Wahrnehmung.

   Die Wirklichkeit der Kugel im Plastizieren und Wahrnehmen scheint also unter
bestimmten Bedingungen ein Evidenzerleben auszulösen, zu deren Merkmalen
das Erleben der Kopplung von Ich und Welt gehört. Diese überraschende und ver-
wirrende Erfahrung drückt sich auch in den Aussagen von Patientinnen oder Kurs-
teilnehmerinnen aus. Sie erleben *sich durch den Ton selbst zu spüren* (vergl. die
oben zitierten Patientenaussagen). Sie fühlen sich davon *berührt* oder *überwältigt*
(a.a.O.). Denn das ist *ein unerklärbares, fremdes Gefühl* (a.a.O.). Das kann auch
*Traurigkeit* auslösen und es fließen *Tränen*, aber es *ist trotzdem schön* (a.a.O.). Im
Vordergrund steht möglicherweise die Erfahrung *sich geöffnet zu haben* bzw. des
*Zusammenseins* mit der Welt oder des *Heilseins* (a.a.O.).

   Vor diesem Hintergrund kann das therapeutisch angeleitete Plastizieren einer
Kugel bei allen Krankheiten angezeigt sein, die zu einer Erschütterung dieses im
Alltag unreflektierten Urvertrauens der Einheit von Ich und Welt geführt haben.
Schwere traumatische Erlebnisse, dissoziative Störungen oder Formen der Depersonalisation können eine solche Entfremdung von der Welt zur Folge haben. Plastizieren kann hier durch den sinnlichen Zugang zu Ich und Welt und dem Erleben
der Kopplung beider eine wirksame therapeutische Option sein.

## Literatur

Bertram, M. (2005). *Der Therapeutische Prozess als Dialog: Strukturphänomenologische
   Untersuchung der Rhythmischen Einreibungen nach Wegman, Hauschka* (1st ed.). Ber-
   lin: Pro Business.
Bertram, M.; Kolbe, H.J. (2016). Entwurf eines ökologischen Modells therapeutischer Pro-
   zesse. In M. Bertram, H.J. Kolbe (Hrsg.), Dimensionen therapeutischer Prozesse in der
   integrativen Medizin. Ein ökologisches Modell (S. 1-28). Wiesbaden: Springer VS.
Fuchs, T. (2000). *Leib, Raum, Person: Entwurf einer phänomenologischen Anthropologie.*
   Stuttgart: Klett-Cotta.
Fuchs, T. (2010). *Das Gehirn – ein Beziehungsorgan: Eine phänomenologisch-ökologische
   Konzeption* (3. Aufl.). Stuttgart: Kohlhammer.
Golombek, E. (2003). *Plastisch-Therapeutisches Gestalten. Anthroposophische Kunstthe-
   rapie 1* (2. durchgesehene Auflage). Stuttgart: Urachhaus Verlag.

Gruen, A. (2013). *Dem Leben entfremdet: Warum wir wieder lernen müssen zu empfinden.* Stuttgart: Klett-Cotta.

Husemann, A.J. (1993). *Der musikalische Bau des Menschen. Entwurf einer plastisch-musikalischen Menschenkunde* (3. Auflage). Stuttgart: Verlag Freies Geistesleben.

Kleinrath, U. (2004). „Immer wieder kam das Gefühl der unbegrenzten Freiheit...". Kunsttherapie unter dem Aspekt der Salutogenese. *Die Drei, 74* (8/9), 121 – 124.

Kleinrath, U. (2012). Diese uns allumfassende und verbindende Liebe. In: Reiner, J. (Hrsg.). *In der Nacht sind wir zwei Menschen. Arbeitseinblicke in die anthroposophische Psychotherapie.* Stuttgart: Verlag Freies Geistesleben.

Mayring, P. (1991). *Psychologie des Glücks.* Stuttgart: Verlag W. Kohlhammer.

Scheuerle, H.J. (1984). *Die Gesamtsinnesorganisation. Überwindung der Subjekt-Objekt-Spaltung in der Sinneslehre* (2. neubearbeitete Auflage). Stuttgart: Georg Thieme Verlag.

Steiner, R. (1995). Goethe als Vater einer neuen Ästhetik (Autoreferat 1888). In: Steiner, R. *Kunst und Kunsterkenntnis.* GA Bibl.-Nr. 271. Dornach: Rudolf Steiner Nachlaßverwaltung.

Weizsäcker, V. v. (1973). *Der Gestaltkreis: Theorie der Einheit von Wahrnehmen und Bewegen.* Frankfurt a. Main: Suhrkamp.

# Sich auf der Erde Zuhause fühlen

## Rhythmische Einreibungen nach Wegman/Hauschka

Monika Layer

**Zusammenfassung**

Bei den Rhythmischen Einreibungen handelt es sich um eine manuelle Therapie, die von Pflegenden von der Rhythmischen Massage abgeleitet und weiterentwickelt wurde. Im Vordergrund steht die rhythmische Qualität der Berührung.

Die Wirkungen werden im Rahmen einer Fallstudie dargestellt. Behandelt wurde ein vierundsiebzigjähriger Mann mit einem metastasierten Anastomosenkarzinom des Magens. Er litt unter Obstipation, Appetitverlust, Übelkeit, Schlafproblemen und Frösteln. Der Patient erhielt 10 mal eine Rosmarinoberschenkeleinreibung und eine Oxalisbaucheinreibung von jeweils 15 Minuten Dauer.

Ergebnisse: Die Verdauung besserte sich bedeutend; der Wärmehaushalt hatte sich reguliert; der Nachtschlaf verlief wieder ohne Unterbrechungen.

Aus der Perspektive des Ökologischen Modells therapeutischer Prozesse zeigten sich Wirkungen auf der Ebene des Körpers, des Leibes und des Bewusstseins. Auch die Resonanz zwischen Behandlerin und Patient konnte als Phänomen der Zwischenleiblichkeit dargestellt werden.

# 1    Einleitung

In diesem Beitrag wird untersucht, inwiefern das „Ökologische Modell therapeutischer Prozesse" zu einem erweiterten Verständnis der Rhythmischen Einreibungen nach Wegman/Hauschka (im Folgenden Rhythmische Einreibungen genannt) führen kann und inwieweit es sich von bisherigen Deutungskonzepten unterscheidet.

Dazu werden zunächst einige wenige Ausführungen zu Ursprung, Konzept und Wirkungsweisen der Rhythmischen Einreibungen gemacht. In einem Fallbeispiel wird exemplarisch die Anwendung von Rhythmischen Einreibungen geschildert. Eine erste Reflexion erfolgt auf subjektiven Kriterien, die im Wesentlichen auf der anthroposophischen Menschenkunde beruhen. Abschliessend wird Bezug genommen zum Ökologischen Modell therapeutischer Prozesse. Den Abschluss bildet ein kritischer Kommentar.

# 2    Rhythmische Einreibungen nach Wegman/Hauschka

Die Rhythmischen Einreibungen wurden Anfang des 20. Jahrhunderts von den beiden anthroposophischen Ärztinnen Dr. Ita Wegman und Dr. Margarete Hauschka entwickelt. Sie finden ihre Anwendung als Teilkörper-, Organ- oder Ganzkörpereinreibung. Jede Rhythmische Einreibung hat ihre spezifische Indikation. Passend zum Beschwerdebild werden die Substanzen ausgewählt, mit denen eingerieben wird.

Rhythmische Einreibungen sind ganzheitlich ausgerichtete, nicht invasive pflegetherapeutische Interventionen. Dabei werden Öle, Emulsionen oder Salben aus dem Pflanzen- bzw. Mineralreich mit gleitenden Bewegungen in Kreisen und geraden Strichen bzw. einer Kombination dieser beiden Formen direkt auf den Körper aufgetragen.

Insbesondere die Leichtigkeit und die rhythmische Qualität, die durch eine polar-wechselnde Berührungsintensität und achtsam geführte Bewegung erreicht werden, wenden sich an die belebenden Kräfte im Organismus (von der Heide, 2001, S. 148).

Gesundheit ist an eine intakte rhythmische Ordnung der Lebensfunktionen gebunden (Hildebrandt, Moser & Lehofer, 1998, S. 35). Rhythmus als ordnendes Element von aussen an den Körper herangeführt, wirkt im Organismus in diesem Sinne ausgleichend und belebend (Grosse-Brauckmann, 2014, S. 103).

Als Orientierung für das Tempo gilt die Atemfrequenz eines ruhig schlafenden erwachsenen Menschen, die bei etwa 12 bis 15 Atemzügen pro Minute liegt (Grosse-Brauckmann, 2014, S. 90). Das bedeutet, dass ein Kreis oder ein Strich fünf bis sechs Sekunden dauert und somit eine Geschwindigkeit wie ein ruhig dahin fliessendes Gewässer aufweist. Dieses ruhige Tempo überträgt sich auf die Behandelte und begünstigt einerseits eine Entspannung und lässt andererseits zu, die Bewegungen mit einem wachen bis träumenden Bewusstsein mit zu vollziehen.

Allgemeine Wirkungen auf körperlicher Ebene sind unter anderem eine Verbesserung des Wohlbefindens, eine Durchwärmung und Durchblutungssteigerung des Gewebes, Schmerzlinderung, Anregung von Ausscheidungsprozessen über Darm, Niere oder Haut, eine Vertiefung und Verlangsamung der Atmung, Regulation vom Schlaf-/ Wachrhythmus, Stimulation der Körperwahrnehmung und eine allgemeine Entspannung. Auf seelisch-geistigem Gebiet werden Wirkungen wie Aufhellung des Bewusstseins und Auflösung einer seelischen Starre, eine neue Ordnung von Empfindungen, Gefühlen oder Gedanken sowie das individuelle Auftreten bedeutsamer Gefühle, Bilder oder Gedanken in der Nachruhe beschrieben (Bertram, 2005, S. 27).

Die fein geführten Berührungen erfordern in der Durchführung grösste Konzentration und innere Sammlung. Dadurch entsteht bei der Behandlerin[1] ein seelischer Innenraum, der es ermöglicht, ganz bei der Sache zu sein und sich auf den Prozess und das Gegenüber vollumfänglich einzulassen. Insofern ist man während der ganzen (Be-)Handlung im Hier und Jetzt und begibt sich in eine achtsame und respektvolle Haltung.

Die Rhythmische Einreibung ist eine Anwendung, in der man als Behandlerin gleichzeitig aktiv ist und sich doch zurück nimmt, indem man auf das lauscht, was der Hand entgegen kommt. Gelingt dies, so entsteht eine Interaktion zwischen den beiden Beteiligten, eine Art therapeutisches Gespräch (Fingado, 2002, S. 17).

## 3    Fallbeschreibung

Das nachfolgende Beispiel stammt aus einer Pflege-Sprechstunde in einem ambulanten Setting, in der Äussere Anwendungen in einem wöchentlichen Behandlungsrhythmus durchgeführt werden.

---

[1]    Im Interesse der flüssigen Lesbarkeit wird hier nur in der weiblichen Form von der „Behandlerin" gesprochen.

## 3.1 Krankheitssituation / Zuweisungsgrund

Ein 74 jähriger Mann kommt erstmalig im Mai 2012 in die ambulante Pflege-Sprechstunde. Nach einer Billroth-I-Operation wegen eines perforierten Ulcus im Jahr 1960 leidet er seit März 2012 (Erstdiagnose) an einem in die Leber metastasierten Anastomosenkarzinom des Magens. Er erhält eine palliative Chemotherapie, die er subjektiv schlecht toleriert und deren Nebenwirkungen ihn deutlich einschränken.

Er klagt über eine ständige starke Übelkeit, den Verlust von Geruchsempfindungen, eine ausgeprägte Obstipation und fehlenden Appetit, sodass er kaum noch essen kann. Er fühlt sich wenig vital, nimmt ab, hat Druck in der Solar-Plexus-Gegend und ein ständiges Völlegefühl im Bauch. Er hat das Gefühl, es käme „Alles in's Stocken". Dazu kommen temporäre Schlafschwierigkeiten (häufiges Aufwachen in der Nacht) und Tendenz zum Frieren. Bei kalten Aussentemperaturen treten teilweise leichte Taubheitsgefühle in den Fingern auf als Nebenwirkung der Chemotherapie.

Die Obstipation, die sich trotz medikamentöser und mechanischer Massnahmen nicht zufriedenstellend beeinflussen lässt, und die daraus resultierenden Befindlichkeitseinschränkungen beeinträchtigen ihn am meisten. Es ist zu einem Gewichtsverlust von 5 kg in einem Zeitraum von 3 Monaten gekommen, sodass er bei einer Grösse von 1.67 m noch 57 kg wiegt.

Grundsätzlich setzt er grosse Hoffnung in die Therapie und ist offen gegenüber der integrativen Medizin[2], mit der er bislang keine Erfahrung hat. Von ärztlicher Seite erhält er eine Misteltherapie und verdauungsfördernde Medikamente.

## 3.2 Behandlungsverlauf

Die Behandlungssequenz mit den Rhythmischen Einreibungen findet zwischen Mai und August 2012 statt, anfänglich noch parallel zur Chemotherapie. Insgesamt 10 Mal erhält der Patient zur Aktivierung der Stoffwechselaktivitäten im Bauch wöchentlich eine rhythmische Oberschenkeleinreibung mit Rosmarinöl 10% und eine rhythmische Baucheinreibung mit Oxalis-Salbe 10 % mit einer Gesamtdauer von ca. 15 Minuten und einer Nachruhe von 30 Minuten.

---

2    Unter „Integrativer Medizin" wird hier die Verbindung von sogenannter konventioneller mit komplementärer Medizin verstanden.

## 3.2.1 Ausgangslage

Ein mittelgrosser, feingliedriger und gepflegter älterer Herr kommt mit langsamen Schritten und sehr zurückhaltend in die Pflege-Sprechstunde. Auf den ersten Blick wirkt er wie ein typischer „Magenpatient": ein Mensch mit einer eher neurasthenischen Konstitution, sehr schlank, etwas angespannt, wach – und doch gleichzeitig schwermütig. Er spricht ruhig und in sich gekehrt in einem leicht klagenden Tonfall und es fällt ihm anfangs schwer, den Blickkontakt zu halten. Er fühlt sich körperlich eher „unterkühlt", da er leicht friert und schnell kühle Extremitäten hat.

Aufgrund seiner momentanen Schwäche kann er nur wenige Aktivitäten ausserhalb der Wohnung wahrnehmen. Die eingeschränkte Mobilität und die fehlende Lebensenergie führen bei ihm zu einer grossen seelischen Anspannung. Ihm fehlt der Kontakt zur Natur und zu anderen Menschen. Seine Lebensgefährtin unterstützt ihn sehr hingebungsvoll und ist während der Einreibungen immer anwesend. Über seine Krankheitssituation mit dem Tumorleiden spricht er kaum und wenn, dann nur indirekt in allgemeinen Aussagen: „… man kann nur das Beste hoffen …" oder „… hoffentlich lohnt sich das alles auch …", usw.

## 3.2.2 Zielsetzungen

- Hauptziel der Intervention ist es, den aus einem physiologischen Rhythmus gefallenen Darm wieder in Bewegung zu bringen und so die Befindlichkeit des Patienten im Hinblick auf seinen Ernährungs- und Kräftezustand zu verbessern.
- Der im Ungleichgewicht befindliche Wärmeorganismus soll stabilisiert werden, damit das innere Frösteln verschwindet und die Wärme physiologisch verteilt ist.
- Darüber hinaus soll der Patient in einen Zustand der Entspannung geführt werden, damit die seelische Anspannung nachlässt, die Fokussierung auf seine Verdauung zurück geht und er sich wieder anderen Lebensbereichen zuwenden kann.

## 3.2.3 Verlauf

Bei der ersten Behandlung liegt er etwas angespannt auf der Liege, schaut wach in die Umgebung und beobachtet genau was passiert. Die Wärmeverhältnisse am Körper sind äusserlich grösstenteils unauffällig, obwohl er innerlich leicht fröstelt. Er ist am ganzen Körper bis in die Zehenspitzen warm, im Bauchgebiet etwas überwärmt. Man hat den Eindruck, als sei zwar Wärme vorhanden, aber nicht wirksam bis in die Tiefe hinein. Das Gewebe ist sowohl an Beinen wie auch am Bauch weich.

Er wird zuerst an beiden Oberschenkeln, beginnend auf der linken Seite, mit Rosmarinöl 10% behandelt, worauf er relativ rasch mit Darmgeräuschen bzw. Darmaktivität reagiert. Unter der Baucheinreibung mit Oxalis-Salbe 10% halten die Darmgeräusche an und die intensivere Wärme des Bauches verteilt sich und gleicht sich der übrigen Körpertemperatur des Rumpfes an. Er schliesst die Augen und beginnt zu entspannen. Die Atmung wird ruhig und geht über in eine Bauchatmung. Nach der Nachruhe von 30 Minuten ist er gleichmässig und wohlig durchwärmt am ganzen Körper. Er wirkt ruhig und gelöst.

Dieser Ablauf und das Reaktionsmuster wiederholen sich bei den folgenden Einreibungen bis zum Abschluss der Behandlung. Der Patient reagiert auf die Rhythmischen Einreibungen zunehmend intensiver mit Darmgeräuschen und mit Wärmeentwicklung am ganzen Körper. Er schliesst die Augen während der Behandlung und vollzieht innerlich das Geschehen in einer ruhigen Aktivität mit. Während der Nachruhe schläft er meistens kurz ein.

## 3.3    Ergebnisse

- Bei Abschluss der Behandlungsserie arbeitet der Darm nahezu ohne äussere Unterstützung. Der Patient hat eine regelmässige Verdauung, verspürt wieder Appetit und kann entsprechend besser essen.
- Der Wärmehaushalt hat sich dahingehend konsolidiert, als er nicht mehr fröstelt und bei einigen Behandlungen sogar mit einer Art Hitzewallung in der Nachruhe reagiert.
- Sein Schlaf-Wach-Rhythmus hat sich wieder eingependelt, die nächtlichen Störungen sind weitestgehend verschwunden.
- Er wirkt körperlich und seelisch frisch. Äusserlich deutlich sichtbar ist die Veränderung seiner Körpersprache: er wirkt präsenter, geht zielstrebig mit raschen und energischen Schritten.
- Er berichtet, dass der Magendruck, unter dem er beinahe ständig gelitten hatte, nach den Baucheinreibungen für 3 – 4 Tage vollständig verschwunden sei und er sich dadurch erheblich erleichtert fühle.
- Die Augen sind klar, die Sprache gut artikuliert und auf das Gegenüber gerichtet. Hin und wieder blitzt auch sein Humor durch.
- Der Patient taut im Behandlungsverlauf seelisch immer mehr auf und es entwickelt sich eine warme, herzliche Beziehung. Aus den kurzen Gesprächen mit ihm wird deutlich, dass er die Anwendungen sehr schätzt und dass sie ihm Mut

geben, mit seiner Situation weiter zu leben. Seine Lebenspartnerin bestätigt dies.

Damit sind die Zielsetzungen der Behandlung erreicht, sodass der Patient seinen gewohnten Lebensstil und -alltag wieder aufnehmen kann. Er ist in seinem Vertrauen auf die komplementärmedizinische Behandlung bestärkt worden und steht wieder mit Zuversicht im Leben.

# 4    Reflexionen

## 4.1    Menschenkundliche Aspekte

Da die Rhythmischen Einreibungen aus der anthroposophisch erweiterten Medizin entwickelt wurden, soll die Reflexion anhand einiger wesentlicher Aspekte der anthroposophischen Menschenkunde erfolgen.

In diesem Beispiel sind die rhythmischen Prozesse im Stoffwechsel durch eine Chemotherapie empfindlich herabgesetzt, sodass es zu einer starken Beeinträchtigung des Allgemeinbefindens mit zunehmender Schwäche kommt. Leitsymptom ist dabei die ausgeprägte Obstipation, wobei angenommen werden darf, dass unter anderem durch die Grunderkrankung Stoffwechselprozesse in Leber, Galle und Pankreas in Mitleidenschaft gezogen und ebenfalls dysfunktional sind. Die Rhythmische Einreibung bringt in dieser Situation einen rhythmischen Impuls von aussen auf die Haut und das darunter liegende Gewebe[3]. Sie spricht den Organismus auf verschiedenen Ebenen der Wirkmöglichkeiten an (Grosse-Brauckmann, 2014, S. 103):

- Der therapeutische Zugang über die Haut mit ihren sensorischen Funktionen spricht, aus anthroposophischer Perspektive, das *Nerven-Sinnes-System* an. Unter diesem Begriff werden alle anatomisch-funktionellen Strukturen des zentralen, peripheren und vegetativen Nervensystems subsummiert. Das Nerven-Sinnessystem bildet die leibliche Grundlage unter anderem für unser be-

---

3    Auf den pharmakologischen Aspekt der Substanzen (Rosmarin – Stoffwechsel anregend und Oxalis (Sauerklee) – Förderung des aufbauenden Stoffwechsels) wird hier nicht näher eingegangen. Obwohl anzunehmen ist, dass der Anteil am Effekt sowohl bei den Substanzen wie auch der Methode der Verabreichung liegt, soll hier der Fokus bei den Rhythmischen Einreibungen als Embodyment-Verfahren liegen und einen Erklärungsansatz für den therapeutischen Prozess liefern.

wusstes Erleben sowie für unsere Denk- und Vorstellungsfähigkeiten (Rohen, 2000, S. 231). Der Zugang über die Sinne ermöglicht einen bewusstseinsmässigen Mitvollzug, der für die körperbasierten Therapieformen besonders ist.

- Durch die unmittelbare Berührung mit einer geschulten Hand gelingt es, einen zeitweiligen Entspannungszustand herzustellen. Der Patient erlebt eine ungewohnte Sinneserfahrung, wodurch er sich von seinen bestehenden Empfindungsmustern befreit, wie zum Beispiel vom Druck im Solar-Plexus-Gebiet.
- Die stark reduzierte Darmperistaltik wird durch den Rhythmus in der Einreibe-Bewegung wieder in eine gesunde Funktion hineingeführt.
- Rhythmische Prozesse durchziehen den ganzen Organismus und gehören funktionell zum Rhythmischen System, dessen Hauptorgane das Herz und die Lunge sind. Sie bilden die leibliche Grundlage für das Fühlen (a.a.O., S. 177).
- Der Stoffwechsel reagiert mit einer Differenzierung in der Wärmeorganisation, die eine physiologische Verteilung über den ganzen Körper aufweist und die über das rhythmische Element bis in das Erlebnis einer tiefen Durchwärmung hinein wirkt.
- Die Wärmebildung ist das Ergebnis der Stoffwechselfunktionen aus dem Stoffwechsel-Gliedmassen-System, zu dem die Verdauungsorgane und das Bewegungssystem gehören. Sie sind die leibliche Grundlage für das Wollen (a.a.O., S. 99).

Der Patient reagiert nicht nur auf allen drei körperlichen Ebenen, sondern zeigt auch positive seelische Veränderungen:

- Er verfügt über mehr Energie, sodass er sein Leben wieder seinen Intentionen und Willensimpulsen gemäss gestalten und realisieren kann: Er kann sich körperlich wieder stärker belasten, geht in die Natur und trifft andere Menschen.
- Sein Fühlen wird ausgeglichener und heller. Die starke seelische Anspannung weicht und er kann wieder Freude empfinden und sogar Humor verbreiten.
- Sein Vorstellungsleben verändert sich dahingehend, dass er nicht mehr in seinen Gedankenschlaufen, die sich mit seinem Zustand beschäftigen, hängen bleibt: Er lässt sich wieder auf die Welt ein und ist bereit für neue Erfahrungen.

Ein für den Patienten wesentlicher Effekt der Behandlungen ist das Verschwinden der belastenden bzw. „kränkenden" Körperempfindungen, die ihn während des Tages ständig begleiten (Völlegefühl, Kraftlosigkeit etc.). Aus anthroposophischer Perspektive steht dies im Zusammenhang mit einer Sinneserfahrung, die in der gewöhnlichen Sinnesphysiologie nicht bekannt ist: die Sinneserfahrung des so genannten „Lebenssinns" (Steiner, 1980, S. 31). Dieser wird als eine Art Reflektor der Lebensvorgänge im Körper beschrieben. Das Sinneserlebnis des Lebenssinns ist ein Wohlbefinden, das sich aufgrund harmonischer Körperprozesse einstellt und auf psychologischer Ebene dazu führt, sich in seinem Körper auf der Erde *zu Hause* zu fühlen (König, 1986). Dieses Wohlbefinden und das grundlegende Erlebnis von Vertrauen und Zugehörigkeit erlebt der Patient wieder, nachdem die Verdauungsorgane ihre normalen Funktionen wieder aufgenommen haben.

## 4.2   Zur Bedeutung von Berührung

Ergänzend zum Erklärungsansatz der Wirksamkeit von Berührungen aus der anthroposophischen Menschenkunde sind die Erkenntnisse aus Anthropologie, Physiologie und Psychologie. Sie sollen an dieser Stelle nicht fehlen, da der wesentliche therapeutische Zugang bei den Rhythmischen Einreibungen über die Berührung / die Haut erfolgt.

Die Bedeutung von Berührung, sei es in aktiver Form über das Tasten oder in passiver Form beim berührt werden, ist für den Menschen bekanntermassen lebenswichtig. Der englische Anthropologe Ashley Montagu (2012) hat deren Bedeutung für eine gesunde menschliche psychologische und soziale Entwicklung aufgezeigt. Der Zusammenhang zwischen Emotionen und Berührung wird u.a. von Helmbold beschrieben: „Es ist davon auszugehen, dass das Berühren innerhalb der menschlichen Entwicklung deshalb eine so wichtige Funktion hat, weil es eine starke Verbindung zur Emotion aufweist. Physiologisch gesehen lässt sich dieser Zusammenhang über die Hormone, insbesondere Oxytocin erklären, welches bei Berührung ausgeschüttet wird und im limbischen System das Gehirn zur Erzeugung von Emotionen führt. An Berührungen in Verbindung mit starken Gefühlen erinnert man sich nicht nur intensiv, sondern auch lange" (Helmbold, 2007, S. 16). In dem Fallbeispiel reagiert der Patient auf die Rhythmischen Einreibungen mit Entspannung und Gelöstheit. Über die emotionale Komponente bei Berührungen wird dieser Effekt ausgelöst, der ihn in eine Ruhe bringt und ihn zu sich kommen lässt Er kann seine aktuelle Situation mit mehr Geduld und Distanz anschauen und somit mit grösserer Gelassenheit den Umgang damit finden (Über den Zusammenhang von Berührung und Selbstbewusstsein vergl. Bertram, 2005, S. 179).

## 4.3    Bezug zum Ökologischen Modell therapeutischer Prozesse

Mit Bezug zu dem ökologischen Modell von Bertram & Kolbe (2016) ergeben sich folgende Aspekte. Die Wirksamkeit der Rhythmischen Einreibungen ergibt sich aus folgenden Teilaspekten:

* Perzeption
* Berührung
* Begegnung
* Hilfreich erlebtes Handeln

Durch die „Modulation der Umweltbedingungen" treten folgende therapeutische Effekte auf:

### 4.3.1    Veränderungen auf körperlicher Ebene

Die Veränderungen haben hier den Charakter eines Naturgeschehens, das beobachtbar, messbar und objektiv nachvollziehbar ist:

* Die Atmung wird ruhiger, geht in eine Bauchatmung über.
* Die Wärme aus dem Stoffwechsel ist kontinuierlich verfügbar, sodass das Frösteln verschwindet. Sie wird entweder stimuliert und/oder anders verteilt, sodass sie bis in die Peripherie differenziert wahrnehmbar ist.
* Ausscheidungsvorgänge werden angeregt bzw. reguliert.
* Der Schlaf-Wach-Rhythmus pendelt sich wieder ein.
* Gang, Sprache und Körperhaltung sind kraftvoller.

### 4.3.2    Veränderungen auf leiblicher Ebene

Hier wird die subjektive Dimension des Patienten im Sinne einer umfassenden leiblichen Reaktion beschrieben:

* Die in ihrer Komplexität ungewohnten Sinneserfahrungen führen beim Patienten zu einer neuen Selbstwahrnehmung, die frühere oder aktuelle (negative) Leiberfahrungen korrigieren bzw. überwinden helfen (vergl. Konzept „Wiedereinssein"; Bertram, 2005, S. 133).

- Spannungsgefühle (körperlich und seelisch) bzw. Schmerzen werden weniger stark empfunden und weichen einer tiefen Entspannung, an deren Ende das Gefühl von neuer Kraft, Erfrischung und Wohlbefinden steht.

### 4.3.3 Veränderungen auf der Bewusstseinsebene

Die hier stattfindenden Veränderungen sind in diesem Beispiel phänomenologisch nur indirekt erfassbar, da der Patient nicht darüber befragt wurde, was ihn während der Anwendung beschäftigt und woran er gedacht hat. Jedoch können Veränderungen im Verhalten wahrgenommen und beschrieben werden, die sehr wahrscheinlich im Zusammenhang mit den perzeptiven Erfahrungen stehen.

- Der Patient ist wieder in der Lage, neue oder bislang nicht mehr mögliche Handlungsimpulse aufzunehmen (vergl. Konzept „Neuvermögen"; Bertram, 2005, S. 139).
- Er schöpft Hoffnung, gewinnt Mut und entwickelt positive Alltagsperspektiven (vergl. Konzept „Wiedereinssein"; Bertram, 2005, S. 133).
- Der Patient wirkt gelöst, versöhnt und getröstet (vgl. Konzept „Lösen", Bertram, 2005, S. 123).

### 4.3.4 Mitvollzug leiblicher Prozesse durch die Behandlerin

So, wie der Leib des Patienten ein Resonanzkörper für seine Umwelt ist, so ist es der Leib der Behandlerin ebenfalls. Der Aspekt der Wechselbeziehungen zwischen Therapeut und Patient des Ökologischen Modells therapeutischer Prozesse kann ein Erklärungsansatz sein für die Erfahrungen, die die Behandlerin während einer Rhythmischen Einreibung macht. Dazu sei verwiesen auf Waldenfels, der beschreibt, wie durch die leibliche Fundierung der Sinne und dem dadurch möglichen Miterleben des Leids eines Anderen die Dualität von Ich und Welt durch die sogenannte „Zwischenleiblichkeit" durchbrochen bzw. aufgehoben wird (Waldenfels, 2000, S. 300). Neu erscheint in diesem Zusammenhang, diese Dimension überhaupt so prominent mit einzubeziehen.

In der bestehenden Literatur zu den Rhythmischen Einreibungen wird von zwei Autoren Bezug genommen auf die „Rückwirkung auf die Behandlerin": „Jede Bemühung um eine rhythmische Gestaltung wirkt auch ordnend und harmonisierend auf sie (*die Behandlerin, Anm. Verf.*) zurück. Sie erlebt das z.B. daran, dass sie trotz aller Anspannung und Beanspruchung gut und schnell abschalten kann, dass eine Unruhe oder Unpässlichkeit anschliessend verschwunden ist und sie sich sogar ruhiger und frischer fühlt." (Grosse-Brauckmann, 2014, S. 104). Hier liegt der Erklärungsansatz für die körperlichen Phänomene bei der Bemühung um eine qualitativ gute Gestaltung der Rhythmischen Einreibung, jedoch nicht in der Wechselbeziehung zwischen Behandlerin und Patient. Bertram weist darauf hin (Bertram 2005, S. 187), wie die bewusst gestaltete Situation in den Rhythmischen Einreibungen durch die dabei entstehende Zwischenleiblichkeit die Beziehung zwischen Pflegenden und Patienten in einen therapeutischen Dialog und somit in eine vertiefte Begegnung führt.

Aus Perspektive der Behandlerin können noch andere Phänomene erlebt werden: So sind zum Beispiel sowohl bei Männern wie auch Frauen, trotzdem es sich nicht um eine kraftvoll-anstrengende Tätigkeit handelt, Wärmeschübe, die durch den Organismus gehen, erlebbar, die sich bis hin zu Schweissausbrüchen steigern können. Oder auf der Ebene des Bewusstseins können sich Bilder, Eindrücke und Vorstellungen einstellen, die unmittelbar während der Behandlung auftauchen und an die Wahrnehmung dessen gekoppelt sind, was sich „unter den Händen" abspielt. Bislang gibt es dafür ausschliesslich Erklärungsansätze aus der Leibphänomenologie. Das Ökologische Modell therapeutischer Prozesse kann hier die Perspektive erweitern und einen Begründungsansatz liefern für professionelle Supervisionen, um diese Erfahrungen zu reflektieren und als diagnostisches Element nutzen zu können.

## 5   Kommentar

Das Ökologische Modell therapeutischer Prozesse bietet einen Rahmen an, die verschiedenen Aspekte einer komplementären therapeutischen Intervention und der sich daran anschliessenden Resonanz systematisch zu reflektieren. Die dabei berücksichtigten Dimensionen ergeben ein umfassendes Bild und schliessen auch die Wechselbeziehung zwischen Patient und Behandlerin mit ein.

Das Modell bewegt sich auf einer sehr allgemeinen Ebene in Bezug auf körperlich-leibliche Prozesse, sodass es schlussendlich von der therapeutischen Grundausrichtung der Behandlerin abhängt, welche Aspekte sie in ihre Reflexion mit aufnimmt. Das lässt einerseits frei und ermöglicht die Anwendung des Modells auf verschiedene Therapierichtungen mit ihren entsprechenden Konzepten und Menschenbildern. Andererseits besteht die Gefahr der Beliebigkeit, wenn die Anschauungsebenen nicht klar bzw. bewusst sind.

Die Reaktionen und Prozesse im Bewusstsein der Patienten können dann unmittelbar erfasst werden, wenn man sie direkt dazu befragt. Das macht in einem therapeutischen Setting nicht in jeder Situation Sinn, sodass diese Dimension entweder unvollständig oder indirekt mittels Verhaltensinterpretation abgebildet werden kann. Erfahrene und in kritischer Introspektion geschulte Therapeuten können ihre Erlebnisse aus der von Waldenfels beschriebenen „Zwischenleiblichkeit" als diagnostische Quelle nutzen, wenn ein anderer Zugang nicht sinnvoll erscheint oder nicht möglich ist. Allein das Wissen um diese Dimension kann auch bei weniger gut ausgebildeten bzw. erfahrenen Therapeuten eine grössere Sensibilität diesbezüglich hervorrufen und so den Aufmerksamkeitswinkel erweitern.

Schwierig einzuordnen ist das Ausblenden von Aspekten des therapeutischen „Gesamtpakets", wie die medikamentöse Therapie und die pharmakologische Wirkung der eingesetzten Substanzen. Es lässt sich in dem geschilderten Fallbeispiel zum Beispiel nicht eruieren, welche der aufgeführten Massnahmen schlussendlich zum Erfolg geführt haben. Sehr wahrscheinlich ist es das ganze System, und nur in einem Forschungs-Setting liesse sich z.B. die Wirkung der Berührung und ihrer speziellen Qualität in der Rhythmischen Einreibung herausfinden. So bleiben die Ausführungen zur Wirksamkeit dieser Behandlungsform zu einem grossen Teil empiriebasiert und zu einem kleineren Teil auch rein hypothetisch.

Wie oben bereits erwähnt, regt das ökologische Modell dazu an, mit den therapeutischen Wechselbeziehungen bewusst umzugehen und so die Diagnostik um einen wichtigen Teil zu erweitern.

## 6    Literatur

Bertram, M. (2005). *Der therapeutische Prozess als Dialog – eine strukturphänomenologische Untersuchung der Rhythmischen Einreibungen nach Wegman/Hauschka*. Berlin: Pro Business.

Bertram, M., Kolbe, H.J. (2016). Entwurf eines ökologischen Modells therapeutischer Prozesse. In M. Bertram & H.J. Kolbe (Hrsg.), *Dimensionen therapeutischer Prozesse in der integrativen Medizin. Ein ökologisches Modell* (S. 1-28). Wiesbaden: Springer VS.

Fingado, M. (2002). *Rhythmische Einreibungen. Handbuch aus der Ita Wegman Klinik*. Dornach: Verlag am Goetheanum.

Grosse-Brauckman, E. (2014). Qualitätskriterien für Rhythmische Einreibungen nach Wegman/Hauschka. In M. Layer (Hrsg.), *Praxishandbuch Rhythmische Einreibungen nach Wegman/Hauschka*. 2. Auflage (S. 53-118). Bern: Huber.

Helmbold, A. (2007). *Berührungen in der Pflegesituation*. Bern: Huber.

Hildebrandt, G., Moser, M. & Lehofer, M. (1998). *Chronobiologie und Chronomedizin. Biologische Rhythmen. Medizinische Konsequenzen*. Stuttgart: Hippokrates.

König, K. (1986). *Sinnesentwicklung und Leiberfahrung. Heilpädagogische Gesichtspunkte zur Sinneslehre Rudolf Steiners*. 3. Auflage. Stuttgart: Freies Geistesleben

Montagu, A. (2012). *Körperkontakt. Die Bedeutung der Haut für die Entwicklung des Menschen*. 12. Auflage. Stuttgart: Klett Cotta.

Rohen, J.W. (2000). *Morphologie des menschlichen Organismus. Versuch einer goetheanistischen Gestaltlehre des Menschen*. Stuttgart: Freies Geistesleben.

Steiner, R. (1980). *Anthroposophie. Ein Fragment aus dem Jahre 1910.* 3. Auflage. Dornach: Rudolf Steiner Verlag.

von der Heide, U. (2001). Die Bedeutung des Rhythmus. In R. Heine, F. Bay, (Hrsg), *Anthroposophische Pflegepraxis. Pflege als Gestaltungsaufgabe* (S. 148-149). 2. Auflage. Stuttgart: Hippokrates.

Waldenfels, B. & Giuliani, R. (2000). *Das leibliche Selbst. Vorlesungen zur Phänomenologie des Leibes.* 1. Auflage. Frankfurt am Main: Suhrkamp.

# „Frisch gepuzzelt – richtig sortiert, dass es wieder so passt"

## Einzelfallbetrachtung aus der Craniosakraltherapie

Maria Glasen und Mathias Bertram

**Zusammenfassung**

Craniosakraltherapie ist ein manuelles Verfahren, dessen zentrale Konzepte die grundlegende Bedeutung von Bewegung für alle Strukturen des Körpers sowie die gegenseitige Abhängigkeit von Struktur und Funktion sind. Im Vordergrund steht die Wahrnehmung und manuelle Behandlung craniosacraler Rhythmen im Bereich von Schädel und Steißbein.

Im Rahmen ihrer pflegewissenschaftlichen Bachelorarbeit führte die Autorin eine Einzelfallstudie zu folgender Fragestellung durch: Was sind typische durch die Craniosakraltherapie ausgelöste therapeutische Reaktionsmuster aus der subjektiven Patientenperspektive?

Behandelt wurde eine Patientin mittleren Alters mit Kopfschmerzen, Ohrgeräuschen, Hörverlust und einer familiären Stressproblematik. Infolge der Therapie stellen sich folgende Phänomene ein: Kontrollierte Lockerung; sich Spüren und Sortieren.

Schließlich interpretierten die Autoren die Ergebnisse vor dem Hintergrund des ökologischen Modells therapeutischer Prozesse.

# 1    Einleitung und Problemhintergrund

Im Zusammenhang mit chronischen Krankheitsverläufen und Multimorbidität treten akutmedizinische Interventionsmöglichkeiten oft in den Hintergrund. Patienten bedürfen der Unterstützung selbstregulativer Prozesse mit denen Organismen im Sinne der Selbstheilung auf Krankheitsprozesse reagieren. Naturheilkundlich ausgerichtete Behandlungsformen vermögen die Schulmedizin an dieser Stelle sinnvoll zu ergänzen. Sie erfreuen sich wachsender Beliebtheit bei den Patienten, werden aber im wissenschaftlichen Diskurs noch zu wenig beachtet, zumal ihnen eine konsensfähige Sprache fehlt, mittels derer sich Wirkungsweise und Therapieeffekte befriedigend beurteilen und kommunizieren ließen.

Ziel der vorliegenden Beitrags ist es, die Daten einer Einzelfallstudie aus der Bachelorarbeit der Autorin verwendend, typische Phänomene der Craniosakraltherapie aus Sicht der Betroffenen zu extrahieren und zu zeigen, dass ein Zusammenhang zwischen der Behandlung und den sich zeigenden vielfältigen Effekten besteht (Glasen, 2014). Die Ergebnisse werden abschließend im Licht des ökologischen Modells therapeutischer Prozesse (Bertram & Kolbe, 2016, S. 1-28) diskutiert.

# 2    Aktueller Stand der Forschung und Fragestellung

Die Craniosakraltherapie gehört zu den manuellen Therapien, deren zentrale Annahme die grundlegende Bedeutung von Bewegung für alle Strukturen im Körper sowie die gegenseitige Abhängigkeit von Struktur und Funktion ist. Der Behandler nimmt den craniosakralen Rhythmus (CRS) – eine rhythmische, sehr feine, eigenständig pulsierende Bewegung – wahr, welche insbesondere am Schädel und am Steißbein, aber auch an anderen Strukturen des Körpers erspürt und palpiert wird. Eine nicht palpable Fluktuationswelle (CRS) weist auf eine Blockade oder lokale Verletzung in einem Körperbereich hin. Diese Restriktionen werden mittels Handgrifftechniken aufgelöst und der Rhythmus wird harmonisiert (vgl. Upledger & Vredevoogd, 2003, S. 21ff.).

Die Literaturrecherche zum Thema Craniosakraltherapie über die Datenbanken pubmed, Medline, Cinahl, CareLit und Cochrane machte deutlich, dass sich die aktuelle Forschung regelmäßig mit den Outcomes und Benefits dieser Therapieform beschäftigt. Effekten der Therapie insbesondere bei Schmerz, Angst, Depression, Migräne und Schlaf wurde in den Studien nachgegangen. Cochrane weist für den letzten Fünfjahreszeitraum drei Treffer auf. Diese Reviews beschränken sich ebenfalls auf die allgemeinen Effekte und Evidenzen. Die Autoren bemängeln

Limitierung beim Nachweis der Wirkungsweise und der zugrunde liegenden Annahmen. Sie lehnen die Craniosakraltherapie mangels Reliabiltiät als nicht evidenzbasiert ab. Zugebilligt wird lediglich ein Placeboeffekt (vgl. Ferguson, 2003, S. 85). Auffallend in der Literatur ist die Tatsache, dass es keine Veröffentlichung gibt, die sich mit den Therapieeffekten als komplexe Phänomene auseinandersetzt. Auch gibt es keine qualitative Studie, welche die Betroffenenperspektive beleuchtet und sich mit dem subjektiven Erleben der Patienten beschäftigt.

In diesem Zusammenhang lautet die Forschungsfrage: Was sind typische durch die Craniosakraltherapie ausgelöste therapeutische Reaktionsmuster aus der subjektiven Patientenperspektive und was ist der Zusammenhang zwischen einer Behandlung und den sich zeigenden Effekten? Hintergrund der Untersuchung ist die theoretische Perspektive eines autonomieorientierten organismischen Paradigmas. So lassen sich typische Prozessgestalten als Phänomene aus dem therapeutischen Prozess rekonstruieren. „Es geht um die Aufklärung des *Gestaltwandels* der komplexen Reaktionsweise (...) zu den *anschließend* möglichen Reaktionen und um seine Erklärung" (Bertram, 2005, S. 44; vergl. Bertram, 2016). Die wissenschaftliche Rekonstruktion erforderte das Einbeziehen der unterschiedlichen Dimensionen menschlicher Reaktion wie beispielsweise Kognition, Affekt, vegetative Prozesse usw. einschließlich ihrer Interdependenzen und führt somit letztlich zu dem Erfordernis, das subjektive Erleben einzubeziehen. Es wird gefragt, welche Wirkweisen sich zeigen und wie diese im Licht es ökologischen Modells zu beurteilen sind.

## 3    Methodisches Vorgehen

Die Zielsetzung, das Erleben eines Menschen aus der Betroffenenperspektive zu beleuchten und das prozesshafte Geschehen in seinem Kontext darzustellen, ist am ehesten mit einem qualitativen Ansatz zu erreichen. Methodisch wurde die Arbeit daher als empirische explorative Einzelfallstudie mit einem Mixed-Methods-Ansatz konzipiert. Im Fokus standen Phänomene, wie sie aus der Perspektive der Patientin, des Behandlers und der Beobachterin wahrnehmbar waren. Unter Phänomen wird an dieser Stelle das verstanden, was *vor* Urteilsbildung wahrgenommen wird; das Phänomen ist das „im Bewusstsein Erscheinende" (Behrens & Langer, 2006, S. 148). Der Feldzugang wurde durch einen Craniosakraltherapeuten gewährt, der seit über 20 Jahren mit dieser Methode vertraut ist und zudem als langjähriger Dozent für das Upledger Institut, Deutschland die nötige Reflexionsfähigkeit und Einstellung zu Forschung mitbringt. Als Datenerhebungsmethode wurden offene Leitfadenstrukturierte Interviews gewählt. Diese wurden an zwei

Terminen – zu Beginn und zum Abschluss der Behandlung – geführt. Die Interviewzeit betrug jeweils ca. 45 Minuten. Zwecks Triangulation der Daten erfolgte zusätzlich über einen Zeitraum von vier Wochen eine teilnehmende Beobachtung durch die Autorin. Die Therapiesitzungen dauerten exakt eine Stunde und in dieser Zeit machte sich die Autorin Notizen zu der verbalen und nonverbalen Interaktion von Behandler und Therapeut. Der Patientin wurde zudem ein Tagebuch mit Impulsfragen ausgehändigt und sie erklärte sich bereit, täglich Tagebuch zu führen. Die letzte Datenquelle stellte der Therapeut dar, mit dem die Autorin nach erfolgter Therapiesitzung ein Reflexionsgespräch durchführte.

Die Datenauswertung diente der Rekonstruktion von Phänomenen und Deutungsmustern der Akteure. Sie erfolgte durch induktive Kategorienbildung, im Sinne einer qualitativen Inhaltsanalyse (vgl. Kelle & Kluge, 2010; Schreier, 2014 ).

## 4 Darstellung der Ergebnisse

### 4.1 Vorstellung Frau T.

Die Patientin wird im wöchentlichen Rhythmus vom Therapeuten mit Craniosakraltherapie behandelt. Die Autorin begleitet die Sitzungen, indem sie mit im Raum sitzt und die Beobachtung schriftlich festhält. Das Erst-Interview mit der Patientin erfolgt unmittelbar vor der dritten Behandlungseinheit; das Schlussinterview nach Abschluss der Behandlung im Anschluss an die Therapiesitzung.

Frau T. ist eine Frau von 48 Jahren. Sie leidet an einem Ohrengeräusch in Kombination mit Kopfschmerzen. „ Ich hab keinen Hörverlust, ich hör alles, ich hör nur was dazu, das gehört da nicht hin" (Glasen, 2014, S. 62). Die Patientin begibt sich zunächst in ärztliche Behandlung. Die Ärztin kann aber keine Ursache feststellen. Da sie dort mit Cortison behandelt werden soll und sie dies als Diabetikerin mit den Worten: „mit mir nicht!" (a.a.O., S. 63) ablehnt, versucht sie als erste Intervention, dem Geräusch über ein die Durchblutung verbesserndes Ginkgopräparat zu begegnen. Zu diesem Zeitpunkt war die Patientin bereits davon überzeugt, dass „einfach 'ne Zusatzgeschichte" gesucht werden muss (a.a.O., S. 64). Als die schulmedizinische Maßnahme entsprechend ihrer Erwartung keinen Erfolg bringt, nimmt sie einen Termin in einer Physiotherapiepraxis wahr. Den Behandler kennt sie über ihre Kinder, mit denen sie bereits seit Jahren dort zur Therapie geht. Das extrem laute Pfeifen erklärt sie sich selbst mit Problematiken der Hals- und Brustwirbelsäule.

Sie leidet außerdem häufig unter Kopfschmerzen bzw. Migräne. Ihre Lebensumstände beschreibt sie auf Aufforderung als relativ turbulent und stressbehaftet (a.a.O., S. 27 ff.). Sie hat drei Kinder, von denen bereits das erste mit einem Geburtsschaden zur Welt kam. Die beiden anderen Kinder sind Zwillinge und als Frühchen geboren. Einer der Zwillinge leidet an einem Hydrozephalus und ist gesundheitlich stark eingeschränkt. Sie beschreibt das Kind mit den Worten: „Also der ist 'ne Dauerbaustelle. Inzwischen fällt er regelmäßiger aus" (a.a.O, S. 63). Der andere Zwilling ist durch Schulangst beeinträchtigt. Die Patientin beschreibt ausführlich die Therapien der Kinder und den damit verbundenen zeitlichen Aufwand. Sie ist verheiratet und charakterisiert ihre Beziehung mit dem Zitat einer Freundin als „alleinerziehend und verheiratet mit (...) nicht wechselndem Partner" (a.a.O., S. 70). Sie beschreibt ausführlich die strikte Rollenaufteilung, quasi ein Rollenkorsett, in dem beide Ehepartner leben. Die Patientin ist für die Kinder und deren Erziehung voll umfänglich allein zuständig. „Bin alleinerziehend indem ich eigentlich alles selber regel'" (a.a.O. S. 70). Lediglich bei wesentlichen Entscheidungen (beispielsweise ein angestrebter Schulwechsel des Sohnes) fordert sie die Zustimmung des Ehemannes ein. Dies geschieht jedoch nicht aus gemeinsamer Verantwortung, sondern weil die Patientin keine späteren Vorwürfe hören möchte, falls sich die Entscheidung als unvorteilhaft darstellt (a.a.O. S. 70). Auch bezüglich der Haushaltsführung praktizieren die Ehepartner eine strikte Trennung. Der Ehemann nimmt die Rolle des Ernährers ein und die Patientin führt den Haushalt. Dabei möchte sie auch nicht, dass ihr *reingeredet* wird:

„Manchmal belastend, aber eigentlich auch normal, das ist eben so; ich hab ja auch einen Partner, der nach außen hin, firmentechnisch seinen Mann steht, aber familientechnisch habe ich das Sagen (...), wo sich dann Männer meinen einmischen zu müssen, ne, ne, ich mach schon was ich für richtig halte und mein Mann widerspricht mir da auch nicht. Ich regel' das" ( a.a.O. S. 70 ).

Diese Rollenaufteilung haben beide Ehepartner bereits in ihrer Herkunftsfamilie kennengelernt und unverändert weitergeführt (a.a.O., S. 30, S. 70f.).

Die Patientin beschreibt sich selbst als einen „sehr sortierten Menschen", der die Dinge gern an seinem Platz weis und der es liebt, wenn sich der Tag „planbar, schön geregelt und nix kommt zwischendurch" (a.a.O., S. 70) gestaltet. Die Patientin arbeitet ihren Tag wie eine Agenda ab. Termine und Aufgaben haben feste Uhrzeiten und dabei mag sie keine Veränderungen. Insofern beschreibt sie ihren Alltag als „chaotisch", weil sie sich morgens Dinge vornähme, die bis zum Abend dann umgeworfen würden (a.a.O., S.70). Sie liebt es auch, wenn Dinge ihren festen Platz haben. So beschreibt sie, dass ihr Schreibtisch beispielsweise früher wie „ein Museum" aussah (a.a.O., S. 70). Sie beklagt, dass sie lange damit zu kämpfen hatte, dass eine solche Ordnung bei einer fünfköpfigen Familie nicht zu erzielen sei (a.a.O., S. 70).

## 4.2    Phänomene

In der Analyse Ließen sich folgende wesentliche Phänomene herausarbeiten:

### Kontrollierte Lockerung

Ein Merkmal, das besonders auffällt, ist *Spannung*. Auf körperlicher Ebene kann der Therapeut zu Beginn der Behandlung einen rigiden Muskeltonus mit Bewegungseinschränkungen feststellen. Inspektion und Palpation zeigen Restriktionen im Bereich von Brustwirbelsäule, Schulter und Kopfgelenk (a.a.O., S. 91). Interessanterweise bringt die Patientin ihre Beschwerden anfänglich lediglich mit funktionellen Einschränkungen der Wirbelsäule in Verbindung. Anscheinend legitimieren in ihren Augen nur organische Ursachen die körperlichen Beschwerden. Die Möglichkeit von seelischen Ursachen reflektiert sie erst sukzessive während des Behandlungsprozesses. Das Phänomen scheint bedingt durch den Kontext der Lebensumstände der Patientin. Die besondere Partnerschaftskonstellation „alleinerziehend und verheiratet mit (...) nicht wechselndem Partner" (s. o.) in Verbindung mit der zuvor geäußerten Verantwortung für die Kinder und deren therapeutische Begleitung scheinen bei der Patientin Stress auszulösen. Der Widerspruch „alleinerziehend" und gleichzeitig verheiratet zu sein kann als Indiz für ein hohes Maß an Aufgaben und Verantwortlichkeiten gedeutet werden. Die Patientin äußert einen dementsprechenden Verdacht, der ihr jedoch erst im späteren Verlauf ihrer Therapie zur Erkenntnis wird. Ihre Einschätzung, woher die „Halswirbelgeschichte" kommt: „nicht von ungefähr, (...) Stress ist genug" (a.a.O., S. 27). Sie erkennt, dass ihre Beschwerden begonnen haben, als sich die Schulsituation ihres Sohnes L. zugespitzt hat und die Schule einen Ganztagsbetrieb ohne Mitsprachemöglichkeit erzwungen hat. Mit dieser Veränderung haben auch die Beschwerden der Patientin angefangen: Den Ärger „spüre ich körperlich, ja (...) aber dafür brauchte ich eine Weile, ja am Anfang war das einfach, das Pfeifen war da (...) aber ich habe die Bestätigung, dass ich      es jetzt und jetzt ganz klar sagen kann. So! Du hast dich da geärgert und da passiert's" (a.a.O., S.28). „Aber dafür brauchte ich eine Weile, ja am Anfang war das einfach, das Pfeifen war da und unter der Behandlung mit Reflexion da sage ich, ich weiß wo es herkommt" (a.a.O., S. 66).

Jede Behandlungssequenz beginnt der Therapeut mit einer Inspektion des Bewegungsapparates im Stehen. Um Bewegungseinschränkungen zu erkennen wird der Rumpf passiv bewegt und zudem die Beweglichkeit der Halswirbelsäule überprüft. Die Patientin reagiert auf dieses bekannte Prozedere in ihrer vorletzten Behandlungssitzung mit den Worten: "Ich mag mich nicht gerne ändern!" (a.a.O. S. 93). Während der Behandlung versucht der Therapeut die wahrgenommene Spannung geweblich aufzulösen. Dafür wird die Patientin gebeten zu spüren, wo die

Hände des Behandlers sind und bittet darum nicht zu denken, sondern sich auf das Fühlen zu konzentrieren (a.a.O, S. 91f.). Obwohl die Craniosakraltherapie eine Behandlungsform ist, bei der Patienten schlicht nichts tun müssen, sondern lediglich sich selbst und die eigene Atmung oder andere Sensationen des Körpers wahrnehmen sollen bzw. Bildern die aufsteigen nachspüren sollen, erlebt die Patientin dies ganz anders: „...ich versuche mal loszulassen; mein Kopf sagt mir dass ich das muss, mein Körper sagt aber was anderes, (...) ist natürlich nicht ganz leicht dann auch wenn ich ganz kontrolliert natürlich versuche alles locker zu lassen usw. das ist schwer" (a.a.O., S. 64).

Für die Patientin ist Loslassen harte Arbeit. Sie muss sich dafür anstrengen und versucht, den Vorgang mit dem Kopf zu kontrollieren. Die Begriffe Kontrolle und Loslassen bzw. Lockerheit stellen zunächst einmal einen Widerspruch dar. Beim Loslassen muss Kontrolle abgegeben werden. An dieser Stelle scheint sie nicht in der Lage zu sein dem Therapeuten die *Arbeit zu überlassen* und sich in seine Hände fallen zu lassen ohne eine kognitive Bewertung des Zustandes vorzunehmen und einen Zustand der Lockerheit bewusst herbeiführen zu wollen. Indem sie die Leibes- und Sinneswahrnehmungen in den Hintergrund treten lässt und sich darauf konzentriert, dass sich ihr Körper und insbesondere ihre Muskulatur nicht so locker anfühlen, wie sie es gern herbeiführen will, drängt sich die Annahme auf, dass es zu einer Inkongruenz von Bewusstsein und Leiblichkeit kommt. Gleichzeitig scheint dies zu einem Kampf zu führen, der ebenfalls eine Spannung auslöst, für den die Patientin eine Lösung sucht.

So wenig es möglich ist, das Loslassen kognitiv zu beeinflussen, so sehr ist die Patientin von der körperlichen Reaktion auf die Therapie überrascht, die von der Autorin als sichtbare Form der Entspannung interpretiert wird. Sie erlebt eine „Wahnsinnsmüdigkeit", wie sie sie noch nie erlebt hat und die sie quasi gegen ihre Angewohnheit und gegen ihren Willen dazu zwingt, sich mittags hinzulegen (vgl. a.a.O., S.64). Im Laufe der Behandlung nimmt die Intensität der Müdigkeit ab und die Patientin wertet als „Therapieerfolg, dass dann das jetzt was bewegt hat", [wenn] „ich nicht mehr so umkippe" (a.a.O. S. 69).

Das Phänomen der Müdigkeit wird aus Erfahrung der Autorin in diverser Ausprägung regelmäßig von Patienten während oder nach der Behandlung mit Craniosakraltherapie erlebt und ist ein sichtbarer Indikator für seelische und körperliche Entspannung.

Ein weiteres plastisches Beispiel verdeutlicht, wie die Patientin die Craniosakraltherapie hinsichtlich ihrer Entspannung erlebt. Sie hat das Gefühl, nach der Behandlung nicht mehr unter Spannung zu stehen. Der Kontext dieser Aussagen zeigt, dass das Unter-Spannung-Stehen zu ihrem Alltagserleben gehört. Deswegen irritiert sie diese Veränderung zunächst. Im weiteren Verlauf zeigt sich jedoch, dass sie den Zustand der Entspannung als angenehm empfindet und bemerkt, dass er auch Auswirkungen auf ihr Umfeld hat. Sie beschreibt im Verlauf der Therapie, dass sie unter Spannung „schnell hochgehe" und „eher mal laut" würde (a.a.O., S.35). Wenn sie entspannter ist, reagiert die Patientin nach eigener Einschätzung gelassener auf die auf sie einprasselnden Reize. Gleichzeitig stellt sie fest, dass das Pfeifen durch die Therapie deutlich weniger geworden ist, obwohl es weiterhin belastende Situationen gibt, die noch nicht geregelt sind und die Patientin emotional weiterhin beschäftigen. Zum Abschluss der Behandlung sind die Ohrgeräusche als Zeichen der Überlastung kein Thema mehr. Die Patientin bestätigt einen hundertprozentigen Behandlungserfolg (a.a.O., S. 72).

Das Vorhandensein von Spannung bzw. Entspannung wird vom Behandler geweblich gespürt. Muskulatur und Faszien waren zunächst in ihrer Bewegungsfähigkeit eingeschränkt. Restriktionen und schmerzhafte Stellen wurden durch strukturelles Arbeiten weitestgehend aufgelöst. Um ein Loslassen zu ermöglichen, werden dem Gewebe Angebote gemacht und teilweise folgt es dem Impuls. Der Behandler beschreibt dabei beispielsweise, dass er spürt, wie sich Fasern neu ausrichten (a.a.O. S. 92). Gewebe kann sich „entwirren" und neu ausrichten ( Upledger & Vredevoogd, 2003, S. 298). Widerstände, die geweblich spürbar sind, werden überwunden und Flüssigkeiten gelangen wieder in Fluss, so dass der CSR harmonisiert und palpabel ist (a.a.O. S. 43 ff.). Die nachfolgende muskuläre Entspannung führt dazu, dass das Gewebe weicher wird, die Halswirbelsäule sich nach beiden Seiten besser drehen lässt, die Rumpfstabilität zunimmt und Bewegungen, die die Patientin auf der Liege ausführen soll, zunehmend schmerzfreier durchgeführt werden können (Glasen, 2014, S. 91ff.). Diese körperlichen Reaktionen zeigen sich während der Behandlung in Kombination mit vegetativen Reaktionen wie beispielsweise Darmgluckern, Gesichtsrötung und Seufzen (a.a.O. S 92).

### Sich-Spüren und Sortieren

Während der Behandlung wird die Patientin häufig aufgefordert Emotionen oder Körperempfindungen nachzuspüren und es wird ihr die Frage gestellt, was sie fühlt bzw. wie sie sich fühlt. Sie kann darauf regelmäßig keine explizite Antwort geben. Statt ein Gefühl zu beschreiben lautet Ihre Antwort „gut" oder „warm" ohne diesen Zustand weiter spezifizieren zu können (vgl. a.a.O., S. 31, S. 94). Die Patientin kann weder verbal ihr Gefühl beschreiben, noch tut sie dies schriftlich in dem Tagebuch, welches sie parallel zur Behandlung führt. Das Tagebuch wird in Form einer Agenda geführt, indem sie Termin nach Termin auflistet (a.a.O., S. 79 ff.). Auch in Situationsbeschreibungen zeigt sie eine emotionale Abschottung, welche zu einem verminderten Sich-Spüren-Können führt. Sie erzählt beispielsweise während einer Behandlung, dass sie durch die Schwiegermutter Beleidigungen erfahren hat. Auf die Frage des Therapeuten „Was passiert im Körper?" antwortet die Patientin, dass sie versucht, „die Beherrschung nicht zu verlieren", indem sie „die Zähne zusammenbeißt". Der Frage „wo sie die Wunde merkt", begegnet Sie mit „Manchmal merke ich gar nix" (a.a.O. ohne Seitenangabe). Passend dazu beschreibt die Patientin, dass sie sich selbst wenig Aufmerksamkeit schenkt: „Das einzige was ich mache, ich gehe regelmäßig zur Fußpflege, aber ich bin Diabetikerin, da hat mein Arzt mir gesagt, dass ich das machen soll und nicht immer selber, sonst mache ich selber für mich nichts (...)" (a.a.O., S. 31). In einer Tagebucheintragung, erzählt die Patientin: „Was ich genossen habe: wir haben einen Saunaabend gemacht in der Zeit, jetzt wo ich Tagebuch geschrieben habe; S. und ich, das war sehr schön, das muss ich sagen. Aber das sind auch Sachen, die in der Regel eigentlich nur im Urlaub vorkommen" (a.a.O., S. 71). Die somatischen Beschwerden, die am Anfang der Therapie für die Patientin spürbar sind, erlebt sie als Einschränkung in ihrem Funktionieren und sie ist darauf bedacht diese Störung schnell zu beheben. Auf der anderen Seite schätzt sie eine Behandlungsform, die sie auch körperlich durch ein Wahrnehmen von Schmerz *fühlt*. Sie beschreibt, dass Massagen Schmerzen bereiten, sie dennoch hingeht, weil sie weiß, dass es ihr hinterher besser geht. Die Äußerung „das tut ja hier nun gar nicht weh, es ist schön, es ist entspannend und es ist *trotzdem schön*", kann dahin interpretiert werden, dass Schmerz eine Form ist sich selbst zu spüren. Sie ist verblüfft, dass die Craniosakraltherapie ein Gefühl auslöst, obwohl sie keinen Schmerz produziert (a.a.O. S. 65). Offensichtlich kann die Patientin sich im Alltag kaum selbst spüren. Bedeutend scheint in diesem Zusammenhang eine Aussage in einem Nebensatz auf die Frage, wie sie die Craniosakraltherapie erlebe. „Mich selber spüren; mit seiner (des Therapeuten) Hilfe" (a.a.O., S. 67).

Eine weitere Schlussfolgerung ist, dass die Craniosakraltherapie der Patientin beim „Sortieren" hilft. Im Verlauf der Behandlung ordnen sich Empfindungen und Erfahrungen in ihrem Bewusstsein. Sie reflektiert beispielsweise den Zusammenhang zwischen Spannung und körperlichen Symptomen. Sie vernimmt die Pfeifgeräusche im Ohr „wenn es eng wird" (a.a.O., S. 93). Sie erkennt den Zusammenhang zwischen ihrer Verfassung und der Interaktion mit den Kindern und konstatiert, dass je entspannter sie ist, desto entspannter auch die Kinder sind (vgl. a.a.O., S.36). Zum Ende der Behandlung berichtet sie, dass sie „nicht mehr so schnell in die Luft geht" und auch die „viele Quatscherei im Moment" sie kaum belaste (a.a.O., S. 95).

# 5    Diskussion

## 5.1    Kontrollierte Lockerung

Die oben beschriebenen sichtbaren Reaktionen der „kontrollierten Lockerung"
können unter das aus der Komplementärmedizin stammende Konzept des „Lösens" subsumiert werden. Bertram (2005) beschreibt im Zusammenhang mit
rhythmischen Einreibungen nach Wegmann/Hauschka drei typische therapeutische Grundmuster – *Lösen, Wiedereinssein und Neuvermögen* – unter die auch die
Merkmale der hier vorliegenden Fallbeschreibung subsumiert werden können, wie
nachfolgend erläutert wird (vgl. Bertram, 2005, S. 123 ff.; Bertram, 2016).

Bertram charakterisiert *Lösen* als Loslassen der leiblichen Vergangenheitsfixierung. Es wird indiziert durch den Abbau von Spannung in unterschiedlicher
Form und umfasst nahezu alle sich *offensichtlich* zeigenden Reaktionen der Patientin. Die Entspannung wird auf Seiten des Therapeuten geweblich festgestellt,
indem sich strukturelle Restriktionen auflösen. Das Gewebe wird weich und kann
den Impulsen des Therapeuten folgen. Die Patientin reagiert mit motorischen, vegetativen, affektiven und kognitiven Indikatoren für Entspannung.

• Motorisch vollzieht die Patientin nicht bewusst eingeleitete Bewegungen auf
  der Liege, zudem spürt sie die Senkung des Muskeltonus. Sie spürt, wie sich
  ihre Muskulatur entspannt und schmerzhafte Bereiche „locker" werden.
• Vegetative Reaktionen äußern sich beispielsweise durch Gluckern des Darms
  und durch ein Gefühl von Wärme, das sich in der Patientin ausbreitet und in
  Form von Gesichtsröte zeigt. Besonders prägnant ist die sie überkommende Müdigkeit, derer sich die Patientin nicht erwehren kann und die in Schlaf mündet.
• Affektiv weiß die Patientin von einem Gefühl wie „runtergefahren" zu berichten (Glasen, 2014, S. 64). Sie empfindet die Behandlung als „schön" und „beruhigend" (a.a.O., S. 64). Dies führt dazu, dass sie auf Reize, die auf sie einwirken, ausgeglichener reagieren kann. Sie beschreibt es mit den Worten, dass
  sie „gelassener" reagiere und „nicht mehr so schnell hochgehe" (a.a.O. S.65).
  Sie stellt fest, dass sie für die aktuelle Situation, in der sie sich befindet, „sehr
  relaxt" ist (a.a.O, S.68).

Die unter Loslassen aufgeführten Reaktionsmuster, welche sich unter das Konzept
des Lösens subsumieren lassen, haben nach Bertram „gewissermaßen eine Öffnerfunktion" für den Organismus. Sie durchbrechen gewohnte Strukturen im Wahrnehmen und Handeln und bringen damit Prozesse in Bewegung (a.a.O., S.133;
vergl. Bertram 2016).

Andere Reaktionsweisen lassen sich unter das Konzept des *Wiedereinssein* subsumieren. Bertram versteht darunter das „persönliche Erleben des Inkarniertseins in die eigene Leiblichkeit" (Bertram, 2005, S. 133). Die darunter fallenden Reaktionsweisen sind subtil und erschließen sich nicht durch Beobachtung oder Berührung, sondern durch die „artikulierte Introspektion" der Patientin (Glasen, 2014, S. 133). Die Craniosakraltherapie scheint die Wahrnehmung für die eigene Leiblichkeit und die Körperwahrnehmung zu stärken. Die Patientin, die kaum Zugang zu eigenen Emotionen zeigt, beschreibt dieses Phänomen mit den Worten: „es geht vielleicht mal um mich (...) 'ne Stunde lang nur um mich" und „mich selber spüren mit seiner Hilfe" (a.a.O., S. 67). Im Verlaufe der Datenauswertung wird an diversen Stellen deutlich, dass die Patientin die eigenen emotionalen und körperlichen Bedürfnisse zu Beginn der Therapie nicht bewusst wahrnimmt, sondern diese einem reibungslosen Funktionieren ihres Tagesablaufs unterordnet. Im Abschlussinterview beschreibt sie allerdings ein verändertes Gefühl zum eigenen Körper: „Das ist das, was ich auch mitnehme, dieses jetzt auch ein bisschen so frischgepuzzelt, an die richtige Stelle vielleicht gesetzt (...) ja und auch wieder so sortiert. Ich hab das Gefühl, dass da was verkantet und er sortiert das (...)" (a.a.O., S. 72). Der „geschützte Raum" und die vermittelte Sicherheit, „dass ich hier in guten Händen bin (...)" (a.a.O., S. 72), ermöglichen ihr einen neuen Zugang zu sich selbst und das Gefühl, nicht fragmentiert in Form von Puzzleteilen zu sein, sondern Eins zu werden und an die richtige Stelle gesetzt eine neue Kontur bzw. Sortierung zu erhalten.

## 5.2    Sich-Spüren und Sortieren

Bedeutungsvoll ist für die Patientin die Tatsache, dass die Craniosakraltherapie sie letztlich wieder zu sich selbst kommen lässt und ihr den Rahmen bietet, in sich hineinspüren zu können. Die Stunde der Craniosakralbehandlung bedeutet für sie „eine Kombination aus beidem, Therapeut und Behandlung", welches einen „ein sehr geschützter Raum" darstellt indem die Patientin sich öffnen kann, weil sie weiß, dass sie hier „in guten Händen" ist (a.a.O., S. 72).

Dieses letzte von der Patientin verwendete Bild „frisch gepuzzelt" zu sein als Resümee der Craniosakralbehandlung beschreibt plastisch, dass sie anscheinend das Gefühl hat, aus Einzelstücken würde wieder eine Einheit gebildet werden. Auch die Konkretisierung, dass der Therapeut das Verkantete so sortiert, dass es wieder passt, deutet darauf hin, dass sie sich vorher eher als zerstückelt, fragmentiert erlebt hat und nun in eine Umbruchsituation kommt.

Die Reaktionsweisen, die mit Sich-Spüren und Sortieren verbunden sind, können unter das von Bertram (2005, S. 139; vergl. Betram 2016) beschriebene Konzept des *Neuvermögens* subsumiert werden. Darunter fallen alle therapeutischen Effekte, die mit einer neuen Klarheit und einem veränderten Handlungsvermögen verbunden sind.

Die Patientin braucht, wie oben beschrieben, Hilfe um in sich hineinfühlen zu können. Der Behandler setzt während der Therapiesitzung fortlaufend Gesprächsimpulse, die es der Patientin ermöglichen sollen über Konflikte zu sprechen. Die Patientin greift diese Angebote nicht auf, was auch durch die Behandlung nicht forciert wird (Glasen, 2014, S. 91ff., S. 41f.). Der Therapeut geht davon aus, dass die Patientin *erkannt hat,* was ihr gut tut und dass sie für Veränderungen Mut benötigt (a.a.O., S. 96). Diese Vermutung wird genährt durch eine spontane Äußerung der Patientin zu Beginn der Behandlung: „Ich mag mich nicht gerne ändern!" (a.a.O., S. 93). Selbst wenn sie sich bewusst nicht verändern will, so erkennt sie im Verlauf der Therapie ganz klar den Zusammenhang zwischen den Pfeifgeräuschen und den äußeren Stressoren, die auf sie einwirken. Ebenso erkennt sie, dass sie Migräne *auf Bestellung* bekommt, wenn der Pegel der Belastung zu hoch wird (a.a.O., S. 68). Sie stellt im Verlauf der Therapie fest, dass sowohl die Ohrgeräusche als auch die Migräne trotz weiterhin bestehender schwieriger Konstellationen verschwunden sind. An den Kontextfaktoren hat sich nichts verändert. Sowohl die Arbeits- und Beziehungsaufteilung in der Ehe als auch die Belastung durch die kranken Kinder und die belastende Schulsituation des Sohnes sind unverändert. Inwieweit eine weitere Neuausrichtung stattfindet, kann zum jetzigen Zeitpunkt nicht festgestellt werden. Es ist bezeichnend, dass ein Prozess katalysatorartig in Gang gesetzt wird. Die Patientin wird in die Lage versetzt, ihren Alltag mit einem niedrigeren Spannungslevel zu absolvieren. Zu Beginn der Behandlung befindet sie sich in einem extremen Zustand, den der Körper anscheinend nicht mehr kompensieren kann. Nach außen wird dies sichtbar in dem sich als Zeichen der Überlastung der Druck, den die Patientin verspürt und den sie damit beschreibt, dass sie bei Spannung *schnell hoch geht*, in somatischen Beschwerden äußert (a.a.O., S. 65). Der Behandler verfolgt das Ziel, sie aus diesem Zustand in einen weniger extremen Zustand zu begleiten und fungiert als Impulsgeber, um „Raum zu schaffen für das, was in Fluss kommt" (a.a.O., S. 19). Die Craniosakraltherapie hilft da, indem sie ein Angebot macht *zu sortieren.* Die Auswirkung einer craniosakralen Behandlung ist nicht planbar oder vorhersehbar. Es ist ein gemeinsamer Weg auf den sich Behandler und Behandelter einlassen. Was der Patient letztlich daraus macht, bleibt ihm und seiner Selbstregulationsfähigkeit überlassen.

## 5.3    Die Ergebnisse im Licht des ökologischen Modells therapeutischer Prozesse

Im Sinn des ökologischen Modells therapeutischer Prozesse (Bertram & Kolbe 2016) lässt sich die Craniosakraltherapie als Embodiment-Verfahren interpretieren. Über den Körper bzw. über den Tastsinn werden Perzeptionen (Empfindungen, Gefühle, Vorstellungen) ausgelöst, die therapeutisch wirken. Diese Wirkung auf leiblicher Ebene, die Parallelität seelischer und somatischer Prozesse sowie auch die Möglichkeit des Sich-Einlassens werden nicht vom Therapeuten verursacht. Die Craniosakraltherapie induzierte hier offenbar Reaktionen die für die Patientin bedeutsam sind (sich Spüren, Loslassen, etc.) und für die sie die Urheberin ist. Außerdem zeigt sie Reaktionen, die die Konzepte *Lösen, Wiedereinssein* und *Neuvermögen* indizieren. In welchem Umfang und in welcher Zeitspanne die regulativen Mechanismen Gestalt annehmen, kann nicht vorhergesagt werden.

Betrachtet man unter der Sichtweise des ökologischen Modells das Phänomen *Loslassen*, so zeigen sich auf körperlicher, leiblicher und Bewusstseinsebene folgende Reaktionen:

### Körperliche Ebene:
Zu Beginn der Therapie kann die Patientin die Halswirbelsäule nur eingeschränkt drehen. Wird der Kopf nach links oder rechts gedreht, gibt es schmerzhafte Punkte an denen die Bewegung endet. Der Behandler prüft vor jeder Sitzung die Rumpfbeweglichkeit und den Umfang in dem die Patientin auf Bewegungsimpulse reagiert. Auch in diesem Bereich sind Einschränkungen sichtbar. Die Patientin fühlt sich „geschubst", da sie die Impulse nicht abfedern kann (a.a.O., S. 91). Die Muskulatur ist verspannt und die Faszien in der Bewegungsfähigkeit eingeschränkt. Am Anfang der Therapie imponiert die körperliche Spannung der Patientin. Im Verlauf verändert sich die körperliche Befindlichkeit sichtbar. Der Kopf ist uneingeschränkt drehbar, die Muskelverspannungen nehmen ab. Die Patientin fühlt die Entspannung körperlich und merkt, dass es ihr gelingt die Muskulatur aktiv loszulassen. Die Ohrgeräusche, die als Ventil der Überlastung gewertet werden können, durch das sich der Körper Gehör verschafft, reduzieren sich im Verlauf der Therapie. Die Patientin spricht von einem hundertprozentigen Behandlungserfolg (a.a.O., S. 72).

### Leibliche Ebene:
Am Anfang der Therapie fällt auf, dass Körper, Leib und Bewusstsein der Patientin keine Einheit bilden. Sie hat eine ausgesprochen funktionale Sichtweise, die sie als Person und die Form, wie sie ihr Leben gestaltet, auszeichnen. In den Daten

des Tagebuches der Patientin und den Interviews zeigt sich eine Person in einem starren Normen- und Rollenkorsett. Dies betrifft sowohl ihren Tagesablauf und das Abarbeiten von Verpflichtungen, wie auch die Gestaltung der Beziehung zu Kindern und Ehemann.

Am Anfang der Behandlung nimmt die Patientin somatische Beschwerden wahr, bringt diese aber nicht in einen Zusammenhang mit ihrer seelischen Befindlichkeit. Zu diesem Zeitpunkt nimmt sie ihren Leib, mit dem sie „existenziell verbunden ist", der sie „wahrnehmend und handelnd in der Welt sein lässt" (Bertram & Kolbe, 2016, S. 32), nicht wahr. In ihren Augen funktioniert der Körper nicht richtig und das schränkt sie in ihrer Alltagsaktiviät ein. Sie spürt körperliche Beschwerden, aber sie spürt sich nicht. Im Verlauf der Craniosakralbehandlung stellt sich ein Bewusstsein für ihre Leiblichkeit ein. Sie nimmt ihre Umwelt als Stressor wahr und bildet einen Zusammenhang zwischen Ärger und Tinnitus. Sie erlebt, wie sich im Verlauf der Therapie der Stress mit ihren Kindern verändert.

Die Patientin hatte in Bezug auf die Strukturierung ihrer Zeit („Agenda", s.o.), ihrer Umwelt (Schreibtisch als „Museum") und ihrer Beziehungen (die strikte Rollenteilung in ihrer Ehe) einen sehr rigiden Habitus entwickelt. Habitus, von Bourdieu als „Handlungsgrammatik" charakterisiert (1987), ist die zur Gewohnheit geronnene vorreflexive Art, wie die Umwelt wahrgenommen und in ihr gehandelt wird. Aus der Perspektive der Leibphänomenologie ist der fungierende Leib (Husserl, 2012) der Urheber dieser Instanz. Er bleibt unbewusster, stets funktionsbereiter Hintergrund des Agierens in der und mit der Welt. So ist die Leiblichkeit intentional gekoppelt mit ihrer Umwelt. Sie prozessiert ein bestimmtes, habituell fixiertes Wahrnehmen der und Verhalten in der Welt, wie es sich biographisch relativ stabil bei jedem Menschen herausbildet (Bertram, 2005, S. 162).

Im vorliegenden Fall ging die Passung zwischen der scheinbar ungeordneten Umwelt und den habituell sehr rigiden Wahrnehmungs- und Handlungserwartungen der Patientin an diese Umwelt verloren. Hier liegt offenbar ein Verlust an persönlichem Vermögen vor, habituell dynamisch mit der Umwelt zu interagieren. Stattdessen verharrt die Patientin in einer Art „Scholastik der Existenz" (Merleau-Ponty, 1996, S. 108; Bertram, 2005, S. 163), verharrt in ihrer rigiden Wahrnehmungs- und Verhaltensdisposition. Dieser Umstand lässt sie mangels Passung immer mehr mit der Umwelt in Konflikt geraten.

Wie eine Schonhaltung oft weit über den organischen Befund hinaus fortbesteht, schreibt die Patientin unbewusst ihren Habitus, ihre Existenzweise zur Welt fort, obwohl die Umstände sich längst nachhaltig geändert haben. Die Therapie scheint hier eine neue Wachheit erzeugt zu haben, einerseits für den eigenen Leib und andererseits für die Umwelt. Die Patientin nimmt zum Beispiel (wieder) wahr, dass sie körperlich mit Krankheitssymptomen auf diese Situation reagiert und wie das Verhalten ihrer Kinder von ihrem eigenen Verhalten abhängig ist.

**Bewusstsein:**
Die Patientin hat ein starkes internalisiertes Normen- und Rollenkorsett, welches sie bis zur Therapie anscheinend nicht verändern konnte. Sie scheint allerdings durch die Therapie eine Ahnung erhalten zu haben, dass eine Umbruchsituation begonnen hat. Die Worte: „ich mag mich nicht ändern" (Glasen, 2014, S. 93) lassen jedoch vermuten, dass sie das Loslassen alter Strukturen noch unterbinden will. Mit ihrer Wahrnehmung (leibliche Ebene; s.o.) scheint die Patientin bereits in der Gegenwart angekommen zu sein. Kognitiv sperrt sie sich jedoch noch davor, diese Wahrnehmungen anzuerkennen und zu reflektieren. Die Craniosakraltherapie scheint also deutliche Veränderungen auf körperlicher und leiblicher Ebene ausgelöst zu haben. Nur das reflektierende Bewusstsein scheint von diesen Veränderungen noch teilweise abgekoppelt zu sein. Es kann die Hypothese gebildet werden, dass diese Abkoppelung als Schutzmechanismus dient. Eine veränderte Wirklichkeit geht immer mit Unsicherheiten und Widerständen einher. Es spricht nichts dagegen, dass die Patientin sich sukzessive an die Bearbeitung machen wird. Ihre Reflexion des Zusammenhangs zwischen ihrem Verhalten und dem der Kinder ist dafür ein deutliches Indiz. Die Craniosakraltherapie versteht sich als Auslöser und Katalysator von Reaktionen, nicht als deren Verursacher. Es bleibt stets der Patient, der Maß und Richtung der Veränderung vorgibt.

Aus der Perspektive des Ökologischen Modells therapeutischer Prozesse handelt es sich bei diesem Behandlungsprozess um eine Bottom-up-Dynamik. Über die Behandlung des Körpers gerieten körperliche Strukturen (Faszien), die Leiblichkeit und schließlich das Vorstellungsvermögen in Bewegung. Die Patientin bekommt hier offenbar eine wirksame Hilfeleistung zur persönlichen Stressverarbeitung. Das ist insofern von Bedeutung, als psychologische Stressmodelle Stress und seine Verarbeitung primär auf der Ebene des Bewusstseins ansiedeln: Die Person bewertet Stressoren, analysiert ihre Ressourcen, entwickelt Copingstrategien und bewertet deren Erfolg (vgl. Lazarus, 1999). Die Behandlungsangebote sind dementsprechend Top-down-Strategien: Das reflektierende Subjekt steht in seinem Zentrum. Behandelt werden Patienten über psychotherapeutische Gesprächsangebote, in deren Zentrum die kognitive Reflexion steht.

Es wäre zu untersuchen, ob eine Bottom-Up-, eine Top-down-Strategie oder eine Kombination aus beiden (Systemtherapie) das Verfahren mit der größten Wirksamkeit für stressgeplagte Patienten wäre. Ebenso interessant wäre die empirische Klärung der Frage, ob sich ein Assessmentinstrument entwickeln ließe, um für Patienten die passgenaue Behandlungsstrategie herauszufiltern.

# 6    Literatur

Behrens, J. & Langer, G. (2006). *Evidence-based Nursing and Caring. Interpretativ-hermeneutische und Statistische Methoden für tägliche Pflegeentscheidungen. Vertrauensbildende Entzauberung der Wissenschaft* (2., vollst. überarb. u. ergänzte Aufl.). Bern: Huber.

Bertram, M. (2005). *Der Therapeutische Prozess als Dialog. Strukturphänomenologische Untersuchung der Rhythmischen Einreibungen nach Wegman/Hauschka.* Berlin: Pro Business.

Bertram, M. (2016). Rhythmische Einreibungen nach Wegman/Hauschka – Forschungsmethoden und -ergebnisse. In M. Bertram und H.J. Kolbe (Hrsg.), *Dimensionen therapeutischer Prozesse – ein Ökologisches Modell.* Wiesbaden: Springer VS.

Bertram, M., Kolbe, H.J. (2016). Entwurf eines ökologischen Modells therapeutischer Prozesse. In M. Bertram & H.J. Kolbe (Hrsg.), *Dimensionen therapeutischer Prozesse in der integrativen Medizin. Ein ökologisches Modell* (S. 1-28). Wiesbaden: Springer VS.

Bourdieu, P. (1987). *Die feinen Unterschiede. Kritik der gesellschaftlichen Urteilskraft.* Berlin: Suhrkamp.

Glasen, M. (2014). *Wirkweisen leiborientierter Interventionen. Einzelfallstudie Craniosakraltherapie. Phänomene im Licht des ökologischen Modells.* Bachelorarbeit, Bochum: Hochschule für Gesundheit.

Husserl, E. (2012). Eine Einleitung in die Phänomenologie. In E. Ströker (Hrsg.), *Cartesianische Meditationen.* Hamburg: Meiner.

Kelle, U. & Kluge, S. (2010). *Vom Einzelfall zum Typus. Fallvergleich und Fallkontrastierung in der qualitativen Sozialforschung* (2. überarb. Aufl.). Wiesbaden: VS-Verlag.

Lazarus. R. S. (1999). *Stress and Emotion. A new Synthesis.* London: Free Association Books.

Merleau-Ponty, M.( 1966): *Phänomenologie der Wahrnehmung.* Berlin: de Gruyter.

Schreier, M. (2014). Varianten qualitativer Inhaltsanalysen. Ein Wegweiser im Dickicht der Begrifflichkeiten. *Forum qualitative Sozialforschung,* 15 (1), Artikel 18.

Upledger, J. & Vredevoogt, J. (2003). *Lehrbuch der CranioSacralen Therapie I.* (5. Aufl.). Stuttgart: Haug.

# Der therapeutische Rasenmäher

## Die Wirksamkeit von Gartentherapie im Außengelände einer Forensischen Psychiatrie

Rüdiger Eckardt und Harald J. Kolbe

**Zusammenfassung**

Das Rasenmähen stellt eine besondere, maschinengebundene therapeutische Intervention dar. Ausgehend von einem Fallbeispiel werden die Grundlagen gartentherapeutischer Arbeit mit einem Rasenmäher und die positive Wirksamkeit von Rasenmähen auf Körper, Leib, Seele und Geist dargestellt und im Lichte des ökologischen Modells therapeutischer Prozesse analysiert.

Über die Gestaltung und Pflege der pflanzlichen Umwelt werden natürliche, gesundheitsfördernde Einflussfaktoren wahrgenommen. Sie wirken im Sinne von „Resonanzen" passiv-unwillkürlich auf Patienten und sollen im Hinblick auf die Entwicklung aktiv-willkürlicher Prozesse erfahrbar gemacht und in alternative Wahrnehmungs- und Handlungsstrategien überführt werden. Die Umwelt-Körper-Schnittstelle ist dabei Ausgangspunkt für sowohl vertikale Synchronisationsprozesse von Körper, Leib, Seele und Geist, als auch für horizontale Synchronisationsprozesse. Auf körperlicher Ebene kann durch das Erleben von Widerstand beim Rasenmähen Anstrengung erfahrbar gemacht und die Entwicklung der Rumpf- und Rückenmuskulatur entwickelt werden. Die Maschinenführung kann „einverleibt" werden und Affekte wie Stolz ein Bewusstsein seiner Selbst auslösen.

# 1    Einleitung

Samstags surren oder lärmen sie in deutschen Gärten, Rasenmäher! Ausdruck naturverbundener Arbeit und Sinnbild der deutschen Ordentlichkeit. Die Möglichkeit vom Büroalltag abzuschalten oder leidige Pflicht, um den Stress mit den Nachbarn zu entgehen. Dass die Natur eine Wirkung auf die Gesundheit und das Wohlbefinden von Menschen hat ist nicht neu (Neuberger, 1990). Bereits im alten Ägypten und seit der griechischen und römischen Antike hat die Arbeit mit Pflanzen zu therapeutischen Zwecken eine lange und erfolgreiche Tradition (Neuberger, 1992, S. 186). Und auch im Mittelalter war die Gartenarbeit bei der Behandlung von Menschen mit psychischen Krankheiten eine weit verbreitete Methode (ebd., S. 187). Heute ist die Gartentherapie eine vor allen Dingen im angloamerikanischen Raum anerkannte integrative Behandlungsform, sowohl in der Behandlung unterschiedlicher Erkrankungen wie auch in der Gesundheitsförderung (Gallis, 2013, S. 17).

Gartentherapie beschreibt einen Prozess, der von einer gärtnerisch und botanisch, sowie therapeutisch qualifizierten Fachkraft gemeinsam mit gesunden sowie alten, kranken und pflegebedürftigen Menschen durchgeführt wird (Schneiter-Ullmann, 2010, S. 56). Die Natur, also Wind und Wetter, Pflanzen, Substrate und Gelände dienen dabei als therapeutisch wirksame Mittel, um überprüfbare Ziele zu erreichen (Petzold, 2011, S. 107; Neuberger, 2010, S. 42). Therapiegärten sind eigens dafür angelegte Außenanlagen in einer Freifläche, die zu therapeutischen Zwecken zielgerichtet gestaltet worden sind und von Gartentherapeuten gemeinsam mit Patienten bzw. Bewohnern genutzt werden (BDG, 2009, S. 7). Die Nutzung kann in vielfältiger Form erfolgen (Neuberger, 2011, S. 408). Das Rasenmähen stellt eine besondere, maschinengebundene Intervention dar. Das Außengelände einer forensisch-psychiatrischen Klinik ein besonderes Setting für gartentherapeutische Arbeit. Die positive Wirksamkeit von Rasenmähen auf Körper, Leib, Seele und Geist werden in diesem Kapitel dargestellt und im Lichte des ökologischen Modells therapeutischer Prozesse analysiert. Dieser Arbeitsschritt erlaubt gleichzeitig eine Bewertung des Nutzens des ökologischen Modells zur Beschreibung therapeutischer Prozesse.

# 2    Fallbeispiel

Herr Konrad ist der pseudonymisierte Name eines 23 Jahre alten Patienten, der an einer schizophrenen Psychose (ICD10: F20.0) auf Grundlage multiplen Suchtmittelmissbrauchs leidet. Unbehandelt hörte er Stimmen und beging unter deren

Einfluss erhebliche Straftaten. Zur Behandlung ist er nun unbefristet in einer gesicherten forensisch-psychiatrischen Fachklinik untergebracht. Sein Körperbild weist zu Beginn der Behandlung einen gesenkten Kopf, einen runden Rücken, hängende Schultern und einen schlurfend verlangsamten Gang auf. Im Kontakt ist er zurückhaltend, meidet den Blickkontakt und wirkt unsicher, fast ängstlich. Sein Selbstwertgefühl ist nur gering ausgebildet, das Vertrauen in die eigene Leistungsfähigkeit ebenfalls. Er zweifelt an sich und den Behandlungsaussichten. Aussagen, wie „Ich kann das nie" oder „Das bringt doch alles nix" bestätigen dies. Aus diesem Grund waren die Ausbildung der Rumpf- und Rückenmuskulatur zur Entwicklung einer aufrechten Körperhaltung, sowie ein daraus resultierender anderer Blickwickel erklärtes therapeutisches Ziel. Über die Entwicklung einer aufrechten Körperhaltung und eines veränderten Blickwinkels sollte er neue Perspektiven entwickeln lernen. Als Instrument diente ein Rasenmäher. Mit diesem sollte er zielgerichtet und sicher arbeiten lernen.

## 2.1    Behandlungsbeginn

Zu Behandlungsbeginn nahm Herr Konrad einmal wöchentlich an einer zweieinhalbstündigen Gartengruppe gemeinsam mit drei anderen Patienten teil. Eine direkte Aufforderung am Benzin betriebenen Rasenmäher zu arbeiten wäre mit hoher Wahrscheinlichkeit von ihm abgelehnt worden. Er sprach offen seine Bedenken vor der Maschine aus: „Das ist bestimmt total schwierig", „Da geht bestimmt schnell was kaputt", „Da gibt es sooooo viel zu beachten". Weil er alleine und erfahrungsfern immer ängstlich-vermeidend und zweifelnd auf Anforderungen reagierte wurde Herr Konrad in eine Gruppe integriert, in der zwei Patienten mit Rasenmähern arbeiteten. Er selber sollte die Anderen zunächst bei der Reinigung und Wartung unterstützten. So konnte er während seiner eigentlichen Tätigkeit auch den Umgang mit den Rasenmähern beobachten. Nach kurzer Zeit äußerte er: „Die machen das gut", „Das sieht kompliziert aus". Erfahrungsnah konnte er erleben, dass eventuell auftretende Störungen im Arbeitsablauf oder an der Maschine nicht zu dauerhaften Schäden am Gerät oder gar zu Restriktionen für den Bediener führen.

Es dauerte ein Jahr, bis er auf diese Weise in alle Arbeitsprozesse eingebunden war und sich mit dem Rasenmäher vertraut machen konnte, ohne ihn verantwortlich steuern zu müssen. Zunehmend wurde seine Kommunikation hinsichtlich der Bedienung offener. Aussagen, wie „Meinen Sie ich könnte das?" zeigten, dass er sich gedanklich bereits damit auseinandergesetzt hat. Eines Tages begann er die

Gartengruppe mit den Worten: „Wenn Sie meinen ich schaffe das, dann will ich es versuchen, irgendwann muss ich ja mal ran!".

Zwecks Arbeitssicherheit erfolgte zu diesem Zeitpunkt zunächst die theoretische und praktische Unterweisung am Rasenmäher. Hier zeigte er, wie aufmerksam er die vorangegangenen Unterweisungen und Einheiten der Gruppenmitglieder verfolgt hatte. Viele Informationen und Abläufe waren ihm bereits vertraut. Zur praktischen Unterweisung wurde vereinbart, dass Herr Konrad zunächst gemeinsam mit dem Therapeuten auf einer gut überschaubaren Rasenfläche mit klaren Grenzen und langen Geraden von ungefähr dreihundert Quadratmetern den Rasenmäher führen sollte. Die einfachen Geraden wurden gemeinsam gesteuert, die komplizierten Wenden wurden zunächst vom Therapeuten übernommen. Ausdrücklich wurde vorher die Qualität der Arbeit zur Nebensache erklärt. Die Gewöhnung an die Maschine und das Erleben der Abläufe standen im Mittelpunkt. Nachdem die Grenzen und Laufwege durch gemähte und ungemähte Flächen klar erkennbar wurden übernahm Herr Konrad selbstständig die Steuerung des Rasenmähers. Nach ca. zwanzig Minuten hatte er die Rasenfläche komplett gemäht. Sein Resümee in der Abschlussrunde lautete: „Ich bin klatschnass geschwitzt, aber es is nix kaputt gegangen".

## 2.2   Behandlungsverlauf

Mit flankierender Unterstützung eines sporttherapeutischen Bewegungstrainings entwickelten sich im zweiten Behandlungsjahr Herrn Konrads Rumpf- und Rückenmuskulatur stetig weiter. Damit verbunden war eine aufrechtere Körperhaltung. Sein Rücken wurde gerader, der Gang schlurfte nicht mehr so sehr und der Händedruck erhielt Kraft. Parallel dazu konnte er eigenständig und sicher mit dem Mäher umgehen und seinen Blick vom Gerät lösen. Ab diesem Zeitpunkt erhielt er einen zweiten Gruppentherapietermin pro Woche.

Die neue Therapiephase war seitens Herrn Konrad gekennzeichnet von Fragen wie: „Was mache ich wenn..?", „Wie verhalte ich mich bei...?" Erste Varianzen in seiner Wahrnehmung und Verhalten wurden erkennbar. Um diese Erfahrungen therapeutisch weiterzuentwickeln wurde er vom Therapeuten zunächst immer wieder an die Aufrechterhaltung einer aufrechten Körperhaltung erinnert. In der Folgezeit zeigte er immer längere Phasen, wo seine Körperhaltung aufgerichtet gewesen ist und sich seine Blickfixierung löste. Dadurch fiel es ihm sichtbar leichter die Arbeitsfläche zu überblicken und lange Bahnen gerade zu mähen. Mit zunehmendem Trainingserfolg traf er immer öfter richtige Entscheidungen, wenn es galt die eigene Geschwindigkeit mit der des Mähers abzugleichen. Wenn Die Drehzahl in den Keller ging wurde er langsamer und konnte so seine Arbeit fortsetzen ohne den Mäher abzuwürgen. Zudem arbeitete er alleine auf einer Fläche, konnte die Wahl der Arbeitsrichtung und notwendigen Wenden selbst entscheiden. Die Qualität der Arbeit wurde kontinuierlich besser, seine Zufriedenheit darüber zeigte er deutlich mit einem breitem Lächeln. Seine sich beim Therapeuten versichernden Rückfragen, „Wenn das… , dann muss ich doch…?" veränderten sich zugunsten von selbstsicheren Aussagen, wie „Ich mache das jetzt so". Bis zu diesem Zeitpunkt waren zwei weitere Jahre vergangen. Im dritten Jahr erfolgte der nächste Behandlungsschritt. Oft arbeiteten zwei Patienten in derselben Grünfläche. Dies erforderte eine hohes Maß an Aufmerksamkeit und stellte eine besondere Erschwernis im Arbeitsprozess dar. Es galt nicht nur eine aufrechte Haltung einzunehmen, den Blick voraus zu richten und die Witterung und den Rasen bei der Maschinenführung zu berücksichtigen. Hinzu kamen noch grundlegende Prinzipien der Arbeitsorganisation mit Anderen, sowie die Einhaltung arbeitsschutzrechtlicher Vorgaben. Eine dieser Vorgaben war einen möglichst gleichen Abstand zueinander bei gleicher Laufrichtung einzuhalten. Wie Planeten umkreisten die Maschinenführer eine imaginäre Mitte auf der Rasenfläche. Hier summierte sich zur Interaktion Bediener-Maschine, Bediener-Maschine-Umwelt und Bediener-Maschine-Arbeitsfeld zusätzlich der Arbeitskollege, der mit den selben Prozessen zu tun hatte. Über mehrere Einheiten hinweg konnte sich Herr Konrad an diese Arbeit gewöhnen. Die Bedenken, die er anfangs in den Eingangsrunden schilderte, „Ich weiß nicht ob ich das heute kann", fanden schon in den Reflexionsrunden der Einheiten keine Bestätigung mehr. Immer häufiger kamen nun Kommentare, wie z.B. „Ich habe heute ganz schön viel geschafft".

Im vierten Jahr hatte sich Herr Konrad einen selbstständigen und sicheren Umgang mit dem Rasenmäher erarbeitet und ging viel selbstbewusster an die ihm gestellten Aufgaben. Das Vertrauen in die eigene Leistungsfähigkeit war gewachsen und hatte sich gefestigt. Auf die Frage, welche Fläche er mähen würde, beurteilte er die Notwendigkeit richtig, in Abhängigkeit vom unterschiedlichen Zustand der zur Auswahl stehenden Flächen, seines Tagesverfassung sowie den Arbeitsprozessen. Er nahm die gartentherapeutische Arbeit als direkten Arbeitsauftrag an, ging ohne zu zögern und mit Freude an die Arbeit. Nach getaner Arbeit forderte er eine Rückmeldung zu Qualität und Quantität seiner Arbeit ein und nahm selbstbewusst dazu Stellung. Die Arbeitsprozesse waren zu einem festen Bestandteil seiner Wochen- und Lebensplanung geworden. Dies zeigte sich u.a. darin, dass er um weitere Therapietermine bat und die Möglichkeit diskutierte, noch einen Sporttermin im Wochenplan unterzubringen. Grund war die Gewichtszunahme die er an sich feststellte.

Mittlerweile erhält er fünf gartentherapeutische Einheiten. Neben weiteren stationären und außerstationären Angeboten bilden diese seinen Wochenplan.

## 3    Grundlagen gartentherapeutischer Arbeit mit einem Rasenmäher

Grundvoraussetzung für den Einsatz eines Rasenmähers sind eine ausreichend große Grünfläche, ein intaktes Arbeitsgerät, die Einhaltung der Bedienungsanleitung, sowie der arbeitsschutzrechtlichen Anforderungen. Wie schnell ein Rasenmäher geschoben werden kann hängt von der Arbeit ab, die das Messer und der Motor verrichten müssen. Je länger das Gras ist umso langsamer muss geschoben werden. Ebenso muss bei nassem Gras langsamer gemäht werden als bei trockenem. Bei starker Arbeitsbelastung reagiert der Rasenmäher durch den Rückgang der Drehzahl. Diese ist akustisch und taktil wahrzunehmen. Sinkt die Drehzahl unter ein gewisses Niveau blockiert das Messer durch die große Grasmenge und der Mäher geht aus. Es gilt also für den Bediener die eigene Vorschubgeschwindigkeit mit den Einflussfaktoren in Einklang zu bringen, als leitendes Indiz dient dafür das Motorengeräusch. Zusätzlich kann die Motorleistung gedämpft im Schubbügel des Mähers gespürt werden.

Erschwerend kommt hinzu, dass bei der Arbeit ein Gehörschutz zu tragen ist. Dies ist eine Vorgabe der Berufsgenossenschaft, um arbeitsbedingte Unfallschäden auszuschließen. Um die Kommunikation mit den Gruppenmitgliedern bei der Arbeit aufrecht zu erhalten wurden regelmäßige Blickkontakte und eine Zeichensprache vereinbart und eingeübt. Dies war wichtig, damit trotz des Gehörschutzes Hinweise des Therapeuten aufgenommen und die Arbeitsgeschwindigkeit adäquat moduliert werden können.

Das Schieben des Mähers ist schwere körperliche Arbeit. Auch bei aufrechter Haltung mit trainierten Muskeln ist es anstrengend und wirkt auf Dauer ermüdend. Hinzu kommt der psychische Stress etwas Neues zu tun, Verantwortung für eine Maschine zu haben und dazu noch mit einem potentiell gefährlichen Gerät umzugehen. Herr Konrads runder Rücken, die schlaff herabhängenden Arme, seine hängenden Schultern und der gesenkte Kopf ließen auf wenig ausgeprägte Rückenmuskeln schließen. Diese werden aber bei der körperlichen Arbeit primär beansprucht. Um den Rasenmäher dauerhaft effizient schieben zu können bedurfte es einer kräftigen Rumpf- und Rückenmuskulatur, damit die Schubkraft der Beine auch in den Armen ankommt. Der Widerstand, den der Mäher liefert, muss mit Oberarmen und in den Schultern dynamisch abgefangen werden können. Ist eine Muskelpartie dabei insuffizient ausgebildet ermüdet man schnell, bekommt

Schmerzen in der überlasteten Muskulatur oder verspannt sich. Aus diesem Grund kann ein flankierendes sporttherapeutisches Förderprogramm hilfreich sein. Für Herrn Konrad wurde ein solches beschlossen und geplant. Nordic-Walking und Stabilisationsübungen bildeten die Trainingsgrundlage zum Muskelaufbau und sollten den Prozess der Aufrichtung zusätzlich unterstützen. Es wird deutlich, dass die Gartentherapie keine isoliert arbeitende und wirkende Therapieform darstellt (vgl. Neuberger, 2010, S. 467). Vielmehr ist sie eine natürliche Medien und Prozesse unterstützende und nutzende therapeutische „Lebens-Kontext-Intervention" (Petzold, 2011, S. 107), und zwar eine natürlich gegebene, passiv-unwillkürlich wirksame (Neuberger, 2004, S. 75), die durch zielgerichtetes therapeutisches Handeln aktiv-willkürlich und gesundheitsfördernd wirken kann (Neuberger, 1990, S. 1953).

## 4 Wirksamkeit von Rasenmähen als gartentherapeutische Intervention

Gartentherapie ist ein angeleitetes und begleitetes Handeln mit Patienten bzw. Bewohnern in der und mit der Natur (Neuberger, 2008, S. 84). Als für den Maßregelvollzug nicht unerhebliche Komponente findet sie im außerstationären Bereich unter freiem Himmel statt. Unter gesicherten Bedingungen (Mauern, Ordnungszäune, Kameraüberwachung usw.) können an gartentherapeutischen Angeboten teilnehmende Patienten erhöhte Freiheitsgrade erleben und andere Räume nutzen (Steinböck, 2011, S. 17). So wird das Gelände der Klinik nicht nur als zusätzlicher Lebensraum erschlossen, sondern auch die Möglichkeit geboten, sich selbst darin wiederzufinden und es nach Möglichkeit umfänglich mitgestalten zu können (=Partizipation durch Mitgestaltung). Über die Gestaltung und Pflege der pflanzlichen Umwelt werden natürliche, gesundheitsfördernde Einflussfaktoren wahrgenommen (Neuberger, 2010, S. 93) und wirken im Sinne von „Resonanzen" passiv-unwillkürlich auf Patienten (Neuberger, 2010, S. 94). Diese „Resonanzen" knüpfen an bestehende Wahrnehmungs- und Bewertungsmuster an und können im Hinblick auf die Entwicklung passiv-unwillkürlicher (Gallis, 2013) und aktiv-willkürlicher Prozesse genutzt werden (Petzold, 2011, S. 107; Schneiter-Ulmann, 2010, S. 98). Die Entwicklung einer aufrechten Körperhaltung und der Umgang mit dem Medium Rasenmäher können als solche Prozesse gesehen werden. Sie haben durch Begleitung und Anleitung dazu geführt, dass neue Perspektiven und Bewegungen im Raum wahrgenommen und durchgeführt werden konnten.

Zu Therapiebeginn konnte Herr Konrad durch die gekrümmte, spannungslose Körperhaltung und den dadurch abwärts gerichteten Blick keinen vor ihm liegenden Fixpunkt anvisieren. Er blickte ausschließlich auf einen Punkt vor dem Rasenmäher. Konzentriert versuchte er der Radspur der vorangegangenen Runde zu folgen. Dies wurde durch Bodenunebenheiten zusätzlich erschwert. Ein einmal gemachter Schwenk setzte sich so immer weiter fort, ohne korrigiert zu werden. Zudem erschwerte seine mangelhaft ausgebildete Rumpf- und Rückenmuskulatur das Schieben des Rasenmähers. Herrn Konrads Oberarme und Schultern leisteten die meiste Arbeit. Eine rasche Ermüdung war die Folge. Als Resultat davon wurde der Mäher mehr mit dem Bauch bugsiert als kontrolliert-dirigierend geschoben. Die negativen Erfahrungen in Bezug auf die alltägliche Aufgabenerfüllung hatten zu einem negativen Selbstbild geführt. Um weitere Negativerfahrungen zu vermeiden hatte sich Herr Konrad anstrengenden und komplexen gemeinschaftlichen Aktivitäten zurückgezogen und dadurch so gut wie keine Anbindung an seine soziale Umwelt, sowie Rückmeldungen von dieser erhalten. Durch das begleitende sporttherapeutische Training in Verbindung mit regelmäßigem Rasenmähen wurde zunächst der Muskelapparat beansprucht und an die Arbeitsanforderungen adaptiert (=körperliche Ebene). Herr Konrad wurde nicht nur „in Bewegung gebracht", sondern auch über instrumentelles Arbeiten mit dem Rasenmäher „mit der Welt verbunden", um „Resonanzen zu erhalten" (=leibliche Ebene). Diese wurden genutzt, um die angestrebten Therapieziele nacheinander zu erreichen. Aufgrund der vertrauensvollen therapeutischen Beziehung zum Gartentherapeuten nahm er regelmäßig an der Gartentherapie teil, ließ zunehmend steigende Anforderungen zu und nahm sie aktiv an. Über den körperlichen Zugang (=Rasenmähen) wurde der therapeutische Prozess eingeleitet. Durch kontinuierliche und langsame steigende Anforderungen nahm Herr Konrad nicht nur beim Rasenmähen eine aufrechte Körperhaltung ein, sondern auch bei allen anderen Alltagshandlungen auf Station. Es bildete sich ein neuer Habitus aus, der sich passiv-unwillkürlich in der veränderten Körperhaltung ausdrückte und aktiv-willkürlich in flexiblen Blickrichtungen.

Die Fähigkeit, den eigenen Körper und sich selbst wieder spüren zu können und als wirksam zu erleben hat dazu geführt, dass er im Umgang mit dem Rasenmäher immer sicherer geworden ist. Sein anfänglich ängstlich-vermeidendes Verhalten entwickelte sich über das Gefühl körperlicher Anstrengung, „Ich bin total ausgepowert", über eine alle Sinne nutzende Neugier für den Umgang mit dem Rasenmähr bis hin zu Fragen, wie in wechselnden Situationen mit dem Rasenmäher zu verfahren sei. War der Sehsinn zunächst noch auf einen Fixpunkt vor dem Rasenmäher fokussiert, so nutzte er zunehmend alle seine Sinne, wie z.B. den Tastsinn, den Gleichgewichtssinn oder den Hörsinn. Die direkten Resonanzen im Umgang beim Rasenmähen und die Erläuterungen der anderen Patienten sowie des Gartentherapeuten wurden wahr- und aufgenommen und in die eigenen

Überlegungen integriert. In Verbindung mit immer sichereren Handlungsabläufen beim Rasenmähen erlebte Herr Konrad schnell erste positive Erfahrungen in Form von Erfolgen und positiven Rückmeldungen, sowohl durch die anderen Gruppenmitglieder als auch den Therapeuten. Die Folge waren Affekte wie Stolz auf die eigene Leistung und Freude an der Arbeit. Darüber hinaus entwickelte sich kontinuierlich eine „Kunstfertigkeit" im Umgang mit dem Rasenmäher (=leibliche Ebene). Sich wandelnde Situationen und Herausforderungen konnte Herr eigenständig und adäquat lösen. Diese Erfahrungen bildeten für ihn den Ausgangspunkt für Reflexionsprozesse, u.a. in Bezug auf seine tatsächliche Leistungsfähigkeit, körperliches Training als Grundlage für Wohlbefinden und Gewichtsreduktion, sowie auf neue Perspektiven (=geistige Ebene). Herr Konrad grenzt sich nicht mehr von seiner sozialen und materiellen Umwelt ab, sondern gestaltet sie aktiv mit. Mehr noch, er stellt sich neuen Herausforderungen und Belastungen und sucht nach adäquaten Lösungen im Rahmen seiner Möglichkeiten. In wie weit die anderen Behandlungsangebote (Psychopharmako-, Psycho-, Soziomilieutherapie u.v.m.) mit der Gartentherapie interagieren bzw. auf die beobachteten Effekte Einfluss nehmen kann an dieser Stelle nicht abschließend dargelegt und bewertet werden. Im Sinne eines integrativen Behandlungsansatzes kann aber festgehalten werden, dass „in der Summe aller natürlichen und therapeutischen Einflüsse, die zielgerichtete Effekte auslösen, der Behandlunsgerfolg liegt" (Neuberger, 2011, S. 412; Petzold, 2011, S. 107). In diesem Sinne leistet die Gartentherapie einen wichtigen Anteil am Behandlungserfolg in der Forensischen Psychiatrie.

## 5 Analyse der Wirksamkeit aus ökologischer Perspektive

Das ökologische Modell therapeutischer Prozesse versteht alternative Therapieverfahren als sinnvolle Ergänzung zur traditionellen Medizin (Bertram & Kolbe, 2016). Es berücksichtigt die Komplexität therapeutischer Prozesse und daraus resultierender Wirksamkeiten und möchte dem subjektiven Erleben von Patienten und Therapeuten eine Sprache verleihen (a.a.O.). Therapie wird verstanden als eine zielgerichtete Intervention in einem spezifischen Setting, dem subjektiv Bedeutung beigemessen wird (a.a.O.). Zielgerichtet ist die Intervention deswegen, weil sie Hilfen zur Neuregulation des Organismus, sowie Anpassungsleistungen zur Ausbildung einer neuen Normalität bieten soll. Dabei wirken Körper, Leib, Seele und Geist wechselseitig aufeinander ein (a.a.O.). In diesem Sinne bietet das ökologische Modell zahlreiche Ansätze, die Gartentherapie und ihre Wirksamkeit zu analysieren und zu verstehen.

Gartentherapie ist eine Aktivierungstherapie, die sich durch den Aufenthalt im Freien und den Umgang mit Pflanzen und Substraten von anderen Therapieformen, wie z.b. der Psychopharmakotherapie oder der Psychotherapie, unterscheidet (Gallis, 2013, S. 28). Allein der Aufenthalt in der Natur kann positive Auswirkungen auf das Wohlbefinden und die Gesundheit eines Menschen haben (Niepel, 2005, S. 9). Der Aufenthalt in und die Nutzung von besonderen Therapiegärten kann diese Effekte ebenso steigern, wie die zielgerichtete gartentherapeutische Arbeit, z.b. mit einem Rasenmäher (Annerstedt & Währborg, 2011). Die im ökologischen Modell benannte Person-Umwelt-Schnittstelle ist zentraler Bestandteil gartentherapeutischer Arbeit. Ergänzt wird sie durch die zwischenleibliche Interaktion zwischen Patienten bzw. Bewohner und dem Therapeuten (Neuberger, 2008, S. 85). Die begleitende und anleitende Arbeit des Gartentherapeuten erfolgt individualisiert und dosiert, unter Berücksichtigung des Wahrnehmungs- und Handlungsvermögens der Patienten bzw. Bewohner. Die körperliche Verfassung und das Wahrnehmungs- und Handlungsvermögen des Patienten bzw. Bewohners bilden die Voraussetzung für die therapeutische Intervention. Unterschiedliche Resonanzen sollen erfahrbar gemacht und in alternative Wahrnehmungs- und Handlungsstrategien überführt werden. Dies geschieht, indem auf alle im ökologischen Modell beschriebenen Ebene Einfluss genommen wird. Natürliche, passiv-unwillkürliche Prozesse werden kontinuierlich durch zielgerichtete, aktiv-willkürliche Prozesse, systematisch ergänzt. Die Umwelt-Körper-Schnittstelle ist dabei Ausgangspunkt für sowohl vertikale Synchronisationsprozesse von Körper, Leib, Seele und Geist, als auch für horizontale Prozesse. Auf körperlicher Ebene wurde im Fallbeispiel durch das Erleben von Widerstand beim Rasenmähen Anstrengung erfahrbar gemacht. Gleichzeitig diente diese kontinuierliche und dosiert gesteigerte Anstrengung als Training zur Entwicklung der Rumpf- und Rückenmuskulatur, sowie zur Steigerung der Ausdauer. Die Folge waren ein gerader Rücken, ein kräftiger Händedruck und ein fließender und Raum greifender Gang. In Abhängigkeit vom Trainingsgrad und den Resonanzen von Maschine, den anderen Gruppenmitgliedern und des Therapeuten entwickelte sich auf leiblicher Ebene ein neuer Habitus in Form einer in wechselnden Lebenslagen aufrechten Körperhaltung. Diese entwickelte sich parallel zum immer sichereren Umgang mit dem Rasenmäher, dessen Handhabung quasi „einverleibt" worden ist. Die positiven Erfahrungen wirkten sich auf seelischer Ebene dahingehend aus, dass Herr Konrad Affekte wie Stolz und Freude, sowie ein Bewusstsein seiner Selbst und seiner Leistungsfähigkeit entwickeln konnte. In ständiger Interaktion mit seiner Umwelt konnte er Lerneffekte reflektieren und auf herausforderungsvolle neue Situationen übertragen, um erfolgreich darauf zu reagieren. Somit hatte er erfolgreich sowohl einen bottom-up, wie auch einen top-down-Prozess beschritten (=vertikale Synchronisation). Im Behandlungszeitraum von mehreren Jahren konnte er sich so immer größere Freiheitsgrade ermöglichen, dadurch neue Räume erfahrbar und nutzbar machen und wechselnde Situationen auf dem Weg zu einer neuen Normalität erfolgreich beschreiten.

## Literatur

Annerstedt, M.; Währborg, P. (2011). Nature-assisted therapy: systematic review of controlled and observational studies. In Scnadinavial Journal of Public Health, 39(4):371-388

Bertram, M.; Kolbe, H.J. (2016). Entwurf eines ökologischen Modells therapeutischer Prozesse. In M. Bertram, H.J. Kolbe (Hrsg.), Dimensionen therapeutischer Prozesse. Ein ökologisches Modell (S. 1-28). Wiesbaden: Springer VS.

Gallis, C. (ed.) (2013). Green Care: For Human Therapy, Social innovation, Rural economy, and Education. NOVA Science Publishers: Greece

Niepel, A.; Pfister, T. (2010). Praxisbuch Gartentherapie. Schulz-Kirchner: Idstein

Schneiter-Ulmann, R. (Hrsg.) (2010). Lehrbuch Gartentherapie. Verlag Hans Huber: Bern

Steinböck, H. (2011). Kann es im Maßregelvollzug eine „salutogenetische Architektur" geben? In Forensische Psychiatrie und Psychotherapie, 3:7-18

Neuberger, K. (1990). Gartenbau und menschliches Wohlbefinden. In Deutscher Gartenbau, 30/1990, S.1953

Neuberger, K. (1992). Horticultural therapy in a psychiatric hospital: Picking the fruit. In: Diane Relf (ed.): The Role of Horticulture in Human Well-Being and Social Development: A National Symposum, Portland, Oregon, S. 185-188.

Neuberger, K. (2004). Geschichte der Gartentherapie. In: Christian Callo, Angela Hein, Christine Plahl (Hrsg.): Mensch und Garten, Ein Dialog zwischen Sozialer Arbeit und Gartenbau, S. 74-99

Neuberger, K. (2008). Some Therapeutic Aspects of Gardening in Psychiatry. In: Proceedings of the Eight International People-Plant Symposium on Exploring Therapeutic Powers of Flowers, Greenery and Nature. Acta Horticurae, 790:83-90;

Neuberger, K. (2009). Grüne Gärten – eine wesentliche Quelle der Gesundheit. Schriftenreihe des Bundesverbandes Deutscher Gartenfreunde e.V., Berlin (BDG).,31:7-13

Neuberger, K.; Putz, M. (2010). Zu den Wurzeln der Gartentherapie im internationalen Kontext – ausgewählte Daten. In: Christa Berting-Hüneke (Hrsg.): Gartentherapie. 2. Erweiterte Auflade. S. 39-49. Schulz.Kirchner: Idstein

Neuberger, K. (2010). Physical Resonance as a Methodological Approach to Understanding the Influence of Plants on People- In: Joe Sempik, Rachel Hine, Deborah Wilcox (Eds.): A Conceptual Framework for Green Care. A report of the Working Group on the Health Benefits of Green Care – COST 866, Green Care in Agriculture 2010, 93-93

Neuberger, K. (2011). Ansätze zu einer Integrativen Gartentherapie – Zur Geschichte, Verbreitung, zu integrativem Gedankengut, Methoden, Praxis und Literatur. In: Integrative Therapie, Vol. 37, 2011/4, 407-464.

Petzold, H. G. (2011). Gärten und Landschaften – euthyme Orte für persönliche Entwicklungen und „Lebens-Kontext-Interventionen". Integrative Therapie, 37(4), p. 367.

Die Internationale statistische Klassifikation der Krankheiten und Gesundheitsprobleme, 10. Revision, German Modification (ICD-10-GM). Eingesehen am 23.03.2015 um 11:47 Uhr unter https://www.dimdi.de/static/de/klassi/icd-10-gm/

# „Ich lerne, also wachse ich"

## Zur Wirksamkeit schulischer Bildung in der Forensischen Psychiatrie

Thomas Abel-Wolf

**Zusammenfassung**

Schulische und berufliche Qualifizierungsmaßnahmen sind neben effektiven Behandlungsmethoden bedeutende Faktoren für die Wiedereingliederung und damit Prophylaxe von Wiederholungsstraftaten psychisch kranker Rechtsbrecher. Im Rahmen der Gesamtbehandlung sollten eine systematische Bildungsanalyse durchgeführt und individuell zugeschnittene und auf das Rehabilitationsziel ausgerichtete schulische und berufliche Qualifizierungsmaßnahmen angeboten werden. Ein Fallbeispiel zeigt, wie individuelles Wachstum durch Internalisierung und Integration externaler Werte ins Selbst eines Patienten im Rahmen schulischer Bildungsangebote erfolgen kann. Sieben Wirkfaktoren schulischer Bildung werden identifiziert. Die Institution Schule und der Unterricht bieten als Submilieu innerhalb der Forensischen Psychiatrie ein Interaktionsfeld und eine Sozialisationsinstanz, innerhalb dessen eine Reifung von innen erfolgen kann. Der Prozess verläuft als vertikaler Synchronisationsprozess top-down, vom Selbst bis zur Ebene des Körpers. Die Aussage „Ich lerne also wachse ich" zeugt davon, dass externale Werte erfolgreich in einen internalen Regulationsprozess übernommen werden konnten und die internalisierten Werte und Regulationsprinzipien im Selbst eingefügt worden sind.

# 1    Bildung schafft Sicherheit

Die Forensische Psychiatrie erfüllt eine wichtige gesellschaftliche Doppelfunktion: Den Schutz der Bevölkerung vor Wiederholungstaten psychisch kranker, abhängigkeitskranker, intelligenz-geminderter und persönlichkeitsgestörter Rechtsbrecher bei gleichzeitiger Therapie und Rehabilitation derselben (Kammeier, 2010). Bildung ist dabei ein wichtiger Faktor für den Therapie- und Rehabilitationserfolg (Hollweg & Winkelkötter, 2012), denn Lernen ist das wesentliche Werkzeug zum Erlangen von Bildung und damit für die Gestaltung individueller Lebens- und Arbeitschancen (BMBF, 2013, S. 10).

Viele der in die Forensische Psychiatrie eingewiesenen Patienten weisen erhebliche Bildungsdefizite auf (Hollweg & Winkelkötter, 2012, S. 123). Die Mehrzahl der Patienten verfügt über keine beruflichen Qualifikationen, etwa jeder Dritte kann keinen Schulabschluss vorweisen (ebd.). Schulische Abschlüsse und berufliche Qualifizierungsmaßnahmen bis hin zu Ausbildungen bilden neben effektiven Behandlungsmethoden bedeutende Faktoren für die Wiedereingliederung und damit Prophylaxe von Wiederholungsstraftaten. Dies belegen Untersuchungen zur Legalprognose (Dimmek, 2012) und Recovery basierte Untersuchungen aus Sicht von Patienten (Drennan & Alred, 2012). Aus diesem Grund sind die schulische und berufliche Bildung auch per Gesetz vorgeschrieben (vgl. MRVG NRW, 1999). Neben einer systematischen Bildungsplanung sollten im Rahmen der Gesamtbehandlung individuell zugeschnittene und auf das Rehabilitationsziel ausgerichtete schulische und berufliche Bildungs- und Qualifizierungsmaßnahmen angeboten werden (Hollweg & Winkelkötter, 2012, S. 126). Ebenso wichtig ist die anschließende Integration in den ersten oder zweiten Arbeitsmarkt (Mecklenburg & Storck, 2008).

Dieser Beitrag fokussiert auf das individuelle Wachstum durch Internalisierung und Integration externaler Werte ins Selbst einer Person im Rahmen schulischer und beruflicher Bildungsangebote in einer forensisch-psychiatrischen Fachklinik. Der Buchbeitrag wurde in Abstimmung mit Herrn Meier, einem nach § 63 StPO untergebrachten Patienten, erstellt. Der erste Teil des Fallbeispiels wurde von ihm selber verfasst. Der Name wurde zu Meier pseudonymisiert.

# 2    Schule und Schüler hinter Mauern

Im Gegensatz zu einer allgemeinbildenden Schule sind die Lerngruppen innerhalb des Maßregelvollzugs in Bezug auf ihre Leistungsfähigkeit sehr heterogen (vgl. Hollweg & Winkelkötter, 2012, S. 124). Die Spannbreite reicht von fast völliger

schulischer Abstinenz bis hin zu einem abgeschlossenen Hochschulstudium (ebd.).
In der LWL-Maßregelvollzugsklinik Herne z.B. haben rund 35 Prozent der Patienten auf dem ersten Bildungsweg keinen Schulabschluss erreicht. Anhand einer
dort durchgeführten Bedarfserhebung lässt sich ein deutlicher Bedarf an formaler
und alltagspraktischer Bildung erkennen. Die Anzahl der Schulabschlüsse verteilt
sich aktuell wie folgt:

**Tabelle 1**   Überblick über Schulabschlüsse

| Abschlussart | Anzahl |
|---|---|
| Ohne Abschluss | 27 |
| Hauptschulabschluss Kl. 9+10 a | 22 |
| Hauptschulabschluss Kl. 10b | 6 |
| Realschulabschluss | 7 |
| Höherer Bildungsabschluss | 4 |
| Keine Angabe | 11 |
| Gesamt | 77 |

Durch eine Eingangsleistungsdiagnostik werden der Wissensstand, sowie die
Konzentrationsleistung erfasst. Anhand der Ergebnisse wird ein individuelles und
nicht unbedingt an Regellehrplänen orientiertes Bildungsziel mit den Patienten
vereinbart. Der Zeitrahmen zur Erreichung dieser Ziele wird ebenfalls individuell
festgelegt. Das schulische Angebot in der Klinik umfasst aktuell folgende Angebote:

* Alphabetisierung
* Grundbildung in den Fächern Deutsch und Mathematik
* Vermittlung alltagspraktischer Fähigkeiten, wie Rechnungen lesen und verste-
  hen, Rechnen mit Geldbeträgen, etc.
* Vermittlung von Medienkompetenz, z.B. Umgang mit einem Handy und Daten-
  speicherung
* Deutsch als Fremd- bzw. Zweitsprache
* Berufsschulischer Unterricht zur Vorbereitung auf die Prüfung zum Tischler-
  gesellen
* Fachunterricht in den Fächern Deutsch, Englisch, Mathematik, Erdkunde, Ge-
  schichte, Politik, Physik, Philosophie, Wirtschaft, Informatik.
* Schulabschlussbezogene Kurse, die die Fähigkeiten zum Erwerb des Haupt-
  schulabschlusses nach den Klassen 9 und 10 sowie die Fachoberschulreife vermitteln (Erweitert nach Lasthaus, 2011, S.80).

## 2.1    Leitgendanken schulischer Bildung in der Forensischen Psychiatrie

Für die schulische Bildung in der LWL-Klinik für Forensische Psychiatrie Herne sind zwei Leitideen von herausragender Bedeutung: Individualisierte Bildungsangebote und Sozialisation zu einer selbstbestimmten Lebensführung unter Berücksichtigung sozialer Konventionen. Individualisierte Bildungsangebote sind Ziel und Methode zugleich. An den Schulen des Landes Nordrhein-Westfalen findet seit Jahren Inklusion statt (Ministerium für Schule und Weiterbildung des Landes Nordrhein-Westfalen, 2015). Der Maßregelvollzug kennt naturgemäß solche Möglichkeiten nicht. Die Fachkliniken sind hoch gesichert, Übergänge von Draußen nach Drinnen und umgekehrt sind unter Sicherheitsaspekten eingeschränkt (). Deshalb ist die Individualisierung der Bildung der Schlüssel zum erfolgreichen Lernen. Nur so können formal anerkannte Abschlüsse und Qualifizierungsbausteine von den Lernenden erfolgreich absolviert werden und somit zu einer verbesserten Rehabilitationsaussicht führen (Hollweg & Winkelkötter, 2012, S. 131). Analog zum Förderplansystem an Förderschulen wird durch die Erstellung individueller Förderpläne eine Einschätzbarkeit der Schüler in unterschiedlichen Bereichen der nicht nur zum Paradigma Schule gehörenden Voraussetzungen erreicht. Gegenstände der Förderbedarfe setzen sich in Anlehnung an das Ministerium für Schule und Weiterbildung des Landes Nordrhein-Westfalen (2015) im Wesentlichen aus den Feldern Arbeitsverhalten, Kognition sowie Sozialverhalten zusammen.

Wesentliche Ziele der schulischen Arbeit in einer Forensik sind neben der bloßen Wissensvermittlung pädagogischer Natur (MRVG NRW, 1999, §11). Dabei sind die Schnittmengen wie etwa zwischen kognitiver Therapieform und dem schulischen Feld deutlich erkennbar. Natürlich verfolgt Schule im Maßregelvollzug nicht das Ziel, deliktnah mit den Patienten zu arbeiten. Dennoch hat Schule einen Erziehungsauftrag, der sich unter anderem aus moralphilosophischen Gedanken herleiten lässt. Moralische Prinzipien sind Dinge, wie Kant sagt, die zur Grundlage einer allgemeinen (nämlich für alle Menschen gültigen) Gesetzgebung werden können: Achtung vor der Würde des Menschen, Rechtstaatlichkeit, soziale Gerechtigkeit (vgl. Lind, 2009, S.7). An wenig Stellen wird die Wichtigkeit und Leistungsfähigkeit einer Schule in der Forensischen Psychiatrie deutlicher als hier. Viele Patienten haben aufgrund Traumen bzw. entwicklungspsychiatrischer Störungen keine „normale Sozialisation erfahren" (Herpertz et al., 2007, 154). Deshalb hat Schule in der Forensischen Psychiatrie auch die Aufgabe nicht gekannte moralische Werte zu setzen oder diese in ihrer Bedeutung zu erneuern. Da weder „genetische Faktoren noch soziale Zwänge" (ebd.) ausreichen, die Begründung der Moral zu liefern, ist diese ein immanenter Lernprozess, der durch Bildung einen wesentlichen Impuls erhalten kann. Nach Lind ist entscheidend, wie man mit einem Dilemma (er inkludiert ausdrücklich auch jedwede Diskussion bzw. Konflikte) umgeht, denn hieran lässt sich erkennen, wie der einzelne mit „Regeln und Gesetzen" umgeht (Lind 2009, S.8). Am Beispiel der Gewaltprävention kann dies verdeutlicht werden, denn „es war offensichtlich die Schulbildung, die einen hohen Einfluss auf Gewalt begünstigende Faktoren wie Aggressivität und Ungleichwertigkeit, und von dort auf den Gewaltindikator ausübte" (Kirchhöfer, 2008, S.26). Dies ist keine Kausalkette, die apriori feststeht, sondern wirkt als die Gedanken strukturierendes und die Tagesstruktur stärkendes Element. Durch regelmäßigen und langjährigen Schulbesuch kann Bildung, ergänzt durch Pädagogik und Didaktik, zum Erfolg führen und habituelle Verhaltensweisen durch das Aufzeigen von Handlungsalternativen verändern helfen (vgl. Gugel, 2007). Nach Jungmann (2007, S.118) bildet die Moral, „den für die Daseinsweise des Menschen konstitutiven Grundrahmen für das Verhalten zu den Mitmenschen, aber auch zur Natur und zu sich selbst." Diese Annahme birgt in sich, dass sowohl der Unterricht als auch die Auswahl des (geisteswissenschaftlichen) Lernstoffs Handlungsalternativen zum bisherigen Muster der Patienten entwerfen. Denn eine Handlung ist „nicht nur an sachlich-rationalen (äußeren), sondern immer zugleich auch an sittlichen moralischen (inneren) Standards orientiert" (Jungmann, 2007, S.117). Kontinuierliches und konsequentes Aufzeigen von Erwartungen und Handlungsmöglichkeiten durch die Lehrenden ist demnach unablässig, um die Umsetzung eines Erziehungsziels erfolgreich wirksam werden zu lassen. Auch dies kann natürlich dem Grunde nach basal bis sehr differenziert sein und sich ebenso an der Ausgangslage des Patienten wie seinem Bildungsziel orientieren.

## 2.2 Das Lernen (wieder) lernen

Beobachtungen in der klinischen Praxis zeigen, dass negative Schulerfahrungen bei vielen Patienten mit einem Selbstverständnis einhergehen, man sei zu alt, um noch mal die Schule zu besuchen. Aus dieser Gemengelage resultiert ein Motivationsverlust, die für manche Patienten leicht, für andere hingegen kaum überwindbar erscheint. Die Bedeutung, die Bildung in der heutigen Gesellschaft einnimmt, nämlich eine „allgemein verfügbare Orientierung, die den alltäglichen Handlungs- und Sachzusammenhängen eine gedankliche Ordnung oder einen Bezugsrahmen gibt" (Jungmann 2007, S.117), verkennen beinahe alle Patienten. Der Anspruch, welcher durch die Patienten gestellt wird ist der, zumeist (basale) Kenntnisse vor allem im Bereich der deutschen Sprache und der Mathematik zu erweitern und Lücken zu schließen. Somit erleben sich Patienten häufig als defizitär, also als jemand, der wesentliche Kulturtechniken nicht beherrscht, statt als jemand, der diese aufgrund von Eigenmotivation nun erlernen möchte. Eine zu starke Forderung seitens des Lehrers würde das immanente Versagensgefühl verstärken, so dass sich hieraus eine verstärkte Abbruchneigung ergeben könnte, so die praktische Erfahrung. Die Motivationsförderung durch einfache, alltagspraktische und verständliche Themen und Aufgaben ist deshalb vorrangige Aufgabe eines Lehrenden.

## 3    Fallbeispiel

### 3.1    Sicht eines Patienten

„Mein Name ist Karsten Meier, ich bin 25 Jahre alt und komme aus Recklinghausen. Ich wurde im Januar 2010 verhaftet und bin seit Mai 2010 in einer Forensischen Klinik untergebracht. Ich wurde zu sieben Jahren Haft wegen schwerer Brandstiftung und versuchten Mordes verurteilt. Mein Leben außerhalb der Klinik war nicht einfach, ich hatte keine feste Arbeit und ein außergewöhnliches Familienleben. Recht früh habe ich meinen Vater durch Lungenkrebs verloren, zudem waren meine Eltern bereits vorher geschieden. Zu meinen Brandstiftungen kann ich sagen, dass sie alle in 18 Tagen geschehen sind, ich bin also quasi Amok gelaufen, worauf ich nicht stolz bin. Ich möchte das, was ich getan habe, nicht schön reden, denn daran gibt es nichts schön zu reden. Aber ich habe an mir gearbeitet und das von Anfang an. Die erste Zeit in der Forensik habe ich noch gut in Erinnerung, denn ich war immer der Meinung, dass ich nach einem Jahr wieder auf freiem Fuß bin, was natürlich nicht so war. Aus einem Jahr wurden erst zwei, dann drei Jahre, mittlerweile bin ich im vierten Jahr der Unterbringung. Immerhin erhielt ich in dieser Zeit erste Lockerungen. Das bedeutet, dass ich innerhalb der Einrichtung größere Freiheitsgrade habe.

Während dieser Zeit habe ich erfolgreich meinen Realschulabschluss gemacht. Auf dem Weg dorthin musste ich über einige Hürden springen, die ich aber gut und ordentlich über die Bühne bekommen habe. Ich hatte fünf gute Lehrer an meiner Seite, die mir nach bestem Gewissen alles beigebracht haben und die ich immer fragen konnte, wenn ich etwas nicht verstanden habe. Und die Schule ist ein Ort außerhalb der Station. Man muss die Station verlassen um zum Unterrichtsraum zu kommen. Dabei sieht man auch mal andere Orte und Patienten und redet über andere Dinge, wie immer auf Station. Mein Mathelehrer fragte mich nun, was ich in meiner Schulzeit für eine Entwicklung gemacht habe und das möchte ich hier gerne mitteilen.

Meine Entwicklung, die ich gemacht habe ist zum einen, dass ich mich wieder an feste Strukturen gewöhnen musste und konnte. Ich hatte zwar draußen gearbeitet und war auch immer pünktlich und zuverlässig. Aber in der Forensik ist es ein bisschen anders. Man hat viele Regeln, die man beachten muss und nicht immer hat man die Lust dazu, oder man ist mal bockig und man hat einfach keine Zeit. Aber ich habe mich eigentlich recht schnell da hinein gefunden, weil ich von meinen Lehrern und den Mitschülern immer wieder dazu angehalten worden bin und irgendwann gemerkt habe, so läuft der Alltag besser. Und mit weniger Problemen.

Was ich noch gelernt habe ist Geduld. Denn was wir hier alle viel haben ist Zeit, da die Unterbringung im psychiatrischen Maßregelvollzug im Gegensatz zu einer Unterbringung in einer Entzugsklinik zeitlich unbefristet ist. Und die muss man irgendwie rumkriegen, denn neben unterschiedlichen Therapieangeboten haben wir auch Therapie freie Zeit. Und wenn man dann auf einen Lehrer warten muss ist das nicht schön.

Des Weiteren habe ich für mich gelernt, dass ich etwas für mich mache und nicht für andere. Und dies fiel mir richtig schwer. Ich bin ein Mensch gewesen, der mehr für andere als für sich selbst gemacht hat und immer wieder beweisen musste, was er kann. Aber durch viele motivierende und bestärkende Rückmeldungen habe ich gemerkt, dass ich das hier nicht zu tun brauche. Neben Rückmeldungen waren viele klärende Gespräche notwendig, dies zu lernen und zu verinnerlichen. Aber ich habe auch diese Hürde überschritten und fühle mich nun befreiter. Druck ist von mir abgefallen.

Was ich noch gelernt habe ist „nein" zu sagen und meinen Willen auch mal anderen gegenüber zu sagen und durchzusetzen. Auch ich habe Bedürfnisse und Wünsche. Doch diese habe ich vor der Schule überhaupt nicht richtig mitteilen können. Nun kann ich das sowohl gegenüber Lehrern als auch Mitschülern in einem vernünftigen, aber bestimmten Ton. Am Anfang ist mir das sehr schwer gefallen, ich habe mich sehr zurückgezogen. Aber mit der Zeit habe ich mir durch den positiven Kontakt mit den anderen Schülern und den Lehrern immer mehr zugetraut und gemerkt, dass man mich wahrnimmt und nicht nur verspottet. Dies hat mir große Sicherheit und Selbstvertrauen gegeben. Und dies hat mich dann dazu gebracht, auch mal meinen Willen zu sagen.

Ich bin heute stolz auf mich, weil ich nun die Prüfung erfolgreich geschafft habe und mir eine Perspektive für die Zukunft aufgebaut habe. Der Abschluss zeigt, dass ich Leistung erbringen kann. Damit habe ich nun andere Chancen am Arbeitsmarkt und habe nach der Entlassung mehr Möglichkeiten eigenes Geld zu verdienen. Dank meinen Lehrern, meinen Mitpatienten und meinem Therapeuten habe ich es geschafft."

## 3.2    Sicht des begleitenden Lehrers

Es fällt auf, dass Herr Meier wenig bis gar nicht von den Inhalten der einzelnen Fächer, wie etwa von verbesserter Rechtschreibung oder neu erworbenen mathematischen Fähigkeiten, spricht. Stattdessen bewertet er die Wirksamkeit der Tagesstruktur schaffenden Schule als ebenso wichtig wie das Erlernen von Geduld und das Erlernen der Fähigkeit, „nein" sagen zu können, sich also selbst zu behaupten und von anderen Menschen situationsadäquat abzugrenzen. Die Entwicklung dieser Fähigkeiten erfolgte unter Einfluss eines Milieus, dass innerhalb der Forensischen Psychiatrie ein Submilieu darstellt. Die Schule ist Therapie freier Raum außerhalb des alltäglichen Stationsbetriebes. Während dort die Gewährleistung der Sicherheit, die Beobachtung deliktrelevanter Verhaltensweisen und die Krankenbeobachtung oberste Priorität haben stehen im Unterricht die individualisierte Bildung und die Begleitung zu und Anleitung bei der kooperativen Selbstverwirklichung im Vordergrund. Abseits von den Stationen können sich Patienten, als die sie die meiste Zeit gesehen werden, in die Rolle des Schülers wechseln. Ein Wechsel, der mit den oben genannten Ängsten verbunden ist, aber durch die Lernenden ebenso als wohltuend beschrieben wird. In der Schule bewegen sich die Schüler körperlich und geistig „freier". Körperlich muss ja bereits der Wechsel des Settings vollzogen werden. Die Unterrichtsräume sind außerhalb der Station in einem anderen Gebäudetrakt. Bereits auf dem Weg dorthin erkunden die Schüler mit ihren Blicken neugierig die Flure und versuchen andere Sinneseindrücke zu erfassen. Im Unterrichtsraum angekommen finden sie sich auch prompt in die Schülerrolle ein. Gespräche über Fußball oder Witze leiten oft den Unterricht ein. Erst die neue alten Rolle des Schülers und die abgesprochenen Lerninhalte bieten die Möglichkeit, alte Verhaltensmuster zu verändern bzw. neue zu erlernen. Dies zeigte sich bei Herrn Meier u.a. zu Beginn seines Unterrichts. Er musste kontinuierlich zur mündlichen Mitarbeit angehalten werden, weil er sich kaum beteiligte. Ihm war die Qualität seiner Beiträge häufig nicht bewusst. Aussagen, in denen er seine Antworten relativierte („Ich weiß nicht, ob das richtig ist, aber…") nach und nach konkreten, auf den jeweiligen Unterrichtsinhalt bezogenen Fragen. Ursächlich dafür waren Elemente der motivierenden Gesprächsführung (vgl. Miller, 2005). Durch eine wertschätzende Grundhaltung, sowie die Identität stützende und aktivierende Kommunikationstechniken konnten das Selbstvertrauen und die Bereitschaft zur Mitwirkung am Unterricht gefördert werden (ebd.). Die Berücksichtigung und Beantwortung seiner Aussagen im Unterrichtsgeschehen nahm Herr Meier anerkennend wahr. Seine Köpersprache und -haltung veränderten sich. Während er in der Anfangsphase noch einen gebeugten, schlurfenden Gang aufwies, die Hände immer in den Hosentaschen hatte und mimisch kaum schwingungsfähig gewesen ist, veränderten sich seine Körperhaltung und Mimik zusehends. Nach für ihn positiv verlaufenen Unterrichtseinheiten waren sein Rücken gerade, sein Gang elastisch-federnd, seine Gestik ausschweifender und seine Gesichtszüge deutlich entspann-ter. Er lächelte sogar.

Durch die Bildung einer Klassengemeinschaft wurde Herrn Meier ein Lernfeld geboten, um Interaktionskompetenzen zu erwerben, sich an allgemeinverbindliche Regeln zu halten und sein Selbstbild zu überarbeiten bzw. dieses an manchen Stel-len erstmals zu definieren. Den Mitschülern kam dabei die Rolle zu, zu begrenzen, zu urteilen, also über richtig oder falsch, nachvollziehbar oder nicht zu entschei-den. Innerhalb dieser Gemeinschaft erhielt Herr Meier zahlreiche Rückmeldun-gen, u.a. zu seiner Körperhaltung, seiner emotionalen Schwingungsfähigkeit und zur Qualität seiner Beträge. Als Reaktion auf diese Rückmeldungen änderten sich wie beschrieben einige Verhaltensweisen. Zudem begann er sich immer häufiger selbst zu hinterfragen.

Der erfolgreich absolvierte Schulbesuch und der –abschluss eröffnete ihm neue Perspektiven, die auch für die langfristige Rehabilitation und seine Lebensqualität in Freiheit von Bedeutung sein können (vgl. Dimmek 2012). Neben der verbesser-ten Chance auf einen Ausbildungsberuf, sowie die Möglichkeit, Aufgaben- und Problemstellungen mittels einer strukturierteren Herangehensweise lösen zu kön-nen, ist vor allem der verbesserte Zugang zu seinen Mitmenschen, auch außerhalb des schulischen Kontextes, der vielleicht wichtigste Inhalt, den er erlernt hat. In-dem er die im Rahmen des Unterrichts vermittelten externalen Werte internalisiert und in sein Selbst integriert hat konnte er seine Bedürfnisse und Wünsche in sozial akzeptierten Bahnen als gleichberechtigt anerkennen, artikulieren und gegenüber Anderen vertreten. Mittlerweile fungiert er als Patientensprecher seiner Wohn-gruppe, leitet das dortige Plenum und vermittelt auch in Konfliktfällen. Dass er diese Kompetenz nicht nur übernimmt, sondern sie ihm (durch Wahl durch die Mitpatienten) auch zugetraut wird, ist Ausdruck dessen, dass auch die Mitpatien-ten seine Veränderung wahrnehmen können, sie fester Bestandteil seines Selbst geworden sind.

In wie weit die anderen Behandlungsangebote, wie z.B. Psychopharmako-, Psycho-, Soziomilieutherapie u.v.m. mit der schulischen und beruflichen Bildung interagieren bzw. auf die beobachteten Effekte Einfluss nehmen kann an dieser Stelle nicht umfassend dargelegt und bewertet werden. Der Schwerpunkt liegt auf der Rekonstruktion der subjektiv erlebten Wirksamkeit aus Sicht von Herrn Meier, sowie eines ihn betreuenden Lehrers.

## 4    Die Wirkung von Schule auf den Patienten

Anhand des Fallbeispiels können sieben Wirkfaktoren schulischer Bildung in der
Forensischen Psychiatrie identifiziert werden:

1. Schule ist eng mit sinnlicher Erfahrung und Perspektive verbunden. Die Frage,
   „Wieso bin ich hier?", wird durch die Patienten selbst auch mit der fehlenden
   schulischen und beruflichen Qualifikation erklärt. Und natürlich ist dies nachvollziehbar. Um diesen Gedanken jedoch in einen Schul- oder Berufsabschluss
   umzuwandeln, bedarf es neben der Einsicht, und hier verursacht der Gegensatz
   zwischen Freiheit und Gefangenschaft einen ganz wesentlicheren Unterschied,
   eines Verständnisses des Lernens für das eigene Selbst, sowie Motivation und
   Durchhaltevermögen. Erst wenn die Sinnhaftigkeit der Aneignung von Wissen oder Fertigkeiten für das eigene Selbst erkannt wird können Lernprozesse
   beginnen, die die Internalisierung und Integration des Wissens und der Fertigkeiten in die eigenen Wahrnehmungs- und Handlungsmuster ermöglichen (vgl.
   Deci & Ryan, 1993, S. 226).
2. Schule kann im Idealfall ein vertrauensvolles, wertschätzendes und motivie-
   rendes Milieu als Rahmen zur Aneignung von Wissen und Fertigkeiten und
   damit zur Selbstverwirklichung bieten (vgl. Rihm, 2006, S. 393). Förderlich
   scheinen in der Forensischen Psychiatrie ein Milieu und Unterrichtsort zu sein,
   die sich außerhalb der Stationen befinden und in dem sich der Unterricht am
   Wissen und Können der Patienten selbst sowie an deren Alltag orientiert. Als
   Submilieu innerhalb des spezifischen Milieus „Forensik" kann durch die Institution Schule ein alternierendes Milieu gebildet werden, dass „Erfahrungsräu-
   me" in Form von „Berührung, Konfrontation und Artikulation" als Grundlage
   für für Lernen durch Differenzerfahrungen ermöglicht (Combe & Gebhard,
   2007, S. 89). Im Gegensatz zur „Station", wo die Gewährleistung der Sicherheit,
   die Deliktbearbeit und die Bewältigung der Anlasserkrankung im Vordergrund
   stehen scheinen sich Schüler in der Schule mittels Tagesstruktur, immanenter
   Wiederholung und Versuch und Irrtum Wissen und Fertigkeiten anzueignen,
   und sich so selbst verwirklichen zu können.
3. Dazu müssen Aufgabenstellungen so einfach, verständlich und konkret wie
   möglich gestellt werden. Statt Fragen, wie hoch der zu berechenden Lohn eines
   fiktiven Herrn Müller sei, sollten die Patienten selber in die Aufgaben integriert
   und direkt gefragt werden, wie viel sie (anstatt Herr Müller) für eine konkrete
   Tätigkeit, z.B. Außengeländepflege oder Kioskmitarbeit, ausgezahlt bekämen.
4. Durch immanente Wiederholung können Wissensbausteine und Fertigkeiten
   verinnerlicht und ein Stück Welt erklärbar gemacht werden (Beck, 2003, S. 5).

Ordnung, Wiederholung und Differenzerleben bilden die Grundlage von erfahrbaren Strukturen (von Weizsäcker, 1973, S. 60). Konsequente Rückmeldungen zum beobachteten Verhalten bzw. den Unterrichtsleistungen der Schüler durch die Lehrer und Mitschüler bieten die Möglichkeit, die Auswirkungen des eigenen Verhaltens und die Qualität der Unterrichtsleistungen zu erfahren. Diese Erfahrungen wiederum beeinflussen die Selbstwahrnehmung und das eigene Handeln.

5. Schule ermöglicht Teilhabe und fördert sie, indem sie einen neuen Versuch nach mannigfachen Scheitern ermöglicht. Dieser Versuch ermöglicht es auch, erneut zu scheitern, jedoch nicht ohne nach den Gründen hierfür suchen zu müssen. Wenn dies trotzdem von den Lernenden gewünscht wird so können gemeinschaftlich Gründe analysiert und Handlungsalternativen in sich wechselnden Situationen entwickelt und ausprobiert werden. Dadurch wird die Integrität einer Person geschützt und die Grundlage für vertrauensvolle weitere Zusammenarbeit gelegt (Schwab, 1997, S. 170).

6. Die im Unterricht durch den Lehrer gewählte Sprache ist ein weiteres Element, Vertrauen und Zugang zu Patienten herzustellen (vgl. Foucault, 2012). Je näher diese an der Alltagssprache der Patienten orientiert ist, desto eher sind Patienten bereit, sich auf den Unterricht einzulassen. Und sie verstehen mehr. Eine akademisierte Sprachwahl hingegen hat eher abschreckende Wirkung, da diese ein hohes Maß an Konzentrationsfähigkeit einfordert, so sie den überhaupt erfasst werden kann.

7. Ein wichtiger erster Schritt, den Schüler in der Patientenschule gehen ist der, festzustellen, dass es auch für sie als selbsternannte Schulversager Unterrichtsinhalte gibt, die sie verstehen, nachvollziehen und anwenden können. Dadurch wird eine Stärkung des Selbstwertes erwirkt, die durch den Moment der Anerkennung durch Mitpatienten, Pfleger oder Therapeuten noch vergrößert wird. Besondere Bedeutung kommt in diesem Zusammenhang formalen Qualifikationen zu, die eine gesellschaftliche Form der Anerkennung für vergleichbar erbrachte Leistungen darstellen. Die Strahlkraft, die solche Erfolgserlebnisse hat, drückt sich bspw. in der veränderten Körpersprache aus. So trat bei einem Schüler einer Schulabschlussklasse eine extrem negative Selbsteinschätzung bezüglich der eigenen Leistungsfähigkeit im Fach Mathematik auf. Im Sinne einer sich selbst erfüllenden Prophezeiung bestärkten ihn schlechte Leistungen in seiner negativen Selbstwahrnehmung. Positive Rückmeldungen ließ er nicht gelten, „er habe einfach nur Glück gehabt". Eine Spiegelung dessen war sein Verhalten im Unterricht. Er erschien sehr gereizt, wirkte angespannt und sprach sehr häufig davon, die Schule abbrechen zu wollen, weil „mein Scheitern in der Prüfung als unausweichlich ist". Die Teilnahme an der Prüfung war jedoch er-

folgreich, unter anderem mit einer befriedigenden Mathematiknote. Der sich an die Prüfung anschließende Hauptschulkurs profitiert nachfolgend nicht nur von der Prüfungserfahrung, sondern ganz wesentlich auch von den Erklärungen und Hilfestellungen, die jener Patienten den Neuschülern gibt.

# 5 Wachstum durch Lernen – Wirksamkeit im Lichte des ökologischen Modells

Das ökologische Modell therapeutischer Prozesse sieht in der Selbstorganisation des Menschen bzw. des menschlichen Organismus in Wechselwirkung mit der ihm umgebenden materiellen und sozialen Umwelt den Ausgangspunkt für therapeutisch wirksame Prozesse. Das Individuum kann dabei zugleich offen und geschlossen für Umwelteinflüsse sein (vgl. Maturana, Varela; 1987). Diese Aspekte decken sich mit den Erfahrungen des Lernens in der Forensischen Psychiatrie. Während die biologische Entwicklung eines Menschen natürlich verläuft, werden Wissen und Können als Kulturpraktiken innerhalb sozialer Gruppen erlernt (Kunz, 1989) und in Form spezifischer habitueller Muster gelebt (Bremer, 2007). Dem sozialen Milieu kommt eine besondere Bedeutung für gesunde Entwicklung bzw. entwicklungspsychiatrische Störungen zu (Herpertz-Dahlmann et al., 2007). Die Institution Schule kann Menschen dabei unterstützen sich selbst zu behaupten und zu wachsen (Rihm, 2006, S.394). Bildung bietet die Voraussetzung zur Entwicklung individueller Regulationsfähigkeit (Deci & Ryan, 1993, S. 226), zur Aneignung von Wissen und Können (Beck, 2003, S. 7), sowie zur gesellschaftlichen Teilhabe und Chancengleichheit (BMBF 2013, S. 4). Die Aussage „Ich lerne, also wachse ich" kann als Beleg dafür gesehen werden.

Im Falle des Karsten Meier bot die Schule ein gesellschaftliches Submilieu und ein in seinen Strukturen bekanntes soziales Netzwerk aus Mitschülern und Lehrern. Unter diesen Voraussetzungen konnte er Interaktionskompetenzen erwerben, sein Selbstbild überarbeiten bzw. an manchen Stellen erstmals definieren. Die Bedeutung der Schule steht zudem dafür, kulturelle Handlungspraktiken zu erwerben und darauf aufbauende Perspektive zu schaffen, die im Falle des Maßregelvollzugs eine Verbindung nach draußen herstellen. Dabei ist ein erfolgreicher Schulabschluss lediglich der gesellschaftlich anerkannte Status nach erbrachter Leistung. Die eigentliche Entwicklung hat bereits mit der freiwilligen Teilnahme an der Schule begonnen. „Ich lerne also wachse ich", diese Aussage von Herrn Meier kann im Sinne des ökologischen Modells therapeutischer Prozesse als Aspekt der Reifung von innen verstanden werden. Sie beschreibt einen vertikalen Synchronisationsprozess, der top-down verläuft, vom Selbst bis zur Ebene des

Körpers. Auf der Ebene des Ich hat Herr Meier neue Aspekte der Selbststeuerung entwickeln können. Exemplarisch dafür stehen Aussagen wie „Ich konnte meinen Willen auch mal durchzusetzen und „nein" sagen" und „Ich habe gelernt, dass ich etwas für mich und nicht für andere mache". Vorausgegangen war die Selbsterkenntnis, dass er „anderen nichts beweisen müsse". Daraus resultierten konkrete Handlungen, wie z.b. die regelmäßige und freiwillige Teilnahme an der Schule, um „Perspektiven für die Zukunft" zu generieren und so höhere Chancen auf einen Ausbildungsberuf zu erhalten.

Auf seelischer Ebene wirkten sich diese Wahrnehmungen und Handlungen auf vielfältige Weise aus: auf sein Selbstbild, die Wahrnehmung der sozialen Umwelt und sein Handeln. Während er zu Therapiebeginn noch „bockig" gewesen ist und „kaum Geduld aufbrachte", fühlte er sich mit zunehmender Sicherheit und Selbstvertrauen „befreiter" und hat „sich mir immer mehr zugetraut". Durch „eine strukturiertere Herangehensweise" an sich wechselnde Aufgaben- und Problemstellungen konnte er diese erfolgreich lösen, was ihn „mit Stolz erfüllte". Zudem konnte er sich in einem vernünftigen aber bestimmten Ton mit anderen austauschen und auch von Ihnen abgrenzen.

Am schnellsten und eindrücklichsten traten habituelle Veränderungen in der Körperhaltung und in der emotionalen Schwingungsfähigkeit ein. Sein Gangbild wurde federnd-elastisch, seine Mimik schwingungsfähig. Er konnte sogar wieder lächeln.

Der Zwang zur Tagesstruktur hat Ordnung in Herrn Meiers Handeln erzeugt. Die Schule bot dazu einen Interaktionskontext und eine Sozialisationsinstanz, im Rahmen derer der Unterricht Erfahrungsraum für Affektion, Konfrontation und Artikulation bot. Lehrer und Mitschüler waren Resonanzkörper für kooperative Selbstverwirklichung (vgl. Rihm, 2006, S. 393).

Selbstbestimmung und Kontrolle bilden ein Spannungsverhältnis in jeder sozialen Gemeinschaft und sind damit auch für Lernprozesse konstitutiv (Deci & Ryan, 1993, S. 393). In der Forensischen Psychiatrie ist dieses Spannungsverhältnis konstitutiv für die Institution per se: Die in der Forensischen Psychiatrie untergebrachten Personen sind gegen ihren Willen in der Klinik. Die Unterbringung soll die aufgrund Krankheit meist fehlende Motivation anbahnen helfen (Kolbe, 2013, S. 103). Schule und Unterricht bieten zu den klassischen Therapieansätzen und -räumen alternative Interaktionskontexte (...) und Sozialisationsinstanzen (Becker, 2009, S. 155). Damit können die soziale Umwelt in Schulen und der Unterricht einen großen Anteil an der Entstehung selbstbestimmter Motivation haben (Deci & Ryan, S. 224). Der Erwerb und die Entwicklung subjektiver Schemata, die einen gesellschaftlichen Charakter haben, werden durch den sozialen Raum, die Selektivität von Informationen und die Unterrichtsdidaktik und –methodik geprägt (Bremer, 2007, S. 256). Insbesondere eine sinnorientierte Didaktik schafft Übergangsformen zu alternativen Denk- und Verhaltensweisen (Combe & Gebhard, 2007, S. 109), in denen „intrinsische und extrinsische Formen der Motivation als selbstbestimmt erlebt werden" (Deci & Ryan, 1993, S. 225). Extrinsische und intrinsische Motivation sind keine Gegensätze, sondern extrinsische Werte können durch Internalisierungs- und Integrationsprozesse in selbstbestimmtes Handeln münden. Die Aussage, „Ich lerne also wachse ich", zeugt davon, dass externale Werte erfolgreich in einen internalen Regulationsprozess übernommen werden konnten (=Internalisierung) und die internalisierten Werte und Regulationsprinzipien im Selbst eingefügt worden sind.

Die Tatsache, dass strafrechtlich untergebrachte Personen angesichts der Rekonstruktion von Unterbringungs- und Behandlungsverläufen multiple narrative Identitäten und soziale Wünschbarkeit äußern (Marschewski, 2007, S. 142) wurde zugunsten des Angebots von Herrn Meier, seiner subjektiv erlebten Wirksamkeit von Schule und Unterricht Ausdruck verleihen zu wollen, akzeptiert. Die Wirkung schulischer Bildung, so die Überzeugung des Verfassers, kann nur in langfristig angelegten Evaluationsforschungen unter Alltagsbedingungen nachgewiesen werden.

# 6    Literaturverzeichnis

Beck, H. (2003). Neurodidaktik oder Wie wir lernen? In: Erziehungswissenschaft und Beruf, 3/2003, S. 1-9.

Bremer, H. (2007). Soziale Milieus, Habitus und Lernen. Zur sozialen Selektivität des Bildungswesens am Beispiel der Weiterbildung. Weinheim/München: Juventa.

Bundesministerium für Bildung und Forschung (BMBF) (2013): Aufstieg durch Bildung. Bilanz und Perspektiven für Deutschland. Berlin

Combe, A.; Gebhard, U. (2007). Sinn und Erfahrung: Zum Verständnis fachlicher Lernprozesse in der Schule. Studien zur Bildungsforschung, Band 21. Opladen & Farmington Hills: Verlag Barbara Budrich

Deci, E.L.; Ryan, R.M. (1993). Die Selbstbestimmungstheorie der Motivation und ihre Bedeutung für die Pädagogik. Zeitschrift für Pädagogik, 39(2), 223-238.

Dimmek, B. (2012). Legalbewährung forensisch-psychiatrischer Patienten. Kriterien der Wiedereingliederung aus klinischer Sicht und die Wirksamkeit von Interventionen der Bewährungshilfe im Verlauf der Unterstellung unter Führungsaufsicht. Lengerich: Pabst Science Publishers

Drennan, G.; Alred, D. (2012). Secure Recovery: Approaches to Recovery in Forensic Mental Health Settings. Abingdon: Wilian Publishing.

Foucault, M. (2012). Die Macht der Diskurse, Frankfurt am Main: Fischer.

Jungmann, W. (2007). Gibt es moralisches Wissen. Zum Kostituierungsproblem der Erziehungswissenschaft unter den Bedingungen des postmodernen Pluralismus. Berlin: Lang.

Gugel, G. (2007). Gewalt und Gewaltprävention. Grundfragen, Grundlagen, Ansätze und Handlungsfelder von Gewaltprävention und ihre Bedeutung für Entwicklungszusammenarbeit. Tübingen: Institut für Friedenspädagogik Tübingen e. V.

Haynert, H. (2012). Wahrnehmungsveränderungen, -angleichungen und –störungen. In: Peter Nydahl; Gabriele Bartoszek (Hrsg.) Basale Stimulation. Neue Wege in der Pflege Schwerstkranker. 6. überarbeitete Auflage, Seiten 15-30. München: Urban & Fischer.

Herpertz-Dahlmann, B.; Resch, F.; Schulte-Markwort, M.; Warnke, A.; Minde, K.; Sartorius, N. (Hrsg.) (2007). Entwicklungspsychiatrie: Biopsychologische Grundlagen und die Entwicklung psychischer Störungen. 2., vollständig überarbeitete und erweiterte Auflage. Stuttgart: Schattauer

Herzog, W. (2009). Schule und Schulklasse als soziale Systeme. In: Becker, R. (Hrsg.): Lehrbuch der Bildungssoziologie. S. 155-194. Wiesbaden: VS Verlag für Sozialwissenschaften.

Hollweg, T.; Winkelkötter, M. (2012). Schulische und berufliche Bildung im Maßregelvollzug. In: Recht & Psychiatrie, 31(3): 123-128

Kammeier, H. (2012). Der Schutzanspruch vor gefährlichen Personen und Möglichkeiten und Grenzen staatlicher Schutzgewährleistung. In: Harald Haynert, Heinz Kammeier (Hrsg.): Wegschließen für immer? – Ethische, rechtliche und soziale Konzepte im Umgang mit gefährlichen Menschen auf dem gesellschaftlichen Prüfstand. Lengerich, Pabst

Kammeier, H. (Hrsg.) (2010). Maßregelvollzugsrecht. Kommentar. 3., neu bearbeitete und erweiterte Auflage. Berlin: de Gruyter.

Kirchhöfer, D. (2008). Gewalt und Bildung. Sitzungsberichte der Leibniz-Sozietät der Wissenschaften zu Berlin, 97, 25-33.

Kolbe, H. (2013). Forensisch-psychiatrische Pflege im Maßregelvollzug. Motor für gesellschaftliche Innovation, in: Pflege & Gesellschaft, 18. Jg., 2(2013), S. 101-116.

Kunz, K.-L. (1989). „Soziales Lernen ohne Zwang." Zeitschrift für die gesamte Strafrechtswissenschaft, 10(1): 75-102.

Landesbeauftragter für den Maßregelvollzug Nordrhein-Westfalen (2012): Dauer der Behandlung.    http://www.massregelvollzug.nrw.de/behandlung/dauerBehandlung/index. html, eingesehen am 22.12.2014 um 13.42 Uhr

Lasthaus, M. (2011). Lernen hinter Mauern und Gittern. Alphabetisierung in der Forensik. Psychologie und Gesellschaftskritik,139, 79-93: Lengerich, Pabst Science Publisher.

Landschaftsverband Westfalen-Lippe (LWL) (2011). LWL zeigt die Arbeit hinter den Mauern einer Klinik in Herne, Zugriff am 13.09.2014 unter http://www.youtube.com/ watch?v=LJP007niNN8.

Lind, G. (2009). Moral ist lehrbar – Handbuch zur Theorie und Praxis moralischer und demokratischer Bildung. München: Logos-Verlag.

Maßregelvollzugsgesetz Nordrhein-Westfalen (MRVG NRW) (1999)

Manturana, H.R.; Varela, F.J. (2009). Der Baum der Erkenntnis. Die biologischen Wurzeln menschlichen Erkennens. Frankfurt am Main: Fischer.

Marschewski, M.-A. (2007). Narrative Identitätskonstruktionen und subjektives Krankheitserleben in den Tagebuchaufzeichnungen erkrankter Menschen. Eine textrekonstruktive Analyse von Krankheitstagebüchern. Inaugural-Dissertation zur Erlangung der Doktorwürde der wirtschafts- und verhaltenswissenschaftlichen Fakultät der Albert-Ludwigs-Universität. Freiburg i.Br.

Miller, W.R .(2005). Motivierende Gesprächsführung. 2., vollständig überarbeitete Auflage. Lambertus: Freiburg i. Br.

Ministerium für Schule und Weiterbildung des Landes Nordrhein-Westfalen (2013-2015). Inklusion, Zugriff am 10.03.2015 unter http://www.schulministerium.nrw.de/docs/Schulsystem/Inklusion/

Ministerium für Schule und Weiterbildung des Landes Nordrhein-Westfalen (2013-2015). Erstellen von individuellen Förderplänen, Zugriff am 10.03.2015 unter http://www.zukunftsschulen-nrw.de/cms/front_content.php?idart=901

Rihm, T. (2006). Schule als Ort kooperativer Selbstverwirklichung. In: Thomas Rihm (Hrsg.): Schulentwicklung. Vom Subjektstandpunkt ausgehen ... 2. aktualisierte und erweiterte Auflage, S. 393-428. Wiesbaden: VS Verlag für Sozialwissenschaften.

Schwab, R. (1997). Interpersonales Vertrauen in der psychotherapeutischen Beziehung. In. Schweer, M. (Hrsg) Interpersonales Vertrauen. Theorien und empirische Befunde. S. 165-179. Opladen: Westdeutscher Verlag

Weizsäcker, V. v. (1973). Der Gestaltkreis: Theorie der Einheit von Wahrnehmen und Bewegen. Frankfurt a. Main: Suhrkamp.

Guski, R. & Blöbaum, A. (2008). Umweltwahrnehmung und Umweltbewertung In E.D. Lantermann & V. Linneweber (Hrsg.), Umweltpsychologie Band 1: Grundlagen, Paradigmen und Methoden der Umweltpsychologie (S. 443-470). Göttingen: Hogrefe.

Manturana, H.R. & Varela, F.J. (2009). Der Baum der Erkenntnis. Die biologischen Wurzeln menschlichen Erkennens. Frankfurt am Main: Fischer.

Mehrabian, A. & Russell, J.A. (1974). An approach to environmental psychology. Cambridge, MA: MIT Press.

Russell, J.A. & Mehrabian, A. (1978). Approach avoidance and affiliation as functions of the emotion-eliciting quality of an environment. Environment and Behavior, 10, 355 -387.

# „Ich möchte nicht als halbe Person behandelt werden"

## Das pädagogisch-therapeutische Arbeitsbündnis als diagnostisches Potenzial im Krisenfall

Axel Föller-Mancini

### Zusammenfassung

Klinikschulen haben die Aufgabe, Schülern während langer Krankenhausaufenthalte den poststationären Anschluss an die Schule offen zu halten. Helfer (Pädagogen, Betreuer, Lehrer, Therapeuten) arbeiten an dem Ziel, im Rahmen eines pädagogisch-therapeutischen Arbeitsbündnisses die Wiederherstellung einer altersgerechten Handlungsfähigkeit zu gewährleisten.

In einer Einzelfallstudie wurde mit qualitativ-rekonstruktiven Verfahren der Verlauf einer fünfzehnjährigen Schülerin mit einer Essstörung nachgezeichnet. Am Ende des Klinikaufenthalts erwog die Patientin einen Schulwechsel; wie sich heraus stellte, hatte sie sich von den Lehrern Ihrer Ursprungsschule und von ihren Eltern unzureichend wahrgenommen bzw. unverstanden gefühlt. Bei der Rückkehr in die alte Schule fürchtete sie nun, ebenso undifferenziert in eine übertrieben exklusive Rolle als Kranke zu geraten, wie sie sich vorher zu undifferenziert wahrgenommen gefühlt hatte.

Aus der Perspektive des Ökologischen Modells therapeutischer Prozesse zeigte sich, dass Eltern, Lehrer und Hausarzt versäumt hatten, die Situation der Patientin aus der Perspektive der zweiten Person empathisch mit zu verfolgen. Die Fallrekonstruktion konnte zeigen, wie die Einheit der Person therapeutisch wiederhergestellt werden konnte.

# 1    Einleitung: Die Klinikschule als Ort von Krise und pädagogischer Neugestaltung

Klinikschulen[1] gehören in Deutschland mittlerweile zu einer weit verbreiteten Einrichtung. Ihre Aufgabe ist es, Schüler, die zugleich Patienten sind, während der Zeit eines stationären Aufenthaltes so zu unterrichten, dass auch nach zum Teil mehrmonatiger Abwesenheit der Anschluss an ihre Klasse möglich ist. Neben diesem formalen Auftrag zeigt allerdings die Erfahrung in Klinikschulen, dass viele Schüler bereits mit einer belasteten schulbiografischen Entwicklung zu einem Therapieaufenthalt ins Krankenhaus kommen und nur mit umfassender Unterstützung später reintegriert werden können. Vor allem Schüler / Patienten kinder- und jugendpsychiatrischer Stationen benötigen in der Regel viel mehr als nur Unterricht in ihren Fächern. Zusammen mit den Ärzten, Psychologen und Pädagogen solcher Stationen muss es in schwierigen Fällen zu einer Strategie der Krisenbewältigung kommen, die auch die schulischen Belange der betreffenden Patienten / Schüler neu ordnet. Hier ist die Klinikschule einerseits *pädagogisch* gefordert, andererseits kann sie nur dann effektiv wirken, wenn sie *therapeutische* Zielsetzungen mit in den Blick nimmt; dies geschieht in der Regel durch eine enge Zusammenarbeit mit den verantwortlichen Behandlern und lässt sich z.B. mittels gemeinsamer Besprechungen umsetzen.

Der zeitliche Vorlauf manifest werdender schulischer Schwierigkeiten ist zum Teil erheblich dadurch bedingt, dass sich gegenseitig verstärkende negative Einflüsse auf der Ebene der pädagogischen Beziehung ausgeprägt haben und von den Handelnden nicht mehr korrigiert werden können. Schüler, Lehrer und Eltern sind dann mitunter ratlos und bemerken höchstens, dass die versuchten Lösungen nicht fruchtbar sind. Enttäuschung macht sich breit und damit steigt das Risiko einer Verschlimmerung der Situation. Ein genauerer Blick auf den „Fall", an dem ja alle Akteure partizipieren, lässt hingegen eingefahrene Handlungsmuster erkennen und bietet oft Ansätze zur Neuorganisation des Beziehungsgeflechtes.

Die hohe Rate an Schulverweigerern und Abgängern ohne Abschluss weist u.a. darauf hin, dass Eltern die sich anbahnenden Konflikte ihrer Kinder nicht immer allein bewältigen können.[2] Aber auch mit dem Gesundheitszustand der Schulkin-

---

1    Ich verwende im Folgenden nicht das bildungsbürokratische Etikett „Schule für Kran-
     ke", das die Subjektorientierung mit dem Krankenstatus belegt. Stattdessen soll der neu-
     trale Ort des Krisenverstehens und der Intervention genannt sein: Die Klinikschule.

2    Die Quote der Schulabsenten ist von verschiedenen, auch regionalen Bedingungen,
     abhängig. Für die Stadt Köln konnte z.B. ermittelt werden, dass der Anteil der Schul-
     verweigerer in den Hauptschulen zum Messzeitpunkt einer Untersuchung bei ca. 15 %
     lag. Als Schulverweigerer gilt, wer in der Zeitspanne eines Kalenderjahres mehr als

der werden allerorts Grenzerfahrungen gemacht. Nach einer Erhebung des Robert-Koch-Instituts aus 2008 mussten wir von einer Rate zwischen 12 und 16% Versorgungsbedarf von chronisch erkrankten Kindern und Jugendlichen ausgehen. Diese Lage hat sich bis heute sogar weiter zugespitzt. Aktuelle Ergebnisse des Kinder- und Jugendsurveys (KiGGS) zeigen, wie sich chronische Erkrankungen in der bundesdeutschen Schülerschaft verteilen: „Mehr als 16 % aller Kinder und Jugendlichen leiden unter allergischen Erkrankungen, 15 % unter Übergewicht, 8% unter Adipositas, bei etwa 21 % der Jugendlichen liegen Hinweise auf psychische Auffälligkeiten vor, auch schwerwiegende Erkrankungen wie Diabetes mellitus, Herzerkrankungen, Epilepsien sowie Krebserkrankungen treten im Kindes- und Jugendalter auf" (KiGGS, 2014).[3]

Eltern benötigen in solchen Phasen selbst Rat. Sie sind darauf angewiesen, dass für sie ein Stück „stellvertretender Krisenbewältigung" (Oevermann, 1996, S. 82ff.; Oevermann, 2000) geleistet wird, das ihrem eigenen Handeln wieder Sicherheit verleiht. Die Unterstützung durch multiprofessionelle Teams, in welche eine Klinikschule organisational eingebettet ist, dient auch der Restitution elterlich-pädagogischer Autonomie; Denn das Wegfallen bisher erfolgreicher familiärer Routinen bedeutet nicht selten den teilweisen Verlust autonomen Handelns. Pädagogisch-therapeutische Stellvertreterschaft während eines Klinikaufenthaltes kann aber stets nur als ein zeitlich begrenztes Stadium zwischen Krise und Stabilisierung gesehen werden. Das Ziel der Unterstützung besteht darin, sie überflüssig zu machen. Dabei ist es möglich – ja sogar wahrscheinlich – dass von der neuen Sicht auf psychische / schulische Problemlagen alle Akteure des problematisch gewordenen sozialen Feldes profitieren und nicht nur der „Indexpatient".

## 2    Theoretische Folie: Das pädagogisch-therapeutische Arbeitsbündnis und seine Strukturelemente

Die vorliegende Studie stellt eine Fallvignette aus dem pädagogisch-therapeutischen Arbeitsfeld einer Klinikschule vor. Dabei wird ein in der Fachliteratur diskutierter Ansatz, das pädagogisch-*therapeutische Arbeitsbündnis* (Oevermann,

---

fünfmal unentschuldigt dem Unterricht fernblieb. Die Rate der Schulabsenten in Realschulen und Gymnasien war deutlich geringer (5 % bis 6%). Vgl. B. Weiß, 2007, S. 52. Vgl. zur Ätiologie und Typologie des Schulabsentismus Ricking, 2003.

3    Nachweis dieses Zitats unter http://gesundheitsfoerderung.bildung-rp.de/chronische-erkrankungen.html. Der *Kinder- und Jugendsurvey (KiGGS )* ist Teil des Gesundheitsmonitorings des Robert Koch Instituts und aktualisiert ständig seinen Datenbestand.

1996) benutzt, um interpretative Perspektiven auf die Falldynamik generieren zu können. Anschließend werden die Ergebnisse aus dieser Betrachtung auf das in diesem Band diskutierte ökologische Modell therapeutischer Prozesse bezogen. Wirkt sich eine Krise im größeren Stile auf die Lebenspraxis von Menschen aus, dann wird sie existenziell und erfasst die Personen als ganze; Viele Aspekte des inneren und äußeren Lebens kommen in einer solchen Situation unstrukturiert an die Oberfläche und werden damit auch für den professionellen Helfer in unabgegrenzter d.h. diffuser Weise thematisch. Die Beziehung zwischen Klient (Patient, Schüler) und Helfer (Therapeut, Pädagoge) wird also von einer krisenhaften, personalen Entgrenzung berührt. Gleichzeitig spannt sich aber die Beziehung vom Helfer her *rollenförmig* auf, was zur beruflichen Fassung des Unterstützungsangebotes beiträgt. Ohne spezifische, expertenhafte *Eingrenzung und Ordnung* des diffus-entgrenzten, personalen Geschehens auf Seiten des Klienten könnte die Wiederherstellung der Autonomie nicht gelingen. Um das Ziel der Wiederherstellung von Handlungsfähigkeit zu erreichen, bedarf es neben der bewussten Steuerung der diffusen und der rollenförmigen Beziehungsaspekte einer bestimmten Interaktionsform. In methodischer Anlehnung an Freud sieht Ulrich Oevermann die interaktionelle Beziehung zwischen Klient und Helfer idealerweise in einem *professionellen Arbeitsbündnis* aufgehoben. Der Begriff des „Klienten" bezeichnet dabei ein Individuum, dass entweder ontogenetisch *noch nicht* über Autonomie verfügt (z.b. Kleinkinder, Grundschulkinder) oder welches zeitlich begrenzt wegen einer Lebenskrise *nicht mehr* zu einer autonomen Lebensführung in der Lage ist. Helfer (Pädagogen, Betreuer, Lehrer, Therapeuten) sind dann Personen, welche mit ihrer jeweiligen Expertise das Erreichen autonomer Prozesse im Rahmen der Autopoiese fördern. Mit dieser Begriffsbestimmung wird deutlich, dass es prinzipiell Sinn macht, therapeutische und pädagogische Arbeitsfelder als nicht allzu weit voneinander lokalisiert zu sehen, wenn das Ziel innerhalb der unabschließbaren Ontogenese die Herstellung von bewusster, autonomer Lebensführung im Sinne der Selbstbestimmung ist.

In einer krisenhaften biografischen Situation stellt nun das therapeutisch-pädagogische Arbeitsbündnis die praktische Möglichkeit her, die Beziehungsaspekte in ein produktives, Fall bearbeitendes Setting überführen zu können. Die Realisierung von Arbeitsbündnissen ist bereits Kernbestandteil des Ausbildungswesens in den Professionsbereichen Medizin, Psychotherapie und auch Jura: die Studierenden in diesen Fächern werden darauf vorbereitet, in ihrer späteren beruflichen Praxis mit Menschen zu tun zu haben, deren Autonomie mindestens zeitweise eingeschränkt ist. Es handelt sich also um „Klienten" im oben gemeinten Sinne. Die Struktur eines solchen Arbeitsbündnisses lässt sich als Durchdringung zweier Wissensformen charakterisieren:

Die Professionen „…verfügen zum einen über eine breite erfahrungswissen-schaftliche Wissensbasis, Methodenkenntnisse etc., zum anderen besitzen sie einen professionellen Habitus in der Verknüpfung von wissenschaftlicher Erkennt-nis und praktischer, personaler Beziehung zum Klienten. Systematischer Wissens-erwerb ist also die Grundlage professionellen Handelns, das aber nur durch eine praktische Einübung in ‚eine Kunstlehre und Handlungspraxis' (Oevermann) er-zeugt werden kann" (Galiläer, 2005, S. 95f.).

Sowohl Ärzte und Psychotherapeuten wie auch angehende Juristen können in oder im Anschluss an ihre akademischen Ausbildungsabschnitte, die dem Erwerb des wissenschaftlichen Kenntnis- und Methodenarsenals dienen, *konkretes Fall-verstehen* üben und damit die Basis für die Entwicklung des hier angesprochenen Habitus legen. Gemeinsamkeiten wie auch Unterschiede ergeben sich dabei aus der jeweiligen Berufskultur. So muss z.B. der Psychotherapeut ein von einem An-walt unterschiedenes Explorationsdesign handhaben, um die tieferen personalen Schichten seiner Klienten wahrnehmen zu können, mit denen er dann zu arbeiten hat. Entsprechend weichen die Ziele wie auch die methodischen Ansätze beider Professionen voneinander ab, obwohl sie in ihrem personalen Tiefenverstehen ähn-lich weit reichen (der Anwalt muss in der Lage sein, die biografisch beeinflusste motivationale Struktur seines Mandanten zu verstehen, um ihn wirksam verteidi-gen zu können; ohne Vertrauensverhältnis bzw. ohne diffuse Offenheit im Arbeits-bündnis wird dies nicht gelingen).

Für Oevermann unterscheiden sich diese klassischen Professionen nun von sol-chen, die semiprofessionalisiert sind. Zu diesen letzteren zählt er auch die Schulpä-dagogik, weil sich in ihr keine originäre Praxis strukturgemäßer Arbeitsbündnisse herausgebildet habe. Eine solche würde eben auf die unabgeschlossene, dynami-sche, in Transformation befindliche Individualiät der Schüler mit einem prophy-laktisch-therapeutischen Habitus antworten können. Diese Kompetenz fehlt nach Oevermann auch deshalb, weil ein entsprechend den Vollprofessionen geübtes „Lernen am konkreten Fall" unbekannt sei.

Den Auftrag der Schule auf die zwei klassischen Disziplinen der Wissens- und Normenvermittlung zu beschränken, geht dieser Ansicht zufolge an den Bedürf-nissen der jungen Menschen vorbei. Die Schule bzw. die einzelne Lehrerin habe die strukturtheoretisch formulierbare Aufgabe, eine „therapeutische Dimension" ihres Berufes zugunsten der Wahrnehmung und ggf. Korrektur vereinseitigender psychosozialer Entwicklung der Schüler-Klienten zu bedienen. Weil Schüler je nach Bildungsabschluss zwischen 12.000 und 15.000 Stunden[4] ihres Lebens in der

---

4    Vgl. Rutter et al. (1980). Fünfzehntausend Stunden. Schule und ihre Wirkung auf die
     Kinder. Weinheim/Basel

Institution Schule zubringen und dabei in einem unübersehbaren interaktionellen System einen Teil ihrer psychosozialen Integrität formen, stelle sich diese Aufgabe nachhaltig.[5]

Die bewusste Handhabung der diffusen und der spezifischen Momente in der pädagogischen Situation impliziert sowohl einen differenzierteren Umgang mit den Anteilen des Schülers wie auch mit den eigenen – denen des Lehrers. Die Anteile des Schülers können diagnostisch[6] verwendet werden, während die lehrerseitigen Möglichkeiten im Umgang mit Nähe (Diffusität) und Distanz (rollenspezifisches Verhalten) korrigierend, Handlung steuernd zum Einsatz kommen können. Die sich hier andeutende Struktur eines pädagogisch-therapeutischen Arbeitsbündnisses überschreitet jedoch die dyadische Experten-Klienten-Relation, wie sie meist für die oben genannten Professionen gilt. Im schulpädagogischen Raum umfasst das Arbeitsbündnis die individuelle Lehrer-Schüler-Beziehung, das kollektive Lehrer-Schüler-Verhältnis (Lehrer zur ganzen Klasse) und die Relation beider Akteure (Schüler, Lehrer) zu den Eltern bzw. Erziehungsberechtigten. Letztere können hier nicht außer Acht gelassen werden, weil die nicht vollgültig vorhandene Autonomie der Schüler mittels einer letztinstanzlichen Verantwortungsstruktur kompensiert werden muss.

---

5   „Die therapeutische Dimension bezieht sich also in der pädagogischen Praxis nicht auf eine manifeste, sondern auf eine potenzielle, im noch nicht abgeschlossenen und in seinem weiteren Verlauf durch das pädagogische Handeln massiv beeinflussbaren Sozialisationsprozess *als Möglichkeit* schlummernde pathogene Entwicklung. *Pädagogisches Handeln* ist also immer unter dem Aspekt seiner objektiv gegebenen therapeutischen Dimension ein *prophylaktisches Handeln* im Hinblick auf sein Potenzial der *Weichenstellung der Biografie von Schülern in Richtung auf psychosoziale Normalität oder Pathologie.*" (U. Oevermann: Theoretische Skizze einer revidierten Theorie professionalisierten Handelns, in: A. Combe / W. Helsper (Hg.): Pädagogische Professionalität. Untersuchungen zum Typus pädagogischen Handelns. Frankfurt am Main 1996: S. 149, kursiv original)

6   Gerade weil die Lehrer jeweils mit dem gesamtpersonalen (und widersprüchlichen, nicht reflektierten) Aktionsspektrum der Schüler in Kontakt treten, benötigen sie im Feld des pädagogischen Arbeitsbündnisses diagnostische Kompetenz. „Klient" ist der Schüler immer dann, wenn dieser die unabgeschlossenen, entwicklungsoffenen und krisenanfälligen Seiten seiner Persönlichkeit offenbart. Die Lehrer haben mit Blick auf die prophylaktisch-therapeutische Dimension das Mandat, die diffusen Anteile produktiv für den Schüler zu nutzen. Dieses Mandat ist aber begrenzt. Es ist limitiert durch die Regel von der universalistischen Gleichbehandlung, welche die Lehrer jeweils für alle Schüler garantieren müssen. Sie können nicht nur für die Probleme eines Schülers oder einer Schülerin da sein, sondern sie haben für den Lernfortschritt der ganzen Klasse zu sorgen.

## 3    Falldarstellung Larissa

Die folgende Vignette greift einen Fall aus dem Setting einer Klinikschule auf. Dabei ist zu beachten, dass den Lehrern für ihr eigenes Fallverständnis in der Regel ein Wissen um die biografischen Belange der Schüler zur Verfügung gestellt wird. Diese Informationen stammen sowohl aus den Patientenakten wie auch aus gemeinsamen Gesprächen und Konferenzen, die im multiprofessionellen Team (Pädagogen, Psychologen, Ärzte) stattfinden.

Das Datenmaterial, auf das die Fallanalyse zurückgeht, wurde in Form aufgezeichneter Gespräche und Interaktionen während des stationären Aufenthaltes der Patientin/Schülerin erhoben und mit einem qualitativ-rekonstruktiven Methodenansatz interpretiert.[7] Die kursiv gedruckten Passagen sind wörtliche Wiedergaben aus einem Interview mit der Schülerin zum Ende ihres Klinikschulbesuches.

Larissa geht in die 9. Klasse einer Waldorfschule. Zum Zeitpunkt des aufgezeichneten Gespräches steht sie kurz vor der Beendigung eines fast sieben Monate währenden Klinikaufenthaltes. Der Grund für die stationäre Therapie war eine ausgeprägte Magersucht. Sie wog vor der stationären Aufnahme bei einer Körpergröße von 1,61 m nur noch 37 Kg.

Larissa ist mit 15 Jahren das jüngste Kind in ihrer Familie. Sie hat drei Schwestern (18, 22 und 23 Jahre alt) und einen 20-jährigen Bruder. Die 18-jährige Schwester besucht die 12. Klasse einer Waldorfschule, die beiden anderen haben dort Abitur gemacht, eine Schwester studiert Heilpädagogik, die andere Psychologie und der Bruder hat nach dem Fachabitur eine Ausbildung als Feinmechaniker abgeschlossen und absolviert zur Zeit des Interviews den Zivildienst. Larissa ist seit der ersten Klasse in der Waldorfschule und beschreibt diesen Ort des Lernens und Spielens mit Superlativen („genial", „perfekt", „super"). Sie sei als Kind immer sehr wild gewesen und habe sich nachmittags kaum von den Spielplätzen der Waldorfschule trennen können. Drei Geschwister sind ausgezogen, der Rest der Familie lebt zusammen in einem Haus und beide Eltern habe eine stabile Beschäftigungssituation. Bis vor kurzem hat in dem Haus der Familie eine alte Dame gelebt, die alle Familienmitglieder „wie eine Oma" geliebt hätten. Diese Dame ist nun an einem Gehirntumor gestorben. Bis zu ihrem Tod wurde sie vornehmlich von Larissas Mutter gepflegt. Diese äußerte in Familiengesprächen mehrmals, wie belastend die Auflösung der lieb gewonnen Strukturen im Hause seien („Die Familie wird kleiner und das Haus immer größer.")

Doch die Magersucht und die offenkundig erfolgreich verlaufene Therapie, sollen nicht den Hauptfokus dieser Betrachtung bilden. In der retrospektiven Auf-

---

7    Es wurde mit der Objektiven Hermeneutik nach Oevermann verfahren.

arbeitung mit Larissa traten Gesichtspunkte hervor, die für die subjektiv erlebten Bewältigungsprozesse bedeutsam waren. Da in das stationäre Setting der regelmäßige, tägliche Unterricht durch die Klinikschule integriert ist, war ihr das Thema Schule stets präsent. Es verminderte sich dadurch das Angstpotenzial bezüglich der für sie anstehenden Reintegration in den schulischen Alltag.

Nachdem Larissa fast sieben Monate in der Klinikschule unterrichtet worden war und wir einige Gespräche über die Wiedereingliederung geführt hatten, sprach sie recht unvermittelt den Wunsch aus, einen Schulversuch in einem Gymnasium unternehmen zu wollen.

Es handelt sich dabei um eine Option, welche die Klinikschule anbieten kann: Schüler, für die ein Schulwechsel oder gar ein Schultypwechsel ansteht, können probeweise eine neue Schule besuchen; zu diesem Zweck werden Kooperationen mit umliegenden Schulen eingerichtet. Im vorliegenden Fall stellte sich nun die Frage: Was ist in dieser Schülerin vorgegangen, so dass sie anscheinend so unvermittelt diesen Entschluss fasste?

Es stellte sich bald heraus, dass die Spontaneität nur eine scheinbare war.

Tatsächlich hatte Larissa länger mit den Eindrücken in ihrer Schule kurz vor Therapiebeginn zu kämpfen. Und jetzt – vor der Reintegration, kamen diese Erinnerungen zurück und beeinflussten ihre Gefühlswelt und die Gedanken.

Dabei wurde ihr klar, dass es damals lange gedauert hatte, bis die Diagnose Magersucht gestellt worden war. Größere Gewichtsschwankungen ergaben für den Hausarzt zunächst keinen rechten Sinn. Auch die Eltern dachten nicht an etwas Ernstes. In der Schule wurde zwar bemerkt, dass es Larissa nicht gut geht und sich ein Krankheitsgeschehen eingestellt haben könnte. Letztlich ließen die Lehrer das aber auf sich beruhen: die Schülerin fehlte wenig und wenn, immer mit ärztlichem Attest; und ihr Lerneifer hatte auch nie nachgelassen. So kommt sie zu dem Schluss:

*L: Ja ich denk schon, dass sie es gemerkt haben, so blöd sind die auch nicht aber (.) deswegen hat keiner was gesagt.*

Halten wir also fest: Larissa ging es vor Beginn der stationären Therapie Monate lang schlecht, eine klare Diagnose – so die Aktenlage – ließ auf sich warten und in der Schule wurde eine Problematik gemäß Einschätzung der Schülerin unscharf wahrgenommen; der Problematik ging man aber nicht nach.

Und dann berichtet sie ein zweites Erlebnis, das sie in den letzten Wochen ihres regulären Schulbesuchs in der Waldorfschule hatte: eine Klassenkameradin hatte einen Autounfall erlitten und war nach der Rückkehr aus dem Krankenhaus noch körperlich beeinträchtigt. Larissa beschreibt dies so: *L: Als die wiederkam war sie so der Liebling von meinen Lehrern und (..) das war für uns halt total bescheuert weil (.) immer nur Rücksicht auf sie genommen wurde (.) und bei ihr alles (.) also*

*sie hat total viele Vorteile bekommen und so (.) das möchte ich halt nicht, weil das*
*für uns total Sch. war und ich will nicht, dass meine Freundin dann oder andere*
*aus der Klasse dadurch dann irgendwie benachteiligt werden und (.) ich möchte*
*halt auch nicht als die Magersüchtige behandelt werden, das find ich blöd (.) Und*
*die auf der neuen Schule wissen halt gar nicht, dass ich in der Klinik war außer*
*den Lehrern, aber die Schüler nicht...*

In dieser Interviewpassage rücken zwei zusammen gehörende Motive in den
Fokus.

Krankheit hebt heraus und wenn man nicht professionell auf sie reagieren kann,
dann stigmatisiert sie und führt ggf. zu Handlungen, die einerseits sozial schwierig
sind und die andererseits die Ressourcen der Persönlichkeit missachten. Im guten
Glauben der Lehrer, Rücksicht walten zu lassen, verfehlen sie in Larissas Sicht
das immer noch vorhandene Aktivitätspotenzial ihrer Mitschülerin, was zu Unter-
forderung und Übervorteilung führt. Eine sehr feinsinnige Beobachtung, die sie
am Umgang der Lehrer mit ihrer von Krankheit beeinträchtigten Freundin macht.

Und dann kommt sie von dieser Beobachtung auf sich selbst zu sprechen – auf
ihre eigene Rückkehr nach dem stationären Aufenthalt. Sie antizipiert eine mögliche Stigmatisierung: *Ich möchte halt auch nicht als die Magersüchtige behandelt*
*werden (..).* Und im Nachsatz klingt womöglich das eigentliche Motiv für einen
Schulwechsel an: *L: Und die auf der neuen Schule wissen halt gar nicht, dass ich*
*in der Klinik war, außer den Lehrern, aber die Schüler nicht...*

Sich unbelastet in der schulischen Peer-Gruppe bewegen zu können, dürfte der
Wunsch sein, der hier durchklingt. Während die Lehrer in der anvisierten neu-
en Schule (Gymnasium) als Professionelle von einer früheren Erkrankung wissen
können, sollen die Mitschüler uninformiert bleiben um die soziale Gleichwertig-
keit nicht zu gefährden.

Etwas später im Interview bringt sie ihr Unbehagen auf den Punkt und formuliert: *L: Nee, ich möchte auch nicht als halbe Person jetzt irgendwie so behandelt*
*werden, sondern ganz normal wahrgenommen werden, wie andere auch und (.)*
*ernst genommen werden und nicht irgendwie als schwächer oder so angesehen*
*werden.*

Was sich in Larissa hervorzuarbeiten scheint, ist ein seelischer Prozess des Ab-
spürens des eigenen Vermögens trotz Krankheit und eine sensible Verortung ihrer
Person im sozialen Kontext. Die bei der durch Unfall beeinträchtigten Mitschülerin beobachtete *Exklusivität der Schülerrolle*, die wohl aus der Sicht der Lehrer
unterstützenden Charakter haben sollte, wird für Larissa zu einem grundsätzli-
chen Problem. Wenn die Lehrer die Sonderrolle einer gehandicapten Schülerin
global etablieren und die noch vorhandenen Leistungsmöglichkeiten ignorieren,
dann ist in Larissas Empfinden die subjektiv gefühlte *Einheit der Person* gefähr-

det. Die Optik der Beeinträchtigung wird zum vorherrschenden Maßstab für den lehrerseitigen Umgang mit der Schülerin. Die Lehrer nehmen diese nicht mehr „normal wahr" und unterlaufen den Zugriff der Schülerin auf ihre Ressourcen. Die vermeintliche Unterstützung verkehrt sich – weil sie undifferenziert in Anschlag gebracht wird – in ihr Gegenteil.

Würden die gesunden Persönlichkeitsanteile jedoch nach dem Prinzip der Gleichbehandlung aller Schüler herausgefordert, dann würde eine gelegentlich stattfindende Sonderbehandlung wohl kein Problem darstellen. Denn die Aufmerksamkeit gilt dann dem Teil der Person, der aus eigener Kraft die beeinträchtigten Seiten ausgleichen kann. Man könnte nun einwenden, dass es hier eher um eine soziale Anerkennungsproblematik („narzisstische Kränkung") Larissas geht, die ihre Magersucht abwehrt und nicht so sehr um das richtige Fördern der Kräfte unter den Bedingungen von Krankheit. Wir können nicht ausschließen, dass es diese Anteile gibt. Aber: es findet bei dieser Schülerin ein ehrliches Ringen um die angemessene Sichtweise auf ihre Fragen, Wahrnehmungen und Bewertungen statt. So überlegt sie sich im Interview auch, ob es nicht sinnvoll sei, eine neue Erfahrung mit ihrer Waldorfschule zu machen. Immerhin könnte es sein, dass ihre negativen Bewertungen vor der stationären Aufnahme dem Krankheitsprozess geschuldet waren: *I: Du hast gesagt, du hättest dich verändert?*

*L: Ja.*

*I: In welcher Hinsicht?*

*L: Ja also, definitiv halt [lächelt], bevor ich in die Klinik kam (.) weil sich ja all die ganzen Gedanken, also für was man sich interessiert, also total ändert und ich weiß halt nicht, ob das jetzt mit der Schule zusammenhängt, dass (.) äh (.) dass ich am Ende alles so negativ empfunden habe oder auch größtenteils an meiner Krankheit. Deshalb möchte ich mal schauen, wie es jetzt ist.*

Zusammenfassend kann man sagen: Die Schülerin nimmt den *erinnerten Gehalt der damaligen Gefühle* nicht mehr als vorausgesetzte, unumstößliche Wirklichkeit an. Ihr wird die Wechselbeziehung von Gefühlen, Gedanken und Körperzuständen anfänglich bewusst und dies stimuliert sie dazu, das konservierte Gefühl und die unterlegten Bedeutungen einer Überprüfung zu unterziehen. Sie gelangt damit prinzipiell in den Bereich wieder erlangter Autonomie hinsichtlich der anstehenden Entscheidung.

Die meisten Schüler, die trotz erheblicher innerer Krisen noch über gesunde Anteile der Selbstbeobachtung, der Fremdbeobachtung und der konstruktiven Mitgestaltung verfügen, tragen eine Art Idealtypus des pädagogischen Arbeitsbündnisses in sich. Dies existiert unausgesprochen und wird nur selten, zu bestimmten Anlässen formuliert. Die meisten Schüler können nach kurzem Nachdenken relativ genau sagen, was ihnen subjektiv geholfen hätte, anstelle des in der Schule und im Elternhaus Erlebten. Dieses Bild schien auch bei Larissa vorhanden zu sein. So wurde sie am Ende des Interviews ziemlich direkt danach befragt, wie sie sich gute Unterstützung in der Schule vorstelle. Ihre Antwort: *L: Ach so, wie ich dann gut fände, dass die Lehrer reagieren? Ja vielleicht, dass sie mich einfach darauf ansprechen oder versuchen, mit mir die Probleme zu lösen oder mit meinen Eltern reden oder so was (.) Vielleicht wissen die ja mehr oder so, vielleicht ist ja jemand gestorben oder ähm so was (.) Bei solchen Sachen finde ich schon, wenn man sieht, dass es der Person wirklich schlecht geht, warum reden sie dann nicht mit einem? Das hätte mir schon geholfen, aber nicht vor der Klasse, sondern mal nach dem Unterricht.*

Diese schlichte Beschreibung ist durchaus gehaltvoll: Die Sinnfigur der Antwort zielt auf den inneren Zusammenhang des pädagogischen Arbeitsbündnisses. Gute Unterstützung ist demnach kein eindimensionales Handeln, das nur von den Lehrern ausgeht und – wenn es gut geht – die Schüler erreicht; vielmehr hebt Larissa auf das Zusammenwirken der beteiligten Personen ab. Hier sind vier Aspekte bedeutsam:

(1) *Die einer aufmerksamen Wahrnehmung folgende lehrerseitige Reaktion*, welche sodann spezifiziert wird in (2) *das Ansprechen in einem geschützten Raum*; dieses wiederum führt zu dem Versuch, das Problem *„mit mir zu lösen"* (3) und schließlich erweitert Larissa den Hilfekontext und *bezieht die Eltern mit ein* (4). Damit ist das vollständige pädagogisch-therapeutische Arbeitsbündnis als Entwicklungsgemeinschaft bezeichnet, die fallsensibel und individuell die Lösungsmöglichkeiten eruieren könnte. Sofern die Eltern dann noch über zusätzliches Wissen verfügen, das die Krise beleuchtet („Vielleicht wissen die ja mehr oder so, vielleicht ist ja jemand gestorben oder so was".), sollen sie es den Lehrern gegenüber zur Sprache bringen und damit zu einem präziseren Verständnis beitragen.

Im subjektiven Erleben dieser Schülerin spiegeln sich die Erfordernisse, die wir mit den Begriffen „spezifische Rollenbeziehung" und „diffuse Sozialbeziehung" in Verbindung gebracht haben. Larissa erlebt am Beispiel ihrer beeinträchtigten Mitschülerin einen Mangel in der Rollenausübung der Lehrer. Der Grundsatz der Gleichbehandlung wird aufgegeben. Er müsste im Ausüben der Lehrerrolle spezifisch unterstrichen werden und zwar genau da, wo die Schülerin trotz Handicap noch leistungsfähig ist. Der fehlenden Kontur im spezifischen Aspekt des pädagogischen Arbeitsbündnisses korrespondiert in Larissas Erleben auf der anderen Seite eine mangelnde Repräsentanz am diffusen Pol in der Lehrer-Schüler-Relation: Die Wahrnehmung einer manifest werdenden gesundheitlichen Krise blieb Monate unterschwellig. Die Wahrnehmung hätte sich verdeutlichen können, wenn die Lehrer es gewagt hätten, die persönliche, biografische Dimension der Schülerin vorsichtig zu erkunden; vielleicht auch durch Kontakt zu den Eltern. Dies blieb aus und die Krise verschärfte sich.

Die Skizze dieses Falles nimmt sich vergleichsweise harmlos aus. Das, was die Schülerin im Klassenverband erlebt, würde man – gemessen an anderen Fällen, kaum als dramatisch einstufen – und dennoch stellt sich das aus der Schülerperspektive ganz anders dar. Hier steht zu vermuten an, dass die „Alltäglichkeit" des Berichteten darauf hindeutet, dass gerade dieser Falltypus die Potenz zu einer hohen Generalisierung hat. Mit anderen Worten: dieser Typus des zu unscharfen Umgehens mit den geschilderten Aspekten des professionellen Arbeitsbündnisses könnte mit verantwortlich sein für biografische Einbrüche während der Schullaufbahn.

Es sei noch erwähnt, wozu Larissa sich letztlich entschied: die Erfahrung mit dem Gymnasium war in mehrfacher Hinsicht ernüchternd und stellte keine Option mehr dar. Mit der Klassenlehrerin, der Schülerin und den Eltern fanden Gespräche statt, in denen Larissa die als problematisch erlebten Aspekte in ihrer Schule *en detail* schilderte und die Rückführung in die Waldorfschule genau besprochen wurde. Ebenfalls wurde ein Setting eingerichtet, auf das Lehrer, Schülerin und Eltern in einem weiteren Krisenfall zurückgreifen könnten. Die Wiedereingliederung verlief insgesamt erfolgreich.

## 4 Diskussion: Die Struktur des pädagogischen Arbeitsbündnisses und das ökologische Modell therapeutischer Prozesse

Die hier wiedergegebene Fallanalyse weist konkret auf die Funktionalität und Wirksamkeit der eingangs zitierten Strukturelemente pädagogisch-therapeutischer Arbeitsbündnisse hin. Diffuse, Nähe fordernde und/oder indizierende Haltungen und rollenspezifische Einstellungen (Distanz signalisierend bzw. schaffend) sind grundlegend für pädagogische Beziehungen. Sie können sowohl unter diagnostischen Gesichtspunkten als auch unter solchen des pädagogischen Handelns angeschaut werden.

Im Folgenden soll versucht werden, die Hauptaspekte aus der „Fallvignette Larissa" auf einige zentrale Topoi des ökologischen Modells therapeutischer Prozesse (Bertram & Kolbe, 2016) zu beziehen. Dies geschieht auch mit der Intention, zwischen beiden theoretischen Ansätzen: der Struktur des professionellen Arbeitsbündnisses und dem hier in Rede stehenden Modell methodische Bezüge aufzuweisen.

## 4.1   Der Ausgangspunkt: Larissas nicht wahrgenommene Krankheitsdisposition

Laut Patientenakte hatte Larissa über den Zeitraum eines Jahres größere Gewichtsschwankungen, die letztlich zu einer erheblichen Gewichtsreduktion führten. In dieser Zeitspanne wurde der Hausarzt konsultiert, der jedoch keine veränderte Disposition feststellen konnte, zumal die Patientin in ihrem Verhalten und hinsichtlich ihrer psychischen Verfassung unauffällig gewesen sei. Auch den Eltern ist die Bedeutung von Larissas Essverhalten nicht zu Bewusstsein gekommen: Der Genuss vieler Süßigkeiten, dann die radikale Ablehnung von Süßigkeiten und das gelegentliche Erbrechen nach Mahlzeiten ist in der akuten Phase fortschreitender Gewichtsreduktion nicht befragt, geschweige denn gedeutet worden. Erst die Zuspitzung dieses Prozesses mit einer dramatischen Gewichtsabnahme um 15 Kilogramm in vier Monaten, provozierte Reaktionen der Eltern. Sie ließen Larissa zunächst ambulant behandeln, was aber zu keiner Besserung führte. Im Anschluss an diesen Misserfolg kam es endlich zur stationären Therapie. Im schulischen Kontext wurde die Gewichtsabnahme u.a. mit den sich verstärkenden sportlichen Betätigungen, wie zum Beispiel intensivem Handballspiel in Verbindung gebracht. Da Larissa sich keine größeren Fehlzeiten in der Schule erlaubte und ansonsten alle Abwesenheiten über schriftliche Entschuldigungen und ärztliche Atteste legitimiert waren, intervenierten die Lehrer nicht.

Der hier geschilderte Prozess macht deutlich, dass Larissas Entwicklungsproblem – sie befand sich mit Beginn der anorektischen Dynamik mitten in der Pubertät – in ihrem sozialen Bezugssystem nicht adäquat zur Wahrnehmung gelangte. Ihre eigene Körperempfindung schien im Auf und Ab der Gewichtsschwankungen unterzugehen, was letztlich ein feines Regulieren ihres Verhältnisses zur Mit- und Umwelt verunmöglichte. Was genau die Pubertätsmagersucht auf der Ebene der Erste-Person-Perspektive bewirkte, lässt sich nicht sagen, weil die subjektive Körperwahrnehmung von Larissa als unproblematisch präsentiert wurde. Nur für eine Zweite-Person-Perspektive hätten die Veränderungen ihrer Persönlichkeit zum Ausdruck gebracht werden können. Aber gerade dieser Prozess wurde nicht gespiegelt. Das Pendant einer entwicklungsbegleitenden und Krise erkennenden Wahrnehmung auf Seiten der Familie, aber auch aller anderen signifikanten Bezugspersonen fiel damit aus.

Über die Gründe der Wahrnehmungsverzerrung der Eltern lässt sich nur spekulieren; möglicherweise wollte man aber hier den Gedanken einer Krankheit nicht zulassen und deutete in Folge dessen wahrnehmbare Symptome um. Die laut Akte erschließbare diagnostische Unsicherheit des Hausarztes lässt sich ohne weitere Informationen nicht erklären. Allerdings schied damit auch die Dritte-

Person-Perspektive als funktionales Instrument für das Auffangen einer pathogenen Entwicklung aus. Wäre es indes möglich gewesen, die somatischen Aspekte von Larissas Veränderungen zu deuten und in einen Zusammenhang sowohl
mit ihrem Verhalten wie auch dem objektiv sich verändernden Lebenskontext zu
stellen, hätte man früher auf die Krise reagieren können. Das bedeutet, dass der
„Aufmerksamkeitswinkel" (Bertram 2005, S. 103, vgl. auch Bertram 2016) für das
sich anbahnende Krankheitsgeschehen zu eng gefasst und offensichtlich begrifflich nicht adäquat eingestellt war. Es stellt sich überhaupt die Frage, wie im Vorfeld
eines juvenilen pathogenen Prozesses die im ökologischen Modell beschriebenen
Zweite- und Dritte-Person-Perspektiven einen antizipierenden bzw. einen diagnostischen Beitrag zu leisten vermögen. Hier könnten Anleihen aus dem Modell des
pädagogisch-therapeutischen Arbeitsbündnisses durchaus sinnvoll sein. Immerhin
ist dort der Aufmerksamkeitswinkel in struktureller wie auch in personeller Hinsicht auf entstehende pathogene Dynamiken orientiert und damit bereits auf eine
Prophylaxe ausgerichtet (Oevermann 1996, S. 149).

## 4.2    Die Krankheitsaspekte in der Retrospektive

Anzeichen für die Überwindung einer Krise sind mitunter die Freiheitsgrade, die
es dem Individuum erlauben, ehemals bestimmende Gefühle und Bewertungen
neu ins Auge zu fassen um sie zu überprüfen und ggf. zu relativieren (vgl. Sautermeister, 2004, S. 201). Generell gilt, dass es für die Patienten wichtig ist, eine
„Art Mündigkeit ihrer Krankheit gegenüber zu wecken" (Gerlinghoff & Backmund, 2000, S. 97). Ein nachhaltiger Therapieerfolg dürfte eng mit der Kons-
tanz dieser Autonomie verknüpft sein. Der Nachweis einer Rückeroberung von
lebenspraktischer Autonomie erstreckt sich dann auch retrospektiv analysierend
auf biografische, familiäre und andere systemische Kontexte des Krankheitsgeschehens. Damit bezieht das Individuum weitere Akteure, die um das Krankheitsgeschehen gruppiert waren, in die Neuberwertung mit ein. Der prophylaktische
Effekt hinsichtlich zukünftiger Entwicklungen könnte daher sein, aus der aktuellen Krisenbewältigung (Therapieerfolg) zu lernen. Das derart durchgearbeitete
Erfahrungswissen wäre dann die Basis für eine Transformation im Umgang mit
später auftretenden intrinsischen pathogenen Aspekten und der sozialen Mitwelt.
     Solche retrospektiven Neubewertungen waren in Larissas Äußerungen erkenn-
bar und sind somit Anzeichen für eine gestärkte Autonomie. Im Rückblick erschien ihr das Interaktionsfeld Schule als problembehaftet bzw. als in die eigene
pathogene Dynamik verstrickt. Larissa versuchte, Momente der Auslöserkausalität
bezüglich ihres Krankheitsgeschehens zu verobjektivieren. Dabei erahnte Larissa,

dass in ihrem Krankheitsverlauf Body-Mind-Einflüsse eine Rolle gespielt haben könnten: *Ich weiß halt nicht, ob das jetzt mit der Schule zusammenhängt, dass ich am Ende alles so negativ empfunden habe oder auch größtenteils an meiner Krankheit.* Überprüfen wollte sie dies, indem sie eine neue Begegnung im selben Erfahrungsfeld (Waldorfschule) plante.

Wahrscheinlich werden die auslösenden Momente für die Anorexia Nervosa vornehmlich im familiären System mit seinen vermutlich nicht bewältigten Veränderungen (Effekte von Ablösungskrisen, Auszug von Geschwistern, Tod der betreuten Mitbewohnerin) zu suchen sein[8]. Gleichwohl erlebt Larissa das Verhalten ihrer Lehrer als problematisch: die Pädagogen hätten ihre Befindlichkeit wahrnehmen und dieses Wissen um die Wahrnehmung in das Arbeitsbündnis einbringen sollen; so jedenfalls formuliert sie es rückblickend. Letztlich fordert Larissa damit ein Lehrerhandeln ein, das die engen Grenzen der klassischen Norm- und Wissensvermittlung übersteigt und welches die Entwicklung der werdenden Persönlichkeit auch im Krisenfall begleitet. Hier ist also die Funktionalität der Zweite-Person-Perspektive gefragt.

## 5    Fazit

Die biopsychische Entwicklung des Menschen ist unabdingbar von Krisen begleitet. Diese sind ein struktureller Bestandteil der Ontogenese auf dem Weg zu einer autonomen Lebensgestaltung (Wagner 2004a, 2004b). Wenn juvenile Krisen jedoch pathogene Dimensionen annehmen, die das Individuum schwer beeinträchtigen und lang andauernde negative Effekte nach sich ziehen, dann erscheint die Frage nach der Prophylaxe berechtigt. Da das Modell des pädagogisch-therapeutischen Arbeitsbündnisses als funktional dynamische und personell bewegliche Instanz zu sehen ist, die den fragilen Sozialisationsprozess junger Menschen begleitet, lassen sich seine Sichtweisen mit den Optiken des hier diskutierten ökologischen Modells kombinieren. Es käme dann vor allem darauf an, die Zweite-Person-Perspektive im Arbeitsbündnis stark zu machen; empathische Wahrnehmung und der Fluss der Kommunikation in der Triade (Pädagogen/Jugendliche/Eltern) würden die Voraussetzung dafür bilden, dass psycho-somatische und somato-psychische

---

8    Auf eine solche Auslöserkausalität hat Henning Köhler im Zusammenhang mit der Pubertätsmagersucht hingewiesen: „Da kann ein jahrelang mit Überzeugung und Hingabe für das ‚zarte, harmoniebedürftige Kind' gepflegtes, warmes und behütendes Familienleben völlig vergebens erscheinen, weil ein Ereignis wie ein Wohnungswechsel zu tiefster Verunsicherung führt" (Köhler 1987, S. 57).

Muster bzw. ihre fallspezifische Bedeutung innerhalb eines konkreten Entwicklungsverlaufes erkannt werden können. Da nach heutiger Auffassung die Ätiologie schwerer juveniler Krisen wie der Pubertätsmagersucht nur multiperspektivisch zu erfassen ist[9], benötigt man auch „ein Organ", das die zu erzeugenden Blickweisen sammelt und zusammenführt. Bevor ein therapeutisches Setting als letztes Mittel zur Krisenbewältigung unabweisbar wird, könnte die informelle, geübte Instanz eines professionellen Arbeitsbündnisses seine Möglichkeiten ausschöpfen und Korrekturen einleiten.

## 6   Literatur

Bertram, M. (2005). *Der therapeutische Prozess als Dialog. Strukturphänomenologische Untersuchung der rhythmischen Einreibungen nach Wegman/Hauschka*. Berlin: pro-Business.

Bertram, M., Kolbe, H.J. (2016). Entwurf eines ökologischen Modells therapeutischer Prozesse. In M. Bertram & H.J. Kolbe (Hrsg.), *Dimensionen therapeutischer Prozesse in der integrativen Medizin. Ein ökologisches Modell* (S. 1-28). Wiesbaden: Springer VS.

Galiläer, L. (2005). *Pädagogische Qualität. Perspektiven der Qualitätsdiskurse über Schule, Soziale Arbeit und Erwachsenenbildung*. Weinheim: Juventa.

Gerlinghoff, M. & Backmund, H. (2000). *Essen will gelernt sein. Ess-Störungen erkennen und behandeln*. Weinheim, Basel: Beltz Verlag.

Graßhoff, G. / Höblich, D./ Stelmaszyk, B. / Ullrich, H. (2006). Klassenlehrer-Schüler-Beziehungen als biografische Passungsverhältnisse. Fallstudien zum Verhätnis von Lehrer-Schüler-Interaktionen und Selbstverständnis der Lehrerschaft an Waldorfschulen. *Zeitschrift für Pädagogik*, *52*, Heft 4 (S. 571-590).

Göppel, R. (2010). Pädagogik und Zeitgeist. Erziehungsmentalitäten und Erziehungsdiskurse im Wandel. Stuttgart: Kohlhammer.

Köhler; H. Die stille Sehnsucht nach Heimkehr. Zum menschenkundlichen Verständnis der Pubertätsmagersucht. Stuttgart: Verlag Freies Geistesleben.

Matthiessen, P.F. (2003). Der diagnostisch-therapeutische Prozess als Problem der Einzelfallforschung. In: Ostermann, T. / Matthiessen, P.F. (Hg.), Einzelfallforschung in der Medizin. Bedeutung, Möglichkeiten, Grenzen. Medizintheoretisches Symposium. (S. 31-59). Frankfurt a.M.: Verlag für Akademische Schriften.

---

9   In der aktuellen Literatur bilden sich die Perspektiven in folgenden medizinisch-psychologischen Kategorien ab: Erbliche und molekulargenetische Einflüsse, geschlechtsdifferenzierende Kultureinflüsse, Familien- und Umwelteinflüsse, intrapsychische Dynamiken, die z.B. psychoanalytisch fassbar sind und Konditionierungsfaktoren wie sie in der Verhaltenstheorie expliziert werden. Vgl. hierzu Peitz, 2006, S. 3-58. Die genannten Erklärungsansätze lösen eine ursprünglich entwickelte ausschließlich medizinisch-organisch gefasste Ätiologie (z.B. Simmonds, 1914) ab. Vgl. dazu auch Schütze, 1980, S. 20ff.

Neumann, U. (2001). Die unsichtbare Wirksamkeit emotionaler Beziehungen zwischen Kindern und ihren Erziehern. In: Gebauer, K., Hüther, G. et al.: Kinder brauchen Wurzeln. Neue Perspektiven für eine gelingende Erziehung. Düsseldorf / Zürich.

Oevermann, U. (2000). Die Methode der Fallrekonstruktion in der Grundlagenforschung Sowie der klinischen und pädagogischen Praxis. In: Kraimer, K. (Hg), Die Fall-Rekonstruktion. Sinnverstehen in der sozialwissenschaftlichen Forschung. (S. 58-156). Frankfurt a.M.: Suhrkamp.

Oevermann, U. (1996). Theoretische Skizze einer revidierten Theorie professionalisierten Handelns. In: Combe, A. / Helsper, W. (Hg.): Pädagogische Professionalität. Untersuchungen zum Typus pädagogischen Handelns. (S. 70-182). Frankfurt a.M.: Suhrkamp.

Peitz, M. (2006). Subgruppendifferenzierung bei Anorexia nervosa. Analyse des restriktiven-, Binge-Purge und Purge-Typus. (Diss. Universität Dortmund): Universitätspublikation.

Pluta, E. (2003). Schulverweigerung bei Kindern und Jugendlichen der Hilfen zur Erziehung nach § 34 SGB VIII. Erscheinungsformen, Ursachen, sozialpädagogische Handlungsmodelle. (Diplomarbeit). Norderstedt: Grin Verlag.

Ricking, H. (2003). Schulabsentismus als Forschungsgegenstand. Dissertation Oldenburg: Bibliotheks- und Informationssystem der Universität Oldenburg.

Robert-Koch-Institut, Berlin (Hg.). Kinder- und Jugendsurvey (KiGGS). http://www.kiggsstudie.de/deutsch/home.html

Rutter, M., Maughan, B., Mortimore, P. & Ouston, J. (1980). Fünfzehntausend Stunden. Schule Und ihre Wirkung auf die Kinder. Weinheim, Basel: Beltz.

Sautermeister, J. (2004). Therapierte Autonomie. Über den Beitrag der Psychologie, menschliche Freiheit zu verwirklichen. In: Autiero, Antonio, Goertz, Stephan & Striet, Magnus (Hg.), Endliche Autonomie. Endliche Perspektiven auf ein theologisch-ethisches Programm. (S. 163-205). Münster: Lit Verlag.

Schütze, G. (1980). Anorexia Nervosa. Bern / Stuttgart / Wien: Verlag Hans Huber. Simmonds, M. (1914). Über Hypophysisschwund mit tödlichem Ausgang. Deutsche Medizinische Wochenschrift 40 (S. 322-323).

Wagner, H.-J. (2004a). Krise und Reziprozität. Strukturale Sozialisationstheorie I. Frankfurt a.M.: Humanities Online.

Wagner, H.-J. (2004b). Krise und Sozialisation. Strukturale Sozialisationstheorie II. Frankfurt a.M.: Humanities Online.

Weiß, B (2000). Wer schwänzt wie häufig die Schule? Eine vergleichende Sekundäranalyse auf Grundlage von 12 deutschen Studien. In: Wagner, M. (Hg.), Schulabsentismus. Soziologische Analysen zum Einfluss von Familie, Schule und Freundeskreis. (S. 37–56). Weinheim: Juventa.

# Gestaltung therapeutischer Settings

## Möglichkeiten der Milieutherapie

Dr. Michael Kramer

### Zusammenfassung

Der nachfolgende Beitrag beschäftigt sich mit Frage, ob Umweltwirkungen gezielt genutzt werden können, um die Gesundung von Patienten zu beeinflussen. Dabei werden die räumlich-baulichen und sozialen Mensch-Umwelt-Interaktionen dargestellt und anhand von zwei Praxisbeispielen anschaulich beleuchtet. Vor dem Hintergrund verschiedener Ansätze der ökologischen Psychologie wird insbesondere auf die Konzepte von „Wahrnehmen und Affordanzen" nach Gibson sowie die „Behavior-Setting-Theorie" nach Barker eingegangen und deren Anwendbarkeit in der Praxis im Rahmen der Gestaltung eines Snoezele- und Erlebnisraums sowie einer Musikgruppe aufgezeigt. Abschließend erfolgt eine Einbettung in den Kontext des ökologischen Modells therapeutischer Beziehungen.

# 1    Einleitung

Die Wirkung von baulichen und natürlichen Umwelten auf den Menschen ist seit jeher ein wichtiges kulturelles und soziales Phänomen. Bereits seit der Antike werden architektonische und gestalterische Elemente genutzt, um Erleben und Verhalten zu steuern. Als Beispiele können die Pyramiden von Gizeh oder auch die Tempelanlagen von Abu Simbel herangezogen werden. Als innenarchitektonische historische Beispiele bieten sich antike Römische Thermen, wie z.b. in Pompeji, oder auch die sakralen Bauten der katholischen Kirche an. In all diesen Fällen sollte und soll der Mensch ein bestimmtes, affektives Erleben, z.B. Erfurcht, Macht oder Demut, fühlen und ein dementsprechend gesteuertes Verhalten zeigen. Im Gesundheitswesen, gerade bei der Gestaltung von therapeutischen Milieus und temporären Settings, ergibt sich daraus die Frage: „Kann eine Umweltwirkung gezielt genutzt werden um die Gesundung von Patienten zu verbessern?" Aus der Perspektive der ökologischen Psychologie lassen sich Antworten hierauf finden, denn diese stellt das Verhalten und Erleben von Menschen in den sie umgebenen Umwelten in den Vordergrund und berücksichtigt dabei insbesondere die räumlich-bauliche Gestaltung sowie die Wirkungsweisen der natürlichen Umwelt. Die ständige Mensch-Umwelt-Interaktion ist dabei der zentrale Aspekt wobei neben perzeptiven Vorgängen in der äußeren Umwelt auch die affektiven Begleiterscheinungen und Bewertungen einbezogen werden. Dabei gilt, dass die Betrachtung von Objekten unserer alltäglichen Umwelt meist Affekte und Kognitionen impliziert, die stark durch eigene Erfahrungen im Gebrauch dieser Objekte, aber auch durch soziale Bewertungen und kulturelle Traditionen beeinflusst sind (nach Guski & Blöbaum, 2008). Bei der affektiven Bewertung dieser Interaktionen wird vielmals dem Vorschlag von Mehrabian & Russell (1974) gefolgt (vgl. Abbildung 1). Sie postulieren, dass Umwelt-, Objekt- und Ereignisbeziehungen mittels zwei Dimensionen zu charakterisieren sind: Erregungsaktivierung und Angenehmheit. Das heißt im Umkehrschluss, dass jeder Umweltreiz in diesen Dimensionen das Erleben und Verhalten „triggern" kann und eine zielgerichtete „Komposition" von Reizen ganze Verhaltenssettings gestalten können müsste. Dazu müssen die verschiedenen Aspekte apriori bewertet werden, damit keine ungewollten Wechsel- oder Nebenwirkungen auftreten.

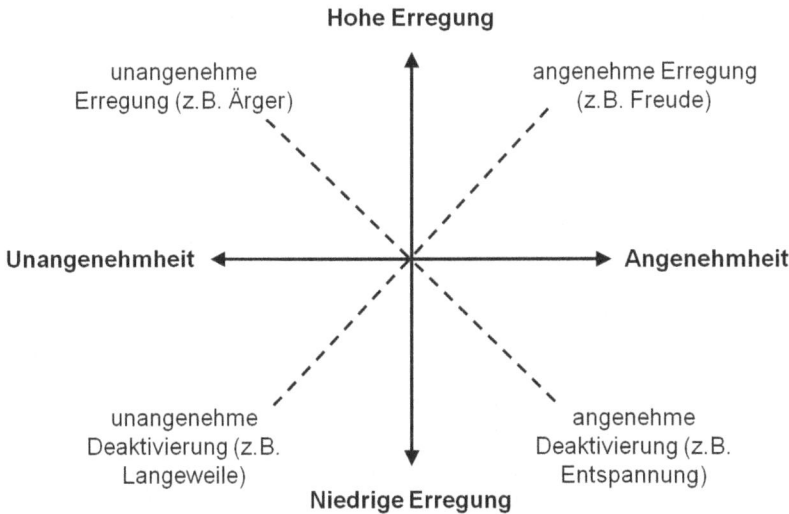

**Hohe Erregung**

unangenehme                          angenehme Erregung
Erregung (z.B. Ärger)                 (z.B. Freude)

**Unangenehmheit** ←——————————————→ **Angenehmheit**

unangenehme                          angenehme
Deaktivierung (z.B.                   Deaktivierung (z.B.
Langeweile)                           Entspannung)
**Niedrige Erregung**

**Abbildung 1**   Affektive Umwelt-Qualitäten lassen sich nach Mehrabian & Russell (1974) in einem zweidimensionalen Raum einordnen. (entnommen aus Guski & Blöbaum, 2008)

Im Modell werden daher Stimuli, die zu freudig erregten Zuständen führen, im rechten oberen Quadranten (hohe Erregung und hohe Angenehmheit) eingeordnet, während Stimuli, die Langeweile auslösen (niedrige Erregung und niedrige Angenehmheit) im linken unteren Quadranten platziert werden. Diese Bewertung sollte neben der emotionalen Facette sowohl auf die perzeptiven, kognitiven, sozialen und kulturellen Bedeutungen abstellen. Weiterhin gehen Russell & Mehrabian (1978) davon aus, dass Menschen in der Regel mittlere Erregungsniveaus bevorzugen. Wenn nun diese zwei generellen Dimensionen der Mensch-Umwelt-Interaktion zugrunde liegen, stellt sich die Frage: „Wie können therapeutische Settings so gestaltet werden, dass unabhängig von der Person sowie der Leistung des behandelnden Therapeuten, Erfolge in der Behandlung erzielt werden?"
    Nachfolgend werden zwei unterschiedliche Beispiele aus dem klinischen Alltag dargestellt, welche aufzeigen ob und wie Umweltfaktoren gezielt für die Behandlung und Pflege von Patienten genutzt werden können.

# 2    Praxisbeispiele

## 2.1    Snoezele- und Erlebnisraum

„Es rauscht, fließt, dröhnt und brummt, Wassermassen stürzen an der Wand die Niagarafälle herunter, die Beamer-Projektion bläst Gischt in die Luft. Das Licht im Raum ist bläulich. In einer anderthalb Meter großen Wassersäule blubbern Luftblasen, dazu erklingt eindringliche Musik. Dann ein anderes Programm, der Grand Canyon. Zu leisen, ruhigen Klängen fliegt man über das beeindruckende Naturereignis; in dem großen Zimmer wechselt die Beleuchtung gerade von rot zu grün." So nahm ein Journalist den Snoezele- und Erlebnisraum in der LWL-Klinik Herten wahr (Andres, 2008).

In seiner Gestaltung wurde das in den Niederlanden entwickelte Prinzip des Snoezelens erweitert, bei dem zur Tiefenentspannung störende Umweltreize abgeschirmt und gezielt einzelne oder kombinierte Sinnesreize durch Klang und Farben angeboten werden. Die Arbeitsdefinition der Deutschen Snoezelen-Stiftung beschreibt die Anwendung wie folgt:

„Snoezelen ist eine ausgewogen gestaltete Räumlichkeit, in der durch harmonisch aufeinander abgestimmte multisensorische Reize Wohlbefinden und Selbstregulationsprozesse bei den Anwesenden ausgelöst werden. Durch die speziell auf die Nutzer hin orientierte Raumgestaltung werden sowohl therapeutische und pädagogische Interventionen als auch die Beziehung zwischen Anleiter und Nutzer gefördert. Snoezelen kann im Kranken-, Behinderten- und Nichtbehindertenbereich wirksam angewendet werden."

Im klinischen Alltag der LWL-Klinik Herten sollen alle psychiatrischen Patienten die Möglichkeit haben, am „Snoezelen und Erleben" teilnehmen zu können, sobald sie gruppen- und absprachefähig sind. Dies bedeutet bei den unterschiedlichen Krankheitsbildern, dass sowohl entspannende als auch anregende Applikationen angeboten werden müssen. Dabei gilt auch hier, dass „Snoezelen und Erleben" keine Therapieform im klassischen Sinne ist, sondern als Freizeitangebot mit therapeutischem Ansatz genutzt wird. Aufgrund der Vielzahl der Patienten wird die Anwendung meist als Gruppenangebot mit bis zu 6 Personen, im Bedarfsfall aber auch als Einzelmaßnahme, genutzt. Als Sitz- und Liegemöglichkeiten stehen ein wassergefülltes Klangbett, bei dem die Geräusche durch Lautsprecher unter dem Bett in Bewegung umgesetzt werden, ein Sitzsack oder Stühle bereit. Die Durchführung der Anwendungen im Snoezele- und Erlebnisraum wird von einer Vielzahl von Mitarbeitern betreut, die vornehmlich den Berufsgruppen der Pflege und der Ergotherapie angehören.

Neben den „klassischen" Elementen des Snoezelen kommt im Erlebnisraum eine filmische Komponente hinzu, welche eine besondere Wahrnehmungsatmosphäre schafft. Dabei werden ausschließlich „Naturfilme" verwandt, da die Wirkung der natürlichen Umwelt auf den Organismus gezielt genutzt werden soll. Dabei gelten folgende Grundsätze (vgl. Bell, P. A., Green, Th.C, Fisher, J.D. & Baum, 2001):

- Menschen haben Präferenzen für Umwelten in denen die angeborenen Eigenschaften, z. B. Bewegen, Wahrnehmen und Fühlen am Besten zur Geltung kommen
- Menschen bevorzugen Umwelten mit Aussicht, d.h. einen offenen Blick auf die (natürliche) Umwelt
- Menschen bevorzugen Umwelten die eine Zuflucht i.S.v. Sicherheit und Schutz bieten

Beispielszenen aus dem Snoezele- und Erlebnisraum in Herten

| Szene | Titel | Beleuchtung | Stimmung | Besonderheit |
|-------|-------|-------------|----------|--------------|
| 2 | Neuseeland | Blau | Anregend | Kühle, Weite |
| 3 | Bryce Canyon | Rot | Leicht anregend | Leichte Triggerung der Aufmerksamkeit |
| 5 | Kappadokien | Grün | Leicht anregend | Triggerung der Aufmerksamkeit |
| 6 | Bora/Bora | Grün | Entspannend | |
| 9 | Monument Valley | Rot | Leicht anregend | |

Zur Unterstützung des filmisch-klanglichen Erlebens wird dabei ein besonderer Wert auf die Wirkung von Farben gelegt, mit deren Hilfe stimmungsleitende Effekte fokussiert werden. Es stehen drei Lichtfarben zur Verfügung, welche sieben Variationen ermöglichen. Dabei wird die additive Farbmischung mit den Grundfarben Rot, Grün und Blau genutzt (vgl. Abbildung 2). Diese drei Frequenzbereiche des Lichts werden in unterschiedlicher Kombination und Intensität zu einer Farbempfindung addiert.

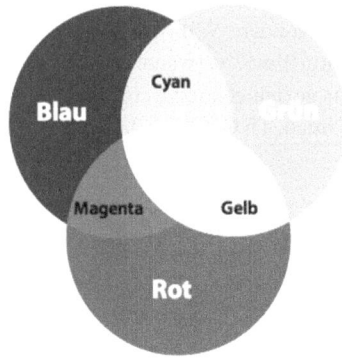

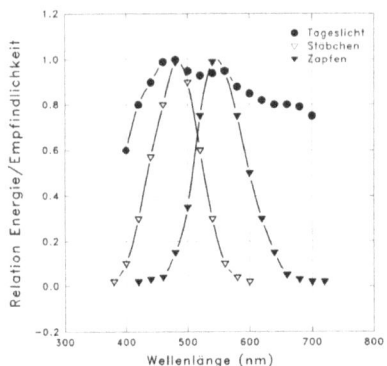

**Abbildung 2**  Additive Farbmischung          **Abbildung 3**  Wellenlänge und
                                                                Empfindlichkeit
                                                                (Guski, 1996, S.60)

Aufgrund der unterschiedlichen Wellenlängen und ihrer Verarbeitung im Sehsystem wirken die jeweiligen Farbempfindungen unterschiedlich auf den Organismus (vgl. Abbildung 3). Ergänzt wird diese Einflussnahme durch die genetischen Dispositionen und sozial gelernten Bedeutungen der jeweiligen Farbe. Dabei gilt, dass viele Farben einen symbolischen, oft unterschiedlichen Charakter haben und die jeweiligen personenbezogenen Farbpräferenzen individuell sind. Die kollektiven Wirkmechanismen von Farben können folgendermaßen zusammengefasst werden: „Je heller, desto offener und weiträumiger die Wirkung. Dabei kommt es weniger auf die Farbunterschiede, als auf den Helligkeitsgrad der jeweiligen Farbe an." Werden alle Facetten zusammengetragen, ergibt sich folgende „Anwendungsreihenfolge" von „Entspannung" bis „Aktivierung", die in der Abbildung 4 vorgestellt wird.

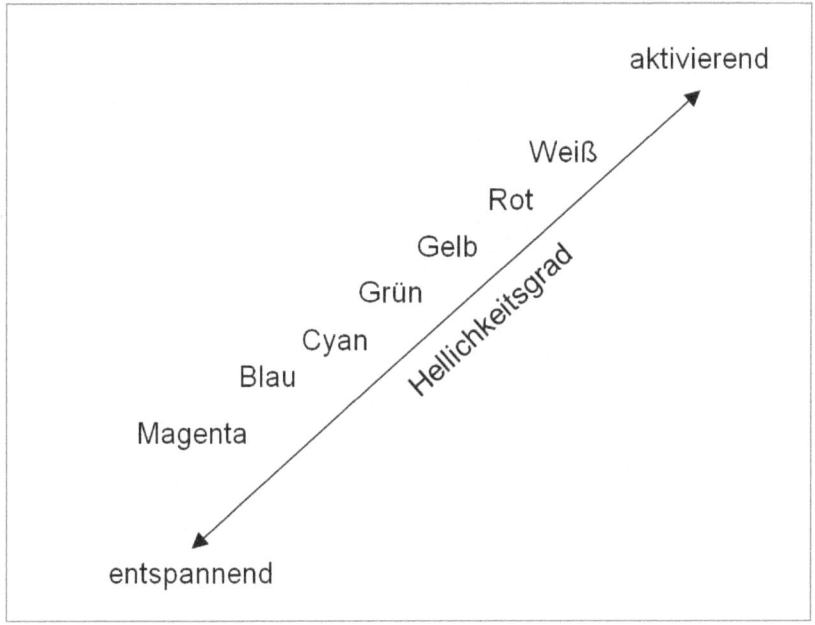

**Abbildung 4** Farbwirkung

Das filmische Programm wird nach Gemütslage und Krankheitsbild zusammengestellt. Zur Nutzung des Snoezele- und Erlebnisraums mit den Patienten in der Behandlung wurden für die therapeutischen und pflegerischen Mitarbeiter folgende Grundregeln erarbeitet:

- Versuchen Sie, die Stimmung die Sie in den Geschichten mit Bildern darlegen möchten, mit dem passenden Licht zu betonen.
- Hören Sie bei der Schaltung der Lichter auf Ihre eigene Wahrnehmung, denn auch Sie werden von den Effekten beeinflusst.
- Jeder Patient ist anders – also probieren Sie aus, mit welchen Effekten Sie die gewünschte Wirkung bei Ihrem Patienten erzielen.

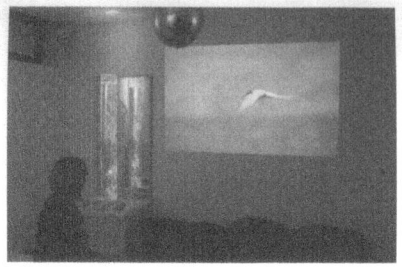 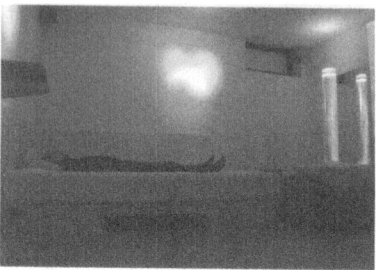

**Abbildung 5**   Snoezele- und Erlebnisraum

Der große Erfolg der Snoezele- und Erlebnisanwendung wird durch die kontinuierliche Annahme und Nutzung der Patienten über die letzten acht Jahre validiert.
Auch die Evaluation im ersten Jahr mittels Fragebögen erbrachte ein positives Ergebnis: „Vorher war ich sehr angespannt, nun fühle ich mich ganz wohl", schreibt
eine Patientin, „Zustand vor dem Snoezelen: Gleichmütig; Zustand nach dem
Snoezelen: Interessierter an der Umwelt", ein anderer" (Andres, 2008).

## 2.2   Musikgruppe

Im Jahr 2003 wurde auf einer Station für depressiv erkrankte Menschen eine
pflegerisch geleitete Musikgruppe etabliert, in der eine Anzahl von Patienten eine
Stunde lang gemeinsam singen und musizieren. Hierbei sitzen die Patienten gemeinsam in einem Stuhlkreis und es werden, begleitet von einer Gitarre, Lieder
gesungen. Unterstützt wird der Gesang durch von den Patienten gespielte kleine
Instrumente, wie z.B. Rasseln, Trommeln u.ä., um das musizieren ganzheitlich zu
gestalten. Die Anwendung wurde stets von der gleichen Pflegekraft eingeleitet und
betreut. Um die Sinnhaftigkeit des Angebotes zu überprüfen, wurde in den ersten 9 Wochen eine Evaluation vorgenommen. Dabei sind sowohl ein semantisches
Differential als auch zwei offene Fragen eingesetzt worden (vgl. Abbildung 6).

Patientenname:_____ Geschlecht: männl. / weibl.

Wie haben Sie die Gruppe empfunden?

| | 1 | 2 | 3 | 4 | 5 | |
|---|---|---|---|---|---|---|
| | stimmt genau | Stimmt eher | teils / teils | stimmt eher | stimmt genau | |
| Sympathisch | ❐ | ❐ | ❐ | ❐ | ❐ | Unsympathisch |
| Freundlich | ❐ | ❐ | ❐ | ❐ | ❐ | Unfreundlich |
| Flexibel | ❐ | ❐ | ❐ | ❐ | ❐ | Starr |
| Attraktiv | ❐ | ❐ | ❐ | ❐ | ❐ | Unattraktiv |
| Unterstützend | ❐ | ❐ | ❐ | ❐ | ❐ | Behindernd |
| Entspannend | ❐ | ❐ | ❐ | ❐ | ❐ | Anspannend |
| Interessant | ❐ | ❐ | ❐ | ❐ | ❐ | Langweilig |
| Kompetent | ❐ | ❐ | ❐ | ❐ | ❐ | Inkompetent |
| Stimmung verbessernd | ❐ | ❐ | ❐ | ❐ | ❐ | Stimmung verschlechternd |

Wie war Ihr Befinden vor der Gruppe?

Wie hat sich Ihr Befinden nach der Gruppe verändert?

**Abbildung 6**   Evaluationsbogen für Gruppentherapien

Bei der Ergebnisbetrachtung zeigte sich, dass insgesamt 62 Patientinnen und Patienten an der Musikgruppe teilgenommen haben. Die jeweilige Gruppengröße lag zwischen 4 und 10 Personen. Die Durchführung und die Atmosphäre in der jeweiligen Gruppe wurden als gut beschrieben. Die Ergebnisse sind in Abbildung 7 dargestellt.

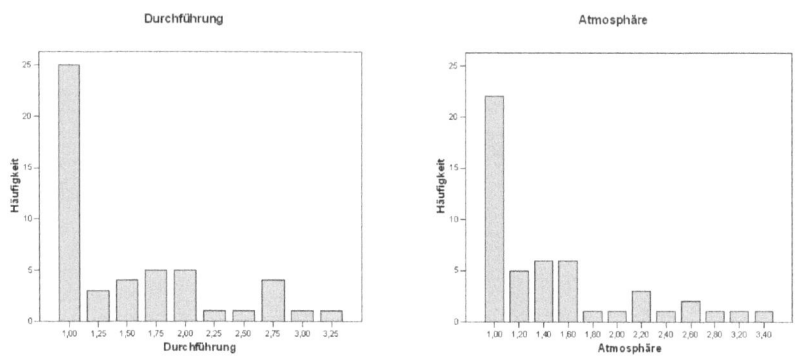

**Abbildung 7**   Bewertung der Durchführung und Atmosphäre.

Bei 39 Befragten trat eine Befindensverbesserung ein (vgl. Abbildung 8).

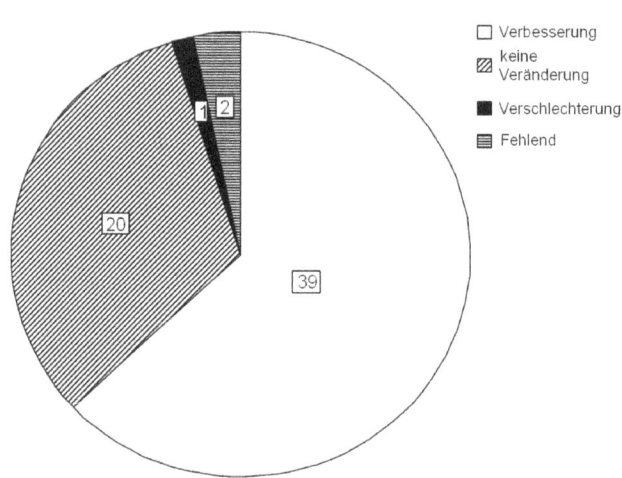

**Abbildung 8**   Befindensveränderung

Bei der Analyse nach Gründen für die unterschiedlichen Anwendungserfolge wurde die Gruppengröße näher betrachtet. Hierbei zeigte sich, dass eine bestimmte „Mindestgröße" erreicht werden musste, um die pflegerische Intervention atmosphärisch wirksam zu gestalten. Anbei eine exemplarische Auswertung (MG 2/ MG3 = 4/5 TN; MG 7/MG 8 = 10 TN):

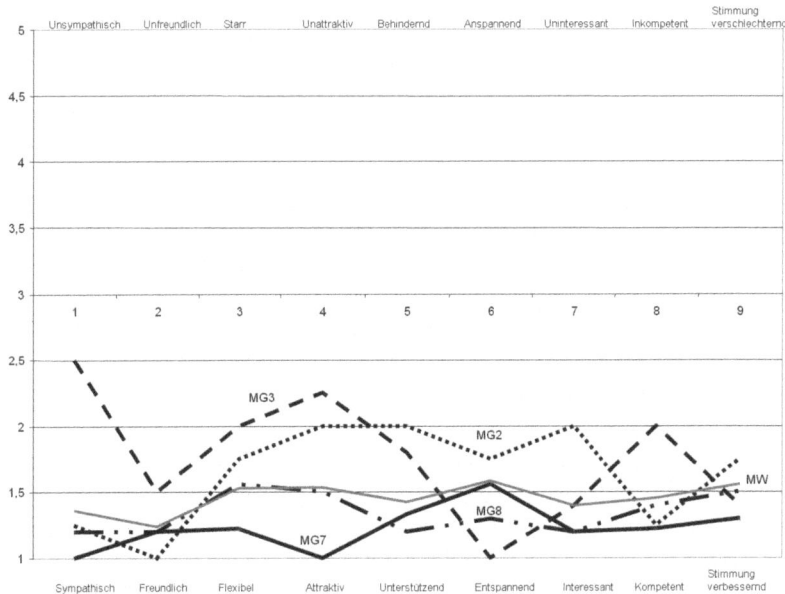

**Abbildung 9**   Bewertung in Relation zur Gruppengröße

Gerade die Adjektive „flexibel", „attraktiv", „unterstützend" wurden besser bewertet, wenn mehr Patienten an der Gruppe teilgenommen haben, wobei dieses Bewertungsschema unabhängig vom jeweiligen Inhalt der Gruppe war.

## 3   Theoretische Konzepte der ökologischen Psychologie

Beide Fallbeispiele verdeutlichen, dass verschiedene Umwelteinflüsse auf die Patienten einwirken und ihr Erleben und Verhalten steuern. Diese Wirkung geschieht teilweise unabhängig vom begleitenden Behandler. Im Fallbeispiel 1 wird Snoezelen und Erleben von vielen verschiedenen pflegerischen und ergotherapeutischen Mitarbeitern betreut, welche in den gleichen Rahmenbedingungen ähnliche Anwendungserfolge erzielen. Im Fallbeispiel 2 wirken die von derselben Pflegekraft durchgeführten Musikgruppen je nach Teilnehmerzahl unterschiedlich. Wie ist dies zu erklären und welche grundlegenden Strukturen liegen diesen Phänomenen zugrunde? Um diese Frage zu beantworten, wird nachfolgend auf einige zentrale Modelle und Theorien der ökologischen Psychologie eingegangen.

## 3.1    Wahrnehmen und Affordanzen

Die ökologische Psychologie stellt – wie bereits einleitend formuliert – die Mensch-Umwelt-Interaktion, d. h. die wechselseitigen Beziehungen zwischen dem Erleben und Verhalten von Individuen und Gruppen mit den sie umgebenen Merkmalen in den Vordergrund. Die Grundannahme fußt darauf, dass sich eine Person in ständiger Interaktion mit der sie umgebenden Umwelt befindet. Die Wahrnehmung, das Erleben und das Verhalten werden durch Umweltreize beeinflusst und im Gegenzug die Umwelt modelliert. Licht, Geräusche, Gerüche, Enge und andere Einflüsse wirken auf ein Individuum ein und steuern dessen Erleben von Stimulation und Aktivierung. Die Faszination der natürlichen Umwelt und ihre Farben und Formen erhöhen die Resilienz und verbessern das Coping. Im Gegenzug dazu stellt auch die umgebende Umwelt ein Verhaltensrepertoire zur Verfügung, welches zu aktiven Handlungen einlädt bzw. Handlungsabsichten steuern kann. Im ökologischen Ansatz der Psychologie gilt Wahrnehmen als aktive, kontinuierliche Tätigkeit. Gibson (1966, S.5) definiert dies als „Suchen und Extrahieren von Informationen über die Umwelt aus dem Fluss der umgebenen Energie." Er postuliert, dass nicht statistische Einzelelemente sondern Muster konstanter Variationen, sogenannte Invarianten, wahrgenommen werden. Er beschreibt weiter, dass Personen, Objekte und Ereignisse stets im Zusammenhang mit ihrem Untergrund zu sehen sind und definiert so den Begriff der Bodenperspektive. Beides zusammengefasst bedeutet, dass „Umwelt immer nur als eine einen bestimmten Organismus umgebende Welt betrachtet werden kann und dass eine ökologische Beschreibung der Umwelt den Wahrnehmungs- und Handlungsmöglichkeiten des Organismus entsprechen muss" (Guski, 1996, S. 45). In diesen stetigen Wechselbeziehungen zwischen Umwelt- und Organismuseigenschaften werden Affordanzen wahrgenommen, d.h. relevante Informationen über Umwelteigenschaften der umgebenden optischen, akustischen oder z.B. olfaktorischen Anordnung. Anders ausgedrückt wird unter Affordanz ein Angebot oder eine „Gebrauchsanweisung" der Natur verstanden, die ein bestimmtes Verhalten ermöglicht. Diese Handlungsanregungen entstehen aufgrund der Informationen über funktionell relevante Eigenschaften von Dingen und Bestandteilen der Umwelt. Sie animieren Personen etwas zu tun und besitzen somit einen starken Aufforderungscharakter. Zum Beispiel kann ein Tisch anregen, sich a) daran zu setzen; b) darauf zu setzen; c) sich daran zu lehnen; d) etwas abzulegen oder ähnliches.

## 3.2 Setting und Verhalten

Obwohl im Fallbeispiel 2 ist die Umwelt mit ihren Affordanzen im Gegensatz zu Fallbeispiel 1 nicht kontrolliert und standardisiert ist, zeigt sich dort ein von ihr determinierter Effekt. In der Behavior-Setting-Theorie von Barker (1968, 1987) wird davon ausgegangen, dass ein umgebendes Setting („Milieu") Menschen zu vorgegebenen Verhaltensmustern anregt. Diese „handlungssteuernden" Einheiten sind kulturell determiniert und in der physikalischen Umgebung verankert. Als Beispiel kann hier ein Klassenzimmer oder ein Patientenzimmer herangezogen werden: Im traditionellen Klassenzimmer hängt vor Kopf eine Tafel vor der ein Pult steht. Gegenüber sind Tische und Stühle der Schüler in Reihen oder U-Form aufgebaut. Im klassischen Patientenzimmer stehen 2-3 Betten mit Nachttischen und ein kleiner Tisch mit 2-3 Stühlen. Diese räumlichen Umgebungen steuern bereits das Verhalten: Normalerweise setzen sich die Schüler – auch in den Pausen – auf ihre Stühle, manchmal auch aufgrund der Affordanzen auf Tische oder Heizungen, doch nahezu niemals an das Lehrerpult. Im Patientenzimmer liegt der Patient vornehmlich im Bett, insbesondere dann, wenn er auf die Visite oder eine Untersuchung wartet. Damit ein Setting jedoch vollständig wirksam werden kann, muss es mit Menschen besetzt werden. Im Beispiel „Klassenzimmer" soll es zu einer Lernumgebung werden, im Beispiel „Patientenzimmer" der Krankenbehandlung dienen. Wichtig ist dabei, dass das Minimum zur Aufrechterhaltung des Settings erreicht wird, die maximale Kapazität jedoch nicht überschritten wird. Es wird zwischen „Performers", in den genannten Beispielen Lehrer, Arzt oder Pflegekraft und „Nonperformers", hier Schüler bzw. Patienten, unterschieden. Sind zu wenig Personen in einem Setting, ist es unterbesetzt, z.B. bei einem Lehrer mit nur einem Schüler oder dem Arzt alleine im Patientenzimmer. Zu viele Personen führen hingegen zu einer Überbesetzung, z.B. bei einer Klasse mit zwei Lehrern und 50 Schülern oder einem Patienten in der Visite mit Chef-, Ober-, Assistenzarzt, Pflegepersonal und Medizincontroller. Bei der adäquaten Besetzung zeigen die Menschen am wahrscheinlichsten die im Setting vorgegebenen Verhaltensmuster aufgrund der handlungssteuernden Einheiten. Auf die Musikgruppe übertragen bedeutet dies, dass die Anzahl der „Nonperfomer", d.h. der Patienten, entscheidenden Einfluss auf die Effektivität des Settings hat, weshalb eine bestimmte Mindestgröße erreicht werden muss.

# 4    Diskussion der Wirkung

Werden nun die Erfahrungen aus den Fallbeispielen mit den Modellen aus der ökologischen Psychologie verknüpft, lassen sich die Wirkungsweisen gut beschreiben und vorhersehen. Im Snoezele- und Erlebnisraum werden die aktive Wahrnehmung, die Affordanzen und die Wirkung von natürlichen Umweltmustern bewusst genutzt, um Empfindungen und Stimmungen zu regulieren. Damit die sogenannte „ökologische Nische" des Menschen ganzheitlich angesprochen wird, wirken die Stimuli in Licht, Farbe, Ton und Filmszenen gleichförmig auf die Patienten ein. Abgestimmte Reizmodelle werden so eingesetzt, dass sie in der Bewertung des Patienten in den Dimensionen Erregungspotential und Angenehmheit ein mittleres Niveau erreichen sollen. Dies bedeutet, dass Patienten, welche sich z.B. in einer antriebsarmen Phase befinden, mittels hellerer Farb- und aktiveren Ton- sowie Filmkomponenten angeregt werden. Bei angespannten Patienten steht dagegen eine reiz- und erregungsärmere Snoezele- und Erlebnisepisode im Vordergrund. Dabei ist wichtig den Angenehmheits-Grad der Sequenzen so zu gestalten, dass das Erleben der Patienten weder durch „Überflutung" und damit Ärger noch durch Langeweile determiniert wird, sondern die positive, angenehme Empfindungsbalance erhalten bleibt. Dadurch, dass der Erlebnisraum die ökologische Nische des Menschen durch – Naturfilme, positive Lichtmischung, natürliche Klänge und Elemente – aufnimmt, und die angeborenen Eigenschaften aller Menschen ähnlich ausgeprägt sind, kann diese Behandlung auch als Gruppenanwendung stattfinden. Hierbei ist darauf zu achten, dass die Erregungszustände der jeweiligen Patienten annähernd homogen sind. Abgesehen von der Beachtung dieses Kriteriums ist der Einfluss des Behandlers in dieser Anwendung gering.

In der Musikgruppe soll ein mittleres, angenehmes Aktivierungsniveau erreicht werden, wozu in dieser Anwendung die räumlich-soziale Komponente der Mensch-Umwelt-Interaktion genutzt wird. Durch die „richtige" Anzahl von Patienten in der Musikgruppe wird das Therapiesetting aufgebaut und „performt". Dabei erzeugt eine optimale Besetzung einen hohen Angenehmheits- und Aktivierungsgrad: Das Musizieren macht Freude. Jedoch führt eine Unterbesetzung des Settings „Musikgruppe" in diesem Zusammenhang zu einer unangenehmen Deaktivierung und die Gruppe wirkt nicht so interessant. Eine Überbesetzung hingegen würde eine unangenehme Aktivierung auslösen. Anders als im standardisierten Snoezele- und Erlebnisraum liegt in dieser Anwendung eine höhere Variation der Gestaltung vor, da die Komponenten „Scham" und Erfahrung der Patienten beim Singen und Musizieren einbezogen werden müssen. Die richtige Gruppengröße muss daher individuell bestimmt werden und kann temporär unterschiedlich sein.

## 5    Bezug zum ökologischen Modell

Im ökologischen Modell wird Therapie als rationales Geschehen verstanden, indem System und Umwelt miteinander interagieren und wechselseitig füreinander Auslöser sowie Wirkort werden. Die entscheidende Dimension ist hierbei die System-Umweltschnittstelle mit ihren komplexen Prozessen. Dabei kommt der autopoietischen Einheit, i.S.e. spezifischen, individuellen Organisation von Sein und Tun eine besondere Rolle zu (vgl. Maturana, Varela; 1987; Einführungskapitel). Vor dem Hintergrund dieser individuellen Geneigtheit sind Umwelteinflüsse Auslöser für Prozesse, die ein Organismus selbst erzeugt und die Reaktion darauf eine komplexe, hierarchische Integration des Reizes in die Prozessstruktur des Organismus (Einführungskapitel). Wahrnehmen und Handeln wird als aktiver Prozess betrachtet, welcher das Erleben und Verhalten steuert: Umwelteinflüsse werden individuell aufgenommen, verarbeitet und in Muster integriert. Vor dem Hintergrund der spezifischen autopoietischen Einheiten können diese Reize von verschiedenen Menschen unterschiedlich erlebt und in ihrer Umwelt wirksam werden. Dies wird im Modell mit der Integration in die Prozessstruktur des Organismus beschrieben, welche ihre Einzigartigkeit aus den individuellen biologischen, psychischen und sozialen Determinanten bezieht. Diese individuelle Reaktion kann dann als „neuer" Reiz auf die Umwelt einwirken. Dementsprechend reagieren Menschen unterschiedlich auf verschiedene Therapien und stellen mit ihrer Reaktion eine individuelle, zirkuläre Kausalität her. Als Wirkfaktor einer Therapie wird u.a. das Erkennen von typischen Mustern angesprochen, welche in der Alltagsnormalität des Erkrankten verankert sind. Mit dem dargestellten Aspekt der individuellen Mensch-Umwelt-Interaktion kann die unterschiedliche Wirksamkeit des Snoezele- und Erlebnisraums sowie der Musikgruppe erklärt werden.

Dass den Menschen durch die Umwelt gleichförmige Muster i.S.v. Invarianten, der Bodenperspektive und Affordanzen zur Verfügung gestellt werden, deren Erkennen sich aus den evolutionsgenetischen und biologischen Voraussetzungen ableitet, wird in der zirkulären Kausalität bisher jedoch wenig berücksichtigt. Auch wird der kontextgebenden Umwelt des sozialen Settings wenig Aufmerksamkeit gewidmet. Jedoch lassen sich aus beiden Facetten im Rahmen der Behavior-Setting-Theorie vorgegebene Handlungsmuster zur einheitlichen Verhaltenssteuerung ableiten, die gleichförmig für verschiedene Menschen wirksam sind. Aufgrund dieser Erkenntnisse sollte das vorgestellte ökologische Modell therapeutischer Prozesse um den räumlichen, sozialen und temporären Kontext eines Settings („Milieus") erweitert und in diesen eingebettet werden. Damit würden sowohl die individuellen als auch die gemeinschaftlichen Mensch-Umwelt-Interaktionen, sowie die komplexen Prozesse an der System-Umweltschnittstelle besser erklärbar.

Denn der Mensch lebt in seiner „ökologischen Nische" und in dieser findet auch die Therapie statt.

# 6    Literatur

Andres, M.-S. (2008). Die Niagara-Fälle in Herten. *LWLaktuell*.

Barker, R. (1968). *Ecological psychology: Concepts and methods for studying the environment of human behavior*. Standfort, CA: Standfort University Press.

Barker, R. (1987). Prospecting in environmental psychology. In D. Stocols & I. Altman (Hrsg.), *Handbook of environmental psychology*, 1413-1432. New York: John Wiley and sons.

Bell, P., Green, T.C., Fischer, J.D., Baum, A. (2001). *Environmental Psychology*. Fort Worth: Harcourt College Publishers.

Gibson, J. J. (1966). *The senses considered as perceptual systems*. Boston: Houghton Mifflin Company.

Guski, R. (1996). *Wahrnehmen – ein Lehrbuch*. Stuttgart: Kohlhammer.

Guski, R. & Blöbaum, A. (2008). Umweltwahrnehmung und Umweltbewertung In E.D. Lantermann & V. Linneweber (Hrsg.), Umweltpsychologie Band 1: Grundlagen, Paradigmen und Methoden der Umweltpsychologie (S. 443-470). Göttingen: Hogrefe.

Manturana, H.R. & Varela, F.J. (2009). *Der Baum der Erkenntnis. Die biologischen Wurzeln menschlichen Erkennens*. Frankfurt am Main: Fischer.

Mehrabian, A. & Russell, J.A. (1974). *An approach to environmental psychology*. Cambridge, MA: MIT Press.

Russell, J.A. & Mehrabian, A. (1978). Approach avoidance and affiliation as functions of the emotion-eliciting quality of an environment. *Environment and Behavior, 10, 355 -387.*

# „Milieu ist das was wirkt und als wirksam erlebt wird"

Harald Joachim Kolbe

## Zusammenfassung

Milieutherapie umfasst zielgerichtete Vorgehensweisen, bei denen die materielle und soziale Umwelt an die krankheitsbedingten Veränderungen der Wahrnehmung, des Erlebens und der Verluste psychisch kranker bzw. wahrnehmungsgestörter Patienten anpasst werden. Ein Fallbeispiel beschreibt den therapeutischen Beziehungsaufbau zwischen einem Oberkursschüler in der Ausbildung zum Gesundheits- und Krankenpfleger und einem an einer paranoiden Schizophrenie leidenden ca. 40 jährigen Patienten in Form individueller Milieutherapie mittels Stroh und Pferdeäpfeln. Aufgrund visueller Wahrnehmungsstörungen kann letzterer weder Farben, Formen noch Zeichen erkennen bzw. sieht sie verändert. Infolgedessen fällt es ihm schwer, sich im Raum zu orientieren und Alltagshandlungen zu verrichten. Unter Berücksichtigung der 2. und 3. Person-Perspektive übernimmt der Pflegeschüler an der Person-Umwelt-Schnittstelle die horizontale Synchronisation mit der Umwelt für den Patienten und leitet den therapeutischen Prozess durch die vertikale Synchronisation in Form eines bottom-up-Prozesses ein, indem er der fehlgerichteten Intentionalität durch das Angebot einer auf seine Wahrnehmungsmuster abgestimmten Lebenswelt einen sinnvollen Erfahrungsraum bietet.

# 1    Einleitung

„Milieu ist das was wirkt und von Patienten und uns als wirksam erlebt wird. Milieu kann alles umfassen: Die baulich-technische Ausstattung einer Klinik, die betrieblichen Organisationsstrukturen, die Art und Weise des Miteinanders in der Pflegebeziehung oder im Pflegeteam. Insbesondere die Haltung jeder einzelnen Pflegekraft ist prägend für ein therapeutisches Milieu. Die Umwelt und andere Menschen wirken permanent auf uns ein. Nur ist uns das nicht immer bewusst. Die Kunst guter Pflege besteht dann darin zu erfragen, oder wenn ein Patient uns dazu keine Rückmeldung geben kann, zu erspüren, welches Milieu für ihn hilfreich sein kann. Und dieses Milieu therapeutisch zielgerichtet zu gestalten ist doch unser Job, oder?" So die Rückmeldung eines Oberkursschülers, der mir im Rahmen der letzten Praxisanleitung vor der praktischen Prüfung zum staatlich examinierten Krankenpfleger 1995 sein pflegerisches Handeln begründete.

Milieugestaltung ist meist eine Ergänzung zu Individuums bezogenen Maßnahmen und richtet sich an Gruppen oder Einzelpersonen (Heim, 1984, S. 26). Obwohl Milieugestaltung eine interdisziplinäre Angelegenheit ist, gilt die Soziomilieugestaltung auf psychiatrischen Stationen traditionell als Aufgabe der (psychiatrischen) Pflege und in einigen Einrichtungen stellt sie die Hauptaufgabe der Pflege dar, z.B. auf einer Kriseninterventionsstation (Kolbe, 2013, S. 32). In der Pflegeinterventionsklassifikation NIC (Bulechek et al., 2013, S. 23) ist die Milieutherapie als Pflegeintervention geführt. Sie zielt darauf ab die Ressourcen und die Teilhabe der Patienten bestmöglich zu fördern sowie die Symptome einer Krankheit oder Störung zu minimieren (ebd.; vgl. Schweitzer, Gilpin & Frampton, 2004, S. 72). Am besten gelingt dies, wenn Pflege, Therapie und Pädagogik im therapeutischen Handeln zusammenwirken und nicht mehr separiert an unterschiedlichen Orten stattfinden, sondern im Stationsalltag gemeinsam gelebt werden (Flosdorf, 1988, S. 83). Gelingt dies, so bildet der gemeinsam gelebte Alltag Lernfelder zur Anregung, Entfaltung, Entwicklung, Förderung und Genesung (Kolbe, Deimel & Liebner, 2013, S. 300). Persönlichkeitsimmanente Merkmale, Ressourcen und Symptome, Übertragungs- und Gegenübertragungsphänomene, schädliche und förderliche Umgebungsfaktoren usw. treten so in Alltagshandlungen in Erscheinung und können in die Wahrnehmungen und therapeutischen Interventionen des multiprofessionellen Behandlungsteams eingehen (Felgen, 2004, S. 289). Die psychiatrische Station bildet den Rahmen dafür und sollte gesundheitsfördernd und Störungen minimierend gestaltet sein (Fouts & Gabay, 2008, S. 28; Gross et al, 1998, S. 109).

## 2    Fallbeispiel

Dieses Fallbeispiel beschreibt den therapeutischen Beziehungsaufbau zwischen einem Oberkursschüler in der Ausbildung zum Gesundheits- und Krankenpfleger, Axel1, und einem an einer paranoiden Schizophrenie leidenden ca. 40 jährigen Patienten, Klaus Voss1. Dieser war von der Polizei an einem Rastplatz aufgegriffen worden, weil er dort im Unterholz lag und schlief. Er trug abgenutzte und verschmutzte Kleidung, durchlöcherte Schuhe und Socken. Seine Hände und Füße waren blutverkrustet, seine Haare verfilzt. Er war eine weite Strecke zu Fuß gelaufen und Wind und Wetter ausgesetzt. Auf Ansprache durch die Polizeibeamten reagierte er verbal aggressiv. Deeskalationsversuche durch die Polizeibeamten wurden mit erhobenen Fäusten und Spucken beantwortet. Trotz mehrfacher Aufforderung dies zu unterlassen wurde sein Verhalten immer bedrohlicher, weshalb die Beamten ihn Ergreifen wollten. Darauf reagierte er mit einem Fluchtversuch, der mit dem Sprung vor einen gerade einparkenden PKW endete. Leicht verletzt konnte der verwirrte Herr Voss vorläufig festgenommen und medizinisch versorgt werden. Der nach dem Zugriff zu Hilfe gerufene Notarzt entschied ihn zum Selbst- und Fremdschutz und gegebenenfalls zur Behandlung in eine geschlossene Psychiatrie einzuweisen. Dort verweigerte er nicht nur die angebotene Medikation, sondern auch den Kontakt zum Personal. Er litt unter beständigen Wahnvorstellungen, akustischen Halluzinationen und visuellen Wahrnehmungsstörungen.

## 2.1    Situation 1

Herr Voss ist in sich zurückgezogen, liegt meist in seinem Einzelzimmer auf dem Bett, wobei er sich nahe an die Wand drückt. Mitunter liegt er auch unter dem Bett, wimmert leise und rauft sich die Haare. Auf Ansprache antwortet er kaum, und wenn, dann kurze und unverständliche Sätze wie: „Armer heimatloser Pferdenarr, Flixx und Floxxi". Das Behandlungsteam hat sich darauf verständigt Herrn Voss nicht zu bedrängen. Regelmäßige Sichtkontakte im Zimmer werden durchgeführt. Während der ersten Unterbringungswoche reagiert er nur auf Schüler Axel. Jedem anderen Kontakt weicht er aus. Wenn Axel die Tür öffnet, hereinschaut und sagt: „Herr Voss, da bin ich wieder. Wie versprochen bin ich vor Dienstschluss noch einmal vorbeigekommen. Sie müssen nichts sagen oder tun. Ich wollte nur, dass Sie wissen, dass ich für Sie da bin. Morgen komme ich zum Spätdienst wieder und werde für Sie da sein", hebt er den Kopf und schaut in seine Richtung.

---

1    Aus Gründen der Anonymität wurden die Namen geändert

Eines Tages kommt Axel mit einem blauen Müllsack zum Spätdienst. Dieser riecht bereits aus vier bis fünf Metern Entfernung nach Pferdäpfeln und Stroh, was Axel auf Nachfragen auch bestätigt. Auf die Frage, wieso er diese Gegenstände mitgebracht habe antwortet er nur: „Ich werde mit Herrn Voss heute Biografiearbeit machen."

Nachdem Sicherungsmaßnahmen für den Notfall abgesprochen worden sind ging Axel mit dem blauen Müllsack ins Zimmer und blieb dort 45 Minuten. Ein Kontrollblick durch den Türspalt zeigte folgendes Bild: Herr Voss und Axel saßen im Schneidersitz in der Mitte des Zimmers, den blauen Müllsack zwischen sich gestellt. Seine Ränder waren zusammengerollt und beide kneteten mit Ihren Händen im Stroh und in den Pferdeäpfeln. Währenddessen redete Herr Voss unentwegt. Seine Stimme war leise. Seine Sätze mit Bedacht gewählt und verständlich. Er erzählte, nicht immer zusammenhängend, von seiner Jugend auf einem Bauernhof in Baden-Württemberg. Seine Eltern hatten eine große Herde Zuchtvieh und Pferde. Letztere hätten ihn immer fasziniert und eine beruhigende Wirkung auf ihn ausgeübt, so Klaus Voss. Das Gespräch verlief in dieser Form noch 20 Minuten weiter. Dann kam Axel freudestrahlend und stark riechend aus dem Zimmer, um den Biografiebogen auszufüllen.

Auf die Frage, warum er sich dem Oberkursschüler geöffnet und mitgeteilt habe antwortete Herr Voss später: „Wissen Sie wie oft ich hier vom Personal gehört habe: Vertrauen Sie uns. Wir kommen gleich wieder. Wir kümmern uns um Sie. Sagen Sie einfach wenn Sie etwas möchten. Als wenn das so einfach wäre, wild fremden Menschen zu vertrauen. Vertrauen ist ein Versprechen auf Zeit angesichts zu erfüllen gedachter Erwartungen. Ich habe unzählige Male erlebt, dass mir versprochen wurde: Ich komme wieder. Ich kümmere mich um Dich. Aber passiert ist nix. Gar nix. Aber Axel, Axel hat sein Versprechen gehalten. Und er hat sich mir nicht immer aufgedrängt und mir Therapieangebote gemacht. Er hat mich zunächst einfach nur als Mensch gesehen. Darum habe ich mit ihm gesprochen."

## 2.2    Situation 2

Eine Woche nach der ersten Kontaktaufnahme durch Axel kam Herr Voss bereits regelmäßig zum Abendessen aus dem Zimmer in den Gemeinschaftsraum. Während der ersten gemeinsamen Mahlzeiten wirkte Herr Voss noch desorientiert, überfordert und angespannt. Selbst einfache praktische Handlungen, wie z.B. den Weg zu seinem Sitzplatz, das Greifen eines Wasserglases oder das Schmieren eines Butterbrotes bereiteten ihm Schwierigkeiten. Seine Handlungen wirkten unkoordiniert. Er schien das gefüllte Wasserglas nicht auf dem Tisch zu sehen und stieß es mehrfach um. Axel, der dies zwei Abende in Folge beobachtete schaltete am dritten Tag die gesamte Beleuchtung im Gemeinschaftsraum ein. Zudem deckte er Herrn Voss Platz mit einer dunkelroten Platzdecke ein. Darauf platzierte er alle für das Abendbrot notwendigen Materialien: Teller, Messer, Serviette, Kaffeetasse und das Wasserglas. Messer und Löffel hatte Axel mit Moosgummi umwickelt. Sie sollten besser zu greifen sein. Als Herr Voss im Türrahmen des Gemeinschaftsraums stand und dies wahrnahm lächelte er, ging zielstrebig zu seinem Platz und setzte sich. Er nahm Messer und Löffel in die Hand, wog sie hin und her und aß fortan ohne Probleme alleine zu Abend.

Auf die Frage wie Axel auf diese Ideen gekommen sei, und warum er die komplette Beleuchtung im Tagesraum angeschaltet und Herrn Voss Platz mit einer Platzdecke gestaltet hatte, erwiderte er: „Weißt Du, mein letzter Praxiseinsatz war auf einer gerontopsychiatrischen Station. Dort habe ich zweieinhalb Monate lang schwer demenziell veränderte alte Menschen begleitet, gepflegt und viel von Ihnen gelernt. Demente sind Gefangene Ihrer Wahrheit. Aufgrund der Krankheit ist ihre Wahrnehmung verändert. Sie hören, sehen, riechen, schmecken, tasten anders. Und da sie die Welt so wahrnehmen, wie sie sie wahrnehmen, handeln sie auch oft für uns unverständlich. Unser Job dort ist es gewesen diese Wahrnehmungsveränderungen zu erkennen und die Umwelt und unser Handeln darauf auszurichten. Es bringt doch nix wenn ich meine Maßstäbe auf wahrnemungsgestörte Menschen anwende. Ich muss zunächst in Ihren Fußstapfen gegangen sein, um zu verstehen, warum sie so handeln wie sie handeln. Deshalb bin ich mal den Weg von Herrn Voss Zimmer bis zu seinem Platz abgegangen und habe mir überlegt, was er wohl sieht und fühlt. Mir ist aufgefallen, dass das Licht nicht überall angeschaltet gewesen ist. Flur und Gemeinschaftsraum wiesen zahlreiche unterschiedlich beleuchtete Zonen auf. Insbesondere der Übergang vom Flur in den Gemeinschaftsraum war irritierend. Während im Flur nur jede zweite Lampe abends angeschaltet ist liegt der Tagesraum im Zwielicht. Dort werden jeden Abend die Deckenstrahler zum Abendessen gedimmt. Selbst ich hatte mitunter schon Probleme mich aufgrund der vielen hellen und dunklen Zonen gut zu orientieren. Deshalb habe ich alle Lampen angeschaltet, so dass eine einheitliche Helligkeit vorherrschte. Und was die Platzgestaltung und die Anpassung des Bestecks betrifft, da habe ich auf Tricks der Kolleginnen und Kollegen von der gerontopsychiatrischen Station zurückgegriffen. Die haben zur Unterstützung der visuellen Wahrnehmung Kontraste mit Farben geschaffen. So konnten die Gegenstände, die verwendet werden sollten, erkennbar gemacht und in den Vordergrund gestellt werden."

## 2.3    Situation 3

Einen Monate nach der Aufnahme bewegte sich Herr Voss eigenständig auf Station und nahm an den Stationsaktivitäten, wie z.b. Morgenrunden, Gruppentherapien und Abendreflexionsrunden freiwillig teil. Eines Abends kam er in den Tagesraum, sah, dass das Licht wieder einmal nicht vollständig angeschaltet gewesen ist und drückte auf alle Schalter, um so den Raum einheitlich hell zu erleuchten. Er kommentierte seine Handlung mit den Worten: „So, nun ist es überall gleich hell. Nun können wir doch alle viel besser sehen". Und er lächelte die Anwesenden dabei an.

## 3    Theoretische Konzepte der Milieuorientierung

## 3.1    Milieuorientierung

Milieuorientierung umfasst zielgerichtete Vorgehensweisen, bei denen die materielle und soziale Umwelt an die krankheitsbedingten Veränderungen der Wahrnehmung, des Erlebens und der Verluste psychisch kranker bzw. wahrnehmungsgestörter Bewohner oder Patienten anpasst werden Wojnar & Thoelen (2007, S. 17). Milieu kann die soziale, kulturelle und natürliche Umwelt einer Person umfassen. Diese Umwelt prägt uns Menschen während der gesamten Lebens- und Entwicklungsspanne (Wojnar & Thoelen, 2007, S. 60). Cumming & Cumming (1979, S. 22) sprechen in diesem Zusammenhang von einer Person-Umwelt-Konstellation. Gesunde Menschen können durch Ausbildung neuer Wahrnehmungsmuster (=Akkommodation) und Zuordnen einer Wahrnehmung zu einem vorhandenen Wahrnehmungsmuster (=Assimilation) wechselnde Situationen bewältigen (Bauer, 2007, S. 62). Dabei regt jede neue Erfahrung sowohl Assimilations- als auch Akkommodationsprozesse an. Dies ist für die kognitive Entwicklung des Menschen wichtig (ebd.). Menschen die ausschließlich assimilieren verfügen nur über sehr wenige, dafür aber sehr starre Muster. Sie haben erhebliche Schwierigkeiten, Unterscheidungen zu treffen. Menschen die nur akkommodieren wären nur schwer in der Lage, Gemeinsamkeiten zu erkennen und darauf zu reagieren.

Ein Milieu beeinflusst aber nicht nur die bereits ausgebildeten Wahrnehmungsmuster, sondern zugleich auch die Art und Weise, wie Menschen werten, entscheiden und denken (Cumming & Cumming 1979, S. 17). Obwohl menschliche Verhaltensweisen auf genetischen Determinanten basieren, sind diese durch Lern- und Erziehungsprozesse veränderbar. Die Möglichkeit einer Veränderung ist allerdings durch biologisch vorgegebene Faktoren begrenzt (Bauer, 2007). Während sich gesunde Menschen an ihre Umweltbedingungen und Bedürfnisse anpassen können (z.b. freie Wohnraum- und Freundesauswahl) ist dies psychisch kranken Menschen nur bedingt bzw. innerhalb bestimmter Grenzen möglich (Haynert, 2012, S. 18). Wahrnehmungsangleichungen, -anpassungen und -störungen führen dazu, dass sie die Umwelt auf eine spezifische Weise wahrnehmen und deshalb entsprechend ihrer Wahrnehmung handeln (a.a.O.). Aufgrund von visuellen Wahrnehmungsstörungen werden Farben, Formen und Zeichen nicht mehr oder verändert gesehen. Infolgedessen fällt es Betroffenen schwer, sich z.b. im Raum zu orientieren, die eigenen Affekte und Emotionen zu bestimmen u.v.m. (Bosch, 1998, S. 94f). Deshalb muss sich das Milieu dem Menschen annähern, nicht umgekehrt (Wojnar & Thoelen, 2007). In Verbindung mit Grundprinzipen der Milieugestaltung und -nutzung (Kolbe, 2014, S. 33) können so neue Wahrnehmungs- und Verhaltensmuster ausgebildet und die krankheitsbedingte Isolation überwunden werden (Schwab & Barkmann, 1999, S. 150).

## 3.2 Healing Environment

Die Gestaltung gesundheitsfördernder und therapeutisch wirksamer und wirkungsvoller Umwelten wird unter dem Konzept Healing Environment zusammengefasst (Samueli Institute, 2006). Healing Environment umfasst vier Dimensionen (Grafik 1; aus Samueli Institute, 2006, S. 5). Ziel ist es Patienten, Angehörige und Beschäftigte während des Klinikaufenthalts bzw. der Arbeit nur wenigen Stressoren auszusetzen, die das Wohlbefinden mindern, den Heilungsprozess beeinträchtigen oder sogar die Würde und Integrität einer Person verletzen (Huelat, 2003; Fouts & Gabay, 2008, S. 28).

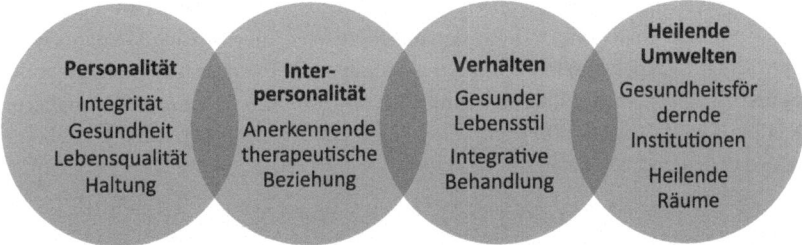

## 3.2.1 Personalität

„Anerkennung bezeichnet eine soziale Ordnungskraft moderner Prägung, die bestimmt, als wer oder was jemand oder etwas gesehen wird, und wie an ihm und
mit ihm gehandelt wird" (Haynert, 2012, S. 208). Mit dem Anerkennungsbegriff
ist die Idee eines würdevollen, integren und selbstwirksamen Lebens verbunden
(Filsinger, 2003, S. 21f). Würde, Integrität und Selbstwirksamkeit einer Person
sind an die Erfahrung intersubjektiver Anerkennung gebunden und stellen eine
zentrale Voraussetzungen dar (ebd.). Positive Anerkennung in Form von Vertrau-
en, Zuwendung und Unterstützung bei der Realisierung des Selbstkonzeptes einer
Person steigern das Selbstwertgefühl und das Gesundheitsverhalten und bilden die
Grundlage für Vertrauen (Schwab, 1997, S. 170f). Negative Anerkennung in Form
von Missachtung oder Vertrauensbrüchen können die Würde, die Integrität, die
Selbstwirksamkeit und das Gesundheitsverhalten einer Person schädigen (ebd.).
Professionelles heilberufliches Handeln sollte deshalb auf einer bewussten und
achtsamen Haltung basieren (Franz, 2014, S. 27), die sich in positiv anerkennenden
Beziehungen und Handlungen realisiert, und die die Integrität, Gesundheit und
Lebensqualität kranker und pflegebedürftiger Menschen achten, erhalten oder neu
entwickeln helfen (Felgen, 2004, S. 300).

## 3.2.2 Interpersonalität

Therapeutisches Handeln ist immer interaktiv und kommunikativ (Abt-Zegelin &
Schnell, 2006, S. 9). Es sollte nicht nur auf die Behandlung einer Erkrankung oder
die Pflege spezifischer Pflegeprobleme fokussieren, sondern auch auf die Unterstützung der Selbstheilungskräfte zielen (Schweitzer, Gilpin, Frampton, 2004, S.
80; Huelat, 2003, S. 35). Die therapeutische Beziehung bildet den Rahmen für
einen Behandlungsprozess als Aushandlung zwischen Menschen unterschiedlicher
Bedürfnisse und Expertisen: die erfahrenen Alltagsexperten, die Unterstützung
suchen, sowie die ausgebildeten Heilberufler, die diese anbieten. Das Vertrauen
in die und die Inanspruchnahme der angebotenen Unterstützung ist dabei von
zahlreichen interpersonellen Faktoren abhängig, z.B. Präsenz und Menschenbild
des Personals, Authentizität, das Einhalten von Versprechen u.v.m. (Ljungberg,
Denhov, Topor, 2015, S. 60). Menschlichkeit ist in der therapeutischen Beziehung
ebenso bedeutend wie Fachlichkeit (Dörner & Plog, 2012, S. 14).

## 3.2.3  Gesundheitsförderndes Verhalten

Healing Environment begrenzt therapeutisches Handeln nicht auf die Behandlung von Krankheiten, sondern setzt auch auf die Förderung gesundheitsfördernder Verhaltensweisen (Linden, 2010, S. 15). Ziel ist es Patienten dazu zu befähigen autonom gesundheitsfördernde Lebensstile und Milieus zu gestalten, durch die Erkrankungen oder gesundheitsschädigendes Verhalten vermieden, eine gesunde Lebensweise und die Verhütung von Krankheiten gefördert, sowie die Früherkennung von Erkrankungen und Risikofaktoren optimiert werden können. Zudem ist es Ziel chronische Krankheitsverläufe zu verlangsamen, Rückfälle zu minimieren und krankheitsbedingte Folgeschäden zu verringern (a.a.O.). Dies kann am besten in Form integrativer Behandlungsansätze erwirkt werden, für die gesundheitsfördernde Milieus den Rahmen bieten (König, 2010, S. 200).

## 3.2.4  Heilende Umwelten

Die materielle und soziale Umwelt bildet den „Nährboden" (Huelat, 2003, S. 88) für Gesundheitsprozesse. Therapeutische und gesundheitsfördernde Institutionen sollten deshalb therapeutische Prozesse durch eine die Integrität, die Lebensqualität und die Heilung fördernde Kultur des Miteinanders, wertbasiertes Handeln, gesundheitsfördernde Strukturen sowie Therapieprozesse fördernde Umweltgestaltung unterstützen (Linden, 2010). Letztere sollte sowohl die Raum- als auch die Geländegestaltung umfassen und speziell darauf ausgerichtet sein Symptome zu minimieren und die Teilhabe kranker und pflegebedürftiger Menschen zu fördern (Gross et al., 1998, S. 112). Zudem bietet ein betriebliches Gesundheitsmanagement die Chance betriebliche Strukturen und Prozesse so zu gestalten, dass die Arbeit und das Verhalten am Arbeitsplatz gesundheitsförderlich erfolgen können (König, 210, S. 199). Dies erhält die Gesundheit und Arbeitskraft der Beschäftigten und kommt andererseits wieder den Patienten zugute (a.a.O.).

## 4     Diskussion der Wirkung und Wirksamkeit

Herr Voss' Verhalten zeigt, dass Anerkennung ein konstitutives Moment der therapeutischen Beziehung ist (vgl. Haynert, 2012). Axels Haltung, sein therapeutisches Handeln von Herrn Voss und seinen Wahrnehmungsstörungen her zu verstehen, und ihn als Menschen mit psychiatrischen Symptomen zu sehen, war die notwendige Voraussetzung, um von ihm als gleichberechtigter Partner innerhalb einer therapeutischen Beziehung anerkannt zu werden. Die Kontaktaufnahme fand deshalb nicht zufällig statt, wie zum Beispiel eine Begegnung in der Bahn oder eine zufällige Bekanntschaft in einer Diskothek. Axels Kontaktaufnahme war zielgerichtet und diente dem Vertrauensaufbau und Kennenlernen. Indem er regelmäßige Kontakte gesucht und verbindliche Zusagen eingehalten hatte gestaltete er einen Zugang zu Herrn Voss, auf den dieser mit einem Vertrauensvorschuss reagiert hat. Erst auf dieser Grundlage war Herr Voss in der Lage und willens von sich aus Kontakt aufzunehmen, sich mitzuteilen und an seiner Um- und Mitwelt teilzuhaben.

Diese Öffnung zur Umwelt bot Axel die Möglichkeit, in Alltagssituationen sowohl vorhandene Wahrnehmungsmuster bei Herrn Voss zu erspüren als auch neue auszubilden und therapeutisch zu nutzen. Dies erfolgte im Sinne einer einzelfallbezogenen Soziomilieugestaltung. Das mitgebrachte Stroh und die Pferdeäpfel bildeten den „Nährboden" für die Biografiearbeit und den Beginn eines gemeinsamen therapeutischen Prozesses. Axel hatte erkannt, welche Bedeutung Pferde und damit verbundene Erinnerungen für Herrn Voss hatten. Durch Anknüpfen an diese Erfahrungen konnte er die Biografiearbeit einleiten, Krankheitssymptome (z.B. Desensibilität in den Fingern und visuelle Blickfeldstörungen) erkennen und in ihrer Auswirkung minimieren und die Teilhabe von Klaus Voss am Stationsleben ermöglichen. Nach Abgleich der Bobachtungen mit dem erlernten Fachwissen antizipierte Axel schnell, dass sich Herr Voss aufgrund von visuellen Wahrnehmungsstörungen nicht gut in einem Raum mit Schlagschatten orientieren konnte. Zudem bemerkte er auch, dass seine Alltagsfertigkeiten beim Zubereiten des Abendessens durch eingeschränkte Feinmotorik der Finger eingeschränkt waren. Folgerichtig gestaltete er für Herrn Voss ein Platzset als farbiges Kontrastfeld, dass ihm genug Kontraste bot, um das Besteck erkennen und verwenden zu können. Dabei machte er sich die therapeutische Wirkung von Farben und Formen zu nutze; ein wesentlicher Bestandteil bei der Gestaltung von Healing Environments (Marborry & Zabon, 2005).

## 5    Bezug zum ökologischen Modell

Der Entwurf eines ökologischen Modells bietet eine gute Möglichkeit, der Komplexität der Wirksamkeit therapeutischer Prozesse, und wie sie von kranken und pflegebedürftigen Menschen, sowie therapeutisch Tätigen wahrgenommen werden, Ausdruck zu verleihen. Im Sinne einer Person-Umwelt-Konstellation (Cumming & Cumming, 1979, S. 22) interagieren Menschen miteinander in einer spezifischen Umwelt und sind wechselseitig füreinander Auslöser sowie Wirkort für therapeutische Prozesse (vgl. Bertram & Kolbe, 2016). Das Fallbeispiel zeigt, wie Pflegeschüler Axel an der Person-Umwelt-Schnittstelle die horizontale Synchronisation mit der Umwelt für Herrn Voss übernommen und die vertikale mittels einer individuellen Milieugestaltung eingeleitet hat. Individuell war die Milieutherapie deswegen, weil Axel kein auf ein spezifisches Patientenklientel zugeschnittenes und zeitlich überdauerndes therapeutisches Milieu geschaffen hat, sondern mit den Medien Stroh und Pferdeäpfeln ein individuelles, an die für Herrn Voss bedeutsamen biografischen Erfahrungen anknüpfendes Milieu. Nachdem diese „leibliche Schnittstelle" eröffnet worden ist, konnte Axel auch auf der seelischen (Bewusstsein) und biografischen (Selbst) Dimension therapeutisch einwirken, indem er der fehlgerichteten Intentionalität von Herrn Voss durch das Angebot einer auf seine Wahrnehmungsmuster abgestimmte Lebenswelt einen sinnvollen Erfahrungsraum bot, den dieser nutzen konnte. Die einheitliche Beleuchtung des Tagesraumes, das kontrastreiche Tischset und das ummantelte Besteck sind nur einige Beispiele dafür. Axel konnte diesen Erfahrungsraum anbieten, weil er die 2. und 3. Personen-Perspektive für sein therapeutisches Handeln zugrunde gelegt und die Welt im wahrsten Sinne des Wortes durch die Augen von Herrn Voss gesehen und mit seinen Fingern gespürt hat. Unter Berücksichtigung seiner bisherigen Praxiserfahrungen und seines Fachwissen nahm einen Perspektivabgleich mit Herrn Voss vor, da er sich bewusst war, dass Wirklichkeiten immer von den Betrachtenden ‚mit konstituiert' oder ‚mit geschaffen' werden und nicht ‚sind wie sie sind', sondern immer nur, ‚wie sie erscheinen'. Daher verstand er auch, dass Herr Voss aufgrund seiner Wahrnehmungsstörungen nicht in der Lage gewesen ist, auf die Umweltreize wie alle anderen Menschen zu reagieren.

Die Reintegration der gestörten visuellen Wahrnehmung erfolgte unter Berücksichtigung der Wahrnehmungsgesetze durch Kontrastbildung in Form von farbigen Untergründen und sich davon abhebenden Gebrauchsgegenständen, wie z.B. Tellern und Tassen. Unsere visuelle Wahrnehmung funktioniert, weil in jedem Augenblick durch unser visuelles System eine Vielzahl von Informationen, die für die Wahrnehmung der Umwelt von Bedeutung sind, analysiert wird. Dazu gehören Farbe, Form und Struktur u.v.m. Die visuelle Informationsverarbeitung besteht nun darin festzulegen, welche Merkmale und welche möglichen Objekt zusammengehören. Um Objekte identifizieren und von anderen Objekten abzugrenzen zu können, ist es von entscheidender Bedeutung, dass die Relationen zwischen den Merkmalen der einzelnen Objekte bestimmt werden. Erst aufgrund einer solchen Merkmalsbildung kann die Abgrenzung zusammengehörender Bildbereiche erfolgen, Bilder werden segmentiert. Axel hat diesen Prozess durch die Gestaltung von Kontrastflächen für Herrn Voss unterstützt. Indem er eine Kontrastfläche als Hintergrund für die zu nutzenden Materialien (Besteck und Teller) gestaltete konnte er seine gestörte Wahrnehmung reintegrieren und dadurch ein therapeutisches Mikromilieu schaffen, das ihm die Möglichkeiten bot, Alltagshandlungen

wieder selbstständig durchführen zu können (Kolbe, 2016). Indem Axel im Behandlungsverlauf dazu übergegangen ist, zunächst für Herrn Voss das Milieu zu
gestalten und ihn dann dazu angeleitet hat, dies selbstständig zu tun hat er ihm in
wechselnden Situationen ermöglicht an der sozialen Welt zu partizipieren. Dadurch erhielt er nicht nur ein kontinuierlich zunehmendes Gefühl der Selbstwirksamkeit, sondern auch einen Bezug zur Umwelt.

# 6    Literatur

Abt-Zegelin, A. & Schnell, MW. (2006). Einführung in das interdisziplinäre Problemfeld.
    In Abt-Zegelin, A. & Schnell, MW. (Hrsg.), *Die Sprachen der Pflege. Interdisziplinäre
    Studien aus Pflegewissenschaft, Medizin, Linguistik und Philosophie.* Hannover: Schlü-
    tersche.
Bauer, J. (2007). Unser flexibles Erbe. In: Gehirn & Geist, Heft 9: 58-65
Bosch, C. (1998). Vertrautheit – Studie zur Lebenswelt dementierender alter Menschen.
    München: Urban & Fischer
Bulechek, G., & Butcher, H., & Dochtermann, J., & Wagner, C. (2013). Nursing Interventi-
    ons Classification (NIC). 6. Auflage. St. Louis: Missouri
Cumming, J. Cumming, E. (1979). Ich und Milieu: Theorie und Praxis der Milieutherapie.
    Göttingen: Vandenhoeck & Ruprecht
Felgen, J. (2004). A Caring and Healing Environment. In: Nursing Administration Quarter-
    ly, October/November/December, 28(4): 288-301
Flosdorf, P. (Hrsg) (1998). Theorie und Praxis stationärer Erziehungshilfe. Bd. 1: Konzepte
    in Heimen der Jugendhilfe. Freiburg: Lambertus
Fouts, F., & Gabay, D. (2008). Healing Through Evidence-Based Design. Oncology Issues,
    May/June (pp 28-32)
Franz, U. (2014). Achtsames Arbeiten im Maßregelvollzug. Störungs- bzw. deliktspezi-
    fische Behandlungsansätze, ganzheitliche Therapieansätze und die therapeutische Hal-
    tung. In. Kerbe – Forum für Sozialpsychiatrie. Heft 4: 27-29
Goffman, E. (1973). Asyle: Über die soziale Situation psychiatrischer Patienten und anderer
    Insassen. Frankfurt a.M.: Suhrkamp
Gross, R., & Sasson, Y., & Zarhy, M., & Zohar, J. (1998). Healing Environment in Psychia-
    tric Hospital Setting. In. General Hospital Psychiatry. Volume 20, Issue 2: 108-114
Haynert, H., Prüter, C. (2010). Wie ich den forensisch untergebrachten Menschen sehe, so
    pflege ich ihn auch. In. Nahlah Saimeh (Hrsg) *Kriminalität als biographisches Scheitern
    – Forensik als Lebenshilfe?* 25. Eickelborner Fachtagung, S.138-147. Bonn: Psychiatrie-
    Verlag
Haynert, H. (2012). Wahrnehmungsstörungen. In. Peter Nydahl & Gabriele Bartoszek
    (Hrsg): *Basale Stimulation. Wege in der Pflege Schwerstkranker.* 6. Auflage, S. 15-29.
    München: Urban & Fischer
Haynert, H. (2011). Das Andere der Anerkennung als konstitutives Moment der Psychia-
    trischen Pflege. In. Markus Dederich & Martin Schnell (Hrsg). *Anerkennung und Ge-*

*rechtigkeit in Heilpädagogik, Pflegewissenschaft und Medizin. Auf dem Weg zu einer nichtexklusiven Ethik*, S. 207-216. Bielefeld: transcript Verlag

Heim, E. (1984). Praxis der Milieutherapie. Berlin: Springer

Huelat, B. (2003). Healing Environments – Design fort he Body, Mind & Spirit. Alexandria: Medezyn

Kamm, L. (2004). Farbgestaltung und Farbtherapie – eine Symbiose? (2) In. Applica, 4(2):4-12

König, H.H. (2010). Die Qual der Setting-Wahl: Kann die Gesundheitsökonomie zur Entscheidungsfindung beitragen? In. Michael Linden (Hrsg). *Therapeutisches Milieu. Healing Environment in medizinischer Rehabilitation und stationärer Behandlung*, S. 193-201. Berlin: medizinisch wissenschaftliche Verlagsgesellschaft

Kolbe, H. (2016). „Milieu ist das was wirkt und als wirksam erlebt wird". In M. Bertram & H. J. Kolbe (Hrg.), Dimensionen therapeutischer Prozesse in der integrativen Medizin. Ein ökologisches Modell (S. 247-259). Wiesbaden: Springer VS.

Kolbe, H. (2014). Therapeutisches Milieu mit und für Menschen mit Schizophrenie im Maßregelvollzug. In. Kerbe – Forum für Sozialpsychiatrie. Heft 4: 32-35

Kolbe, H., & Deimel, S., & Liebner, U. (2013). Gemeinsam in die Zukunft schreiten. Ein Praxisentwicklungsprojekt für Menschen mit Schizophrenie im Maßregelvollzug. In. Psych Pflege Heute, 19(06): 299-306

Linden, M. (2010). Therapeutisches Milieu: Healing Environment in medizinischer Rehabilitation und stationärer Behandlung. Berlin: Medizinisch Wissenschaftliche Verlagsgesellschaft

Ljungberg, A., & Denhov, A., Topor, A. (2015). The Art of helpful Relationsships with Professionals: A Meta-ethnography of the Perspective of Persons with severe Mental Illness. Psychiatry Quarterly, 2:57-64. In press

Marberyy, S., & Zagon, L. (2005). The Power of Color: Creating healthy Interior Spaces (Construction Business & Management Library). Hoboken: John Wiley & Sons

Samueli Institute (2006). Survey of Healing Environments in Hospitals. Nature and Prevalence. Alexandria: Samueli Press

Schwab, R., & Barkmann, C. (1999). Räumliches Alleinsein im Alltag: Zur Bedeutung des Alleinseins für die seelische Gesundheit. Zeitschrift für Klinische Psychologie, Psychiatrie und Psychotherapie, 47(2): 141-154

Schwab, R. (1997). Interpersonales Vertrauen in der psychotherapeutischen Beziehung. In. Martin Schweer (Hrsg) *Interpersonales Vertrauen. Theorien und empirische Befunde*. S. 165-179. Opladen: Westdeutscher Verlag

Schweitzer, M., & Gilpin, L., & Frampton, S. (2004). Healing Spaces: Elements of Environmental Design That Make an Impact on Health. In. The Journal of alternative and complementary medicine. Volume 10, Supplement 1, pp 71–83

Wojnar, J., & Thoelen, C. (2007). Die Welt der Demenzerkrankten verstehen. Hannover: Vincentz Network

# Woran Wirksamkeit sichtbar wird

## Phänomene und ihre Merkmale

Mathias Bertram und Harald Joachim Kolbe

## 1 Einleitung

Das Einführungskapitel über das ökologische Modell therapeutischer Prozesse stellt theoretische Grundlagen für einen schul- und disziplinübergreifenden Rahmen zur Interpretation therapeutischer Prozesse vor (Bertram & Kolbe, 2016). Die anschließenden Beiträge aus der therapeutischen Praxis zeigen die große Vielfalt an Phänomenen, die sich aus dieser ökologischen Perspektive entfalten. In diesem Kapitel werden schließlich typische Phänomene der Wirksamkeit, ihre Merkmale und Bedingungen übergreifend zusammen gefasst. Wir verfolgen damit die Absicht, eine, sicher noch unvollständige Liste an empirisch basierten Konzepten vorzulegen, mittels derer sich salutogene Aspekte in therapeutischen Prozessen erkennen und benennen lassen. Wir orientieren uns auch hier nicht an objektiven Befunden sondern legen den Schwerpunkt auf das subjektive Befinden, wie es sich aus den Perspektiven der ersten Person (Patient) und der zweiten Person (Therapeut) erschließen lässt. Denn dies sind die beiden für den Patienten maßgeblichen Perspektiven.

Das methodische Vorgehen beim Herausarbeiten dieser Indikatoren für Wirksamkeit lehnte sich methodisch an einer typenbildenden qualitativen Inhaltsanalyse an (Schreier 2014, Kap. 2.5, Kelle & Kluge 2010). Wir bemühen uns hier um einen zusammenfassenden Überblick der in diesem Buch beschriebenen Phänomene. Unter Phänomen verstehen wir das unmittelbar im Bewusstsein Erscheinende als „… das ‚fraglos Gegebene der Lebenswelt'" (Behrens & Langer, 2006,

S. 146). Die Fälle dieses Bandes als Daten nutzend wurden also in einem ersten typenbildenden Schritt induktiv Phänomene codiert, um aus ihnen in einem zweiten Schritt inhaltsanalytisch ein Kategorienschema zu generieren (folgende Kapitelüberschriften).

## 2    Das Selbst – Selbstbewusstheit, Selbstwirksamkeit und Identität

Aus den vorliegenden Fallbeschreibungen unterschiedlicher therapeutischen Praxisfelder ergibt sich zunächst die Notwendigkeit das ökologische Modell um eine Dimension zu erweitern. Jensen & Bertram konnten zeigen, dass die Patientin in ihrer Entscheidungsnot für oder gegen die brusterhaltende Operation das Bedürfnis hat, von der Breast Care Nurse als ganze Person wahrgenommen zu werden (2016). Dazu zählt in ihrem Fall die Kenntnis und explizite Berücksichtigung des Suizides ihres Sohnes. Beratung in dem hier praktizierten Sinn – nicht als Ratschlag, sondern als anteilnehmende Begleitung eines autonomen Entscheidungsprozesses – erfordert Vertrautheit der Beraterin mit *allen* wesentlichen Aspekten der Person. Dazu können existentielle Lebensereignisse gehören, die Teil der Lebenserfahrung und Wirklichkeitsbewältigung einer Person geworden sind. Das integrierende Moment ist der Kern bzw. das Ich der Person.

Auch im Beitrag von Kolbe bildet die Anerkennung der biografischen Erfahrungen von Herrn Voss durch den Auszubildenden Axel den Beginn einer auf Vertrauen gegründeten Beziehung, durch die die Bewältigung einiger Symptome der Psychose von H. Voss möglich ist (2016). Im Moment der Anerkennung durch A. erlebt sich H. V. in seinem Selbst und seiner Würde integer und ist dazu bereit, seinerseits A. anzuerkennen und sich auf einen therapeutischen Prozess einzulassen.

Abel-Wolf (2016) beschreibt in seinem Beitrag anhand eines schulischen Bildungsprozesses in einer Klinikschule in der Forensischen Psychiatrie, dass das Erleben von Selbstbewusstheit eine notwendige Bedingung für das Erkennen von eigenen Bedürfnissen ist. Erst auf dieser Grundlage war Patient Herr M. in der Lage sich selbst zu erleben, eine Identität auszubilden (gleichbleibende Persönlichkeitsmerkmale und Erfahrungen über einen längeren Zeitraum bewusst wahrzunehmen) und sich dadurch von krank machenden Personen und Umweltfaktoren abzugrenzen.

Larissas Biografie gerät in der Phase ihrer Pubertät aufgrund verschiedener Lebensereignisse „aus dem Takt" (Völler-Manchini, 2016, S. 123-229). Sie entwickelt eine Essstörung, die lange Zeit gar nicht bemerkt wird. Je mehr Klarheit sie über ihre Situation und deren Entstehungsgeschichte während ihres Klinikaufenthalts entwickelt, desto deutlicher erkennt sie, welchen schulischen Rahmens sie eigentlich bedarf, um sich gesund weiter entwickeln zu können. Weder möchte sie, dass ihre Krankheitssituation ignoriert wird noch würde es ihr helfen „als halbe Person behandelt zu werden" wie eine körperbehinderte Mitschülerin, die ein Übermaß an Unterstützung erfährt. Sie bedarf eines passgenauen Schulmilieus indem die Lehrer ihr aus Vertrautheit mit ihrer Krise und ihren individuellen Bewältigungsfortschritten begegnen. Je besser das gelänge, desto wirksamer könnte sich Larissa mit ihrer Persönlichkeit daran koppeln und in ökologischer Interaktion zwischen sich und ihrer Schulumwelt ihre Fähigkeit zur autonomen Lebensführung – also zum Erwachsenwerden – entwickeln. Das ist ein autonom selbstreflexiver, immer wieder mit dem eigenen Ich rückgekoppelter Prozess. Die individuelle Biografie ist gewissermaßen der geronnene Extrakt dieses Prozesses.

In der Psychotraumatherapie (Mancini, 2016) kann deutlich werden, dass Krankheit und Gesundung von einer Instanz verursacht werden, die im Sinn der Selbstregulation die Verhältnisse zwischen Bewusstsein, Leib und Körper sowie zwischen Person und Umwelt steuert. Es ist dieses Ich, dass im Verlauf einer Biografie und der erlebten Traumata eine Art des Zur-Welt-Seins habitualisiert, die dysfunktional, im vorliegenden Fall dissoziativ, werden kann. Der therapeutische Prozess hebt hier darauf ab, die Erfahrung der Wirklichkeit (Leib und Umwelt) mittels unterschiedlicher Aktivitäten zu aktualisieren und zu integrieren (Reflexion, Imagination, Bewegung, Malen). Zentrales Ziel der Therapie ist, die Einflussmöglichkeiten der Patientin auf unkontrollierte bedrohliche Gefühle, Gedanken, Wahrnehmungen und Erinnerungen zu steigern. Schließlich geht es auch darum, dass die Patientin mit ihrem für sie unkontrolliert reagierenden Körper, zu dem sie eine hasserfüllte Beziehung hat, vertrauter wird um auch ihn in ihre Identität integrieren zu können. Die Therapeutin wendet sich also über Jahre mit unterschiedlichen reflexiven und künstlerischen Interventionen immer wieder an den autonomen Kern der Patientin, von dem aus die Integration der dissoziierten Teile der Person geleistet werden muss und kann.

Teilnehmerinnen an der Eurythmietherapiegruppe zur Stressreduktion (Bertram, Berger et al., 2016) wird bewusst, wie der intentional gesteuerte leibliche, emotionale und kognitive Mitvollzug bestimmter Bewegungsübungen die Möglichkeit der Selbstdistanzierung von Stressoren eröffnen kann. Das leibliche Erleben und bewusste Reflektieren der Übungen habitualisiert zu einem leiblichen Reaktionsmuster, dass auch unabhängig vom Vollzug der Eurythmie aus der Erinnerung hervorgerufen werden kann. So kann allein die lebhafte Vorstellung der Bewegungen (mit ihren Grenz- und Innenraumerfahrungen) das Stresserleben mildern. Auch hier ist es das autonome Ich, welche intentional auf eine selbst erübte Ressource zurückgreift.

Auch therapeutische Modulationen des Milieus in einer Krankenhausschule
(Völler-Mancini, 2016), durch individuelle Milieutherapie (Kramer, 2016) oder
manuelle Therapien wie die Klingende Waschung (Heine, 2015) oder die Rhythmischen Einreibungen (Bertram, 2005, 2016; Layer, 2016) sind Therapieverfahren,
welche Prozesse auslösen können, die nicht allein auf der Ebene des Bewusstseins
hinreichend interpretiert werden können. Hier kommt insbesondere das von Bertram 2005 eingeführte Konzept des *Neuvermögens* in Betracht (S. 89ff; vergl. Bertram, 2016, Kap. 3). Hierunter werden alle Erscheinungen zusammengefasst, die
eine neue Möglichkeit indizieren, ein Problem (überraschend) anders zu interpretieren, ein Gefühl anders zu erleben oder einen Willensimpuls abweichend von der
Gewohnheit oder überhaupt erstmalig umzusetzen. Der Auslöser können z.B. eine
Äußere Anwendung (Klingende Waschung bzw. Rhythmische Einreibung nach
Wegman/Hauschka) bzw. die durch sie hervorgerufenen Sinneswahrnehmung
sein. Durch sie werden Möglichkeiten bzw. Vermögen bewusst, die das Ich intentional nutzen kann. Das kann eine Entscheidung für oder gegen eine Therapie, die
Möglichkeit, endlich um einen Angehörigen zu trauern, oder eine überraschende
Erkenntnis betreffen (vergl. Bertram 2005, Kap. 5.2.1). Die genannten Verfahren
scheinen also Mittel zur Steigerung des *Selbst*bewusstseins und -entscheidens sein
zu können, nicht allein des Bewusstseins.

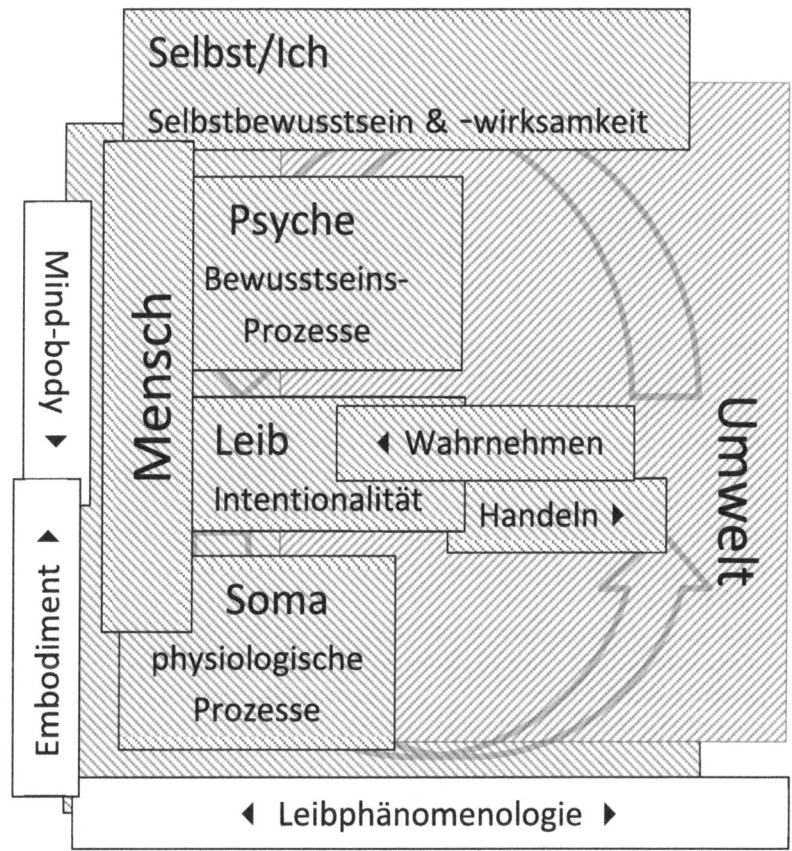

**Abbildung 1**

Selbstreflexive Prozesse und autonome Integrationsleistungen des Ich können also wichtige Indikatoren für die Wirksamkeit einer Therapie sein. Psychotherapeuten wird das nicht überraschen. Dass diese Prozesse allerdings auch in der Kunsttherapie und auf dem Feld körperbezogener Interventionen eine wichtige Rolle spielen, wird zumindest außerhalb der Mind-body-medicine noch wenig beachtet. In Bezug auf das ökologische Modell therapeutischer Prozesse scheint es Sinn zu machen, diese Ebene des alle Erfahrungen und Intentionen integrierenden, sich selbst bewussten Ich als vierte in das Modell einzugliedern (Grafik 1). Dieses Selbst oder Ich ist eine Steuerinstanz, die entweder ganz gezielt angesprochen und in ihrer Selbstwirksamkeit unterstützt wird (Psychotrauma- und Soziomilieutherapie, Schulpädagogik), oder die durch komplementäre Verfahren Offerten bekommt (Neuvermögen im Zusammenhang mit RhE und Klingender Waschung, Musiktherapie, Eurythmietherapie), die dann aktiv aufgegriffen werden können.

Dieses aktive Aufgreifen neuer Verwirklichungsmöglichkeiten bedarf einer genaueren Beschreibung. Im Sinn des ökologischen Modells therapeutischer Prozesse (Bertram & Kolbe, 2016) sind *Person* (mit ihren Ebenen Körper, Leib und Bewusstsein) und *Umwelt* zirkulär gekoppelt. Zwischen ihnen besteht ein Zusammenhang im Sinne einer Kontingenzkausalität. Die eine Entität ist für die andere, ihr komplementäre jeweils *Auslöser*. Die Beziehung zwischen Person und Umwelt unterscheidet sich nicht grundsätzlich von anderen, z.b. der Beziehung zwischen Leib und Bewusstsein. Hier wie dort herrscht eine zirkuläre Kausalität. Person und Umwelt lassen sich also konsistent als zwei Komponenten eines übergreifenden Systems verstehen (Fuchs, 2010, Kap. 3.2.2).

Fuchs präzisiert (2010) diesen Zusammenhang folgendermaßen: „Jakob von Uexküll hat das Umweltverhältnis des Tieres als kreisförmige Verknüpfung zweier Prozesse beschrieben, des ‚Merkens' und des ‚Wirkens' […]. Jedes Tier greift gleichsam mit zwei ‚Zangen' sein Objekt an – einem Merkorgan (Rezeptor) und einem Wirkorgan (Effektor). Damit entdeckt es am Objekt die dazu komplementären ‚Merkmale' und ‚Wirkmale' …" (S. 114f) Wahrnehmungs- und Handlungsmöglichkeiten einer Umwelt sind gekoppelt mit den je spezifischen Vermögen eines Organismus. „Reize sind also keine unabhängig vom Organismus existierenden physikalischen Ereignisse. Seine Ansprechbarkeit und seine Bedürfnisse sind ausschlaggebend dafür, was für ihn Bedeutung erlangt; seine mögliche Antwort bestimmt erst, was zum Reiz wird" (a.a.O., S. 115).

Dieser Gestaltkreis „fungiert" (Husserl, Ströker, 1995) auf die gleiche Weise beim Tier wie beim Menschen. Routiniertes Alltagshandeln folgt diesem Schema, je rigider, desto unbewusster. Aber unter besonderen Umständen scheint es zwei „Auswege" aus diesem Kreis zu geben:

1. Er kann unterbrochen, gehemmt oder gestört werden. Zum Beispiel können Umweltbedingungen auftreten, für die der Organismus nicht ad hoc die richtigen Vermögen mobilisieren kann. Dieser „Sand im Getriebe" kann zweierlei bewirken: Wahrnehmen und Handeln werden bewusst und es setzen Suchbewegungen ein nach alternativen „Merk-" und „Wirkmöglichkeiten". Viele integrative Therapien können im Sinn einer Reiztherapie eine solche Störung bewirken. Sehr anschaulich wird das z.B. im Fall der Musiktherapie (Pumplün & Bertram, 2016), die die Patientin immer wieder zwingt aus dem gewohnten Muster auszubrechen. Ihr bleiben nur die Alternativen abzubrechen, oder initiativ zu werden und selbst Gestaltungsverantwortung zu übernehmen.

Aber auch ohne diese bewusst werdende Störung kann ein pathologischer Gestaltkreis z.b. in Form einer Schmerzkrankheit oder einer zwanghaften Fesselung der Aufmerksamkeit oder einer habitualisierten Fehlhaltung des Bewegungsapparates durchbrochen werden: Beispielhaft dafür ist die als *Lösen* bezeichnete Wirksamkeit manueller Therapien (vergl. Bertram 2016, Bertram & Glasen 2016, Heine, 2016).

2. Patienten sind sich bereits im Klaren darüber, dass ihre Art mit der Umwelt zu interagieren problematisch ist und suchen nach Auswegen. Hier können integrative Therapien Angebote machen zum Erüben neuer Verhaltensmuster. Typische Beispiele dafür sind die Eurythmietherapie zum Stressabbau (Bertram, Berger et al., 2016) und die Psychotraumatherapie (Mancini, 2016).

In diesen beiden Fällen wird die mehr oder weniger rigide Kopplung zwischen Person und Umwelt unterbrochen. Es wird ein möglicherweise über Jahre dysfunktionaler Gestaltkreis bewusst und es kommt zu Entlastung. Darüber hinaus kann Therapie auch die Möglichkeit schaffen, willkürlich neue Muster des Wahrnehmens und Handelns zu erüben. In diesem Fall wird Intentionalität aktiv unter Mühen und gegen Widerstände „umprogrammiert". Insofern diese Prozesse ihren Antrieb außerhalb des geschlossenen Gestaltkreises haben, wurde das *Ich* bzw. *Selbst* teilweise außerhalb dieses Person-Umwelt-Systems positioniert (Grafik 1).

## 3 Phänomene der Wirksamkeit

Es sind zwei Arten von Wahrnehmung, an denen aus der Perspektive der ersten (1PP) und der zweiten Person (2PP) die Wirksamkeit einer Therapie erkannt werden kann. Aus der 1PP der Patienten ist das oft ein Kontrasterleben: Eine Situation, ein Ereignis, ein Schmerz werden nachhaltig anders wahrgenommen, gefühlt, interpretiert; das ist nicht selten eine überraschende, teils erfreuliche, manchmal auch unangenehme Erfahrung. Auch Grüny zeigt am Beispiel der Phänomenologie des Schmerzes, dass Schmerz zunächst die menschliche Erfahrung zerstört (2004, S. 16). Zerstörung ist gewissermaßen ein Maximalkontrast. Immer geht im Nachgang mit Schmerz das Evidenzerleben einher, die Situation, das Ereignis, sich selbst besser zu verstehen, ein Symptom anders zu erleben, Gefühle genauer oder wahrhaftiger zu fühlen, problematische Verhaltens- und Reaktionsweisen loszulassen, Dinge ungewohnt anders tun zu können.

Aus der 2PP der Therapeuten werden oben genannte Effekte als Handlungsvariationen oder habituelle Veränderungen wahrgenommen. Die betreffen alle Formen des leiblichen Interagierens mit der Umwelt (wozu auch therapeutische

Interventionen zählen). An der Art, wie ein Patient sich anders bewegt, anders musiziert, kommuniziert, plastiziert, wird oft erst bewusst – wiederum durch den Kontrast – wie es vorher war und was der Patient an Vermögen hinzugewonnen hat. Diese Effekte werden als komplexe Muster erkannt. So konnte am Beispiel der Gartentherapie (Eckardt und Kolbe, 2016, S. 185-196) gezeigt werden, dass dauerhaft veränderte Körperhaltungen bzw. sich in größeren Radien sicheres Bewegen im Außengelände einer Klinik therapeutisch wirksame Effekte sind.

Kommunizieren Therapeuten über solche Effekte, greifen sie oft auf typische Begriffe, Metaphern oder Charakterisierungen von Patienten zurück. Typische Beispiele sind: In der Schule „nicht als halbe Person behandelt werden wollen" (Völler-Manchini, 2016), „eine andere Welt betreten", um Stress abzuwehren (Berger, Bertram et al., 2016), „glücklich sein" durch das Plastizieren einer Kugel (Kleinrath & Bertram, 2016).

## 3.1 Leibliche Regsamkeit/Intenionalität

Das Beispiel von Pumplün & Bertram zeigt, dass das Maß an Intentionalität eine wichtige therapeutische Größe sein kann (2016): Die 18-jährige Patientin mit einer Ess-, Zwangs- und Entwicklungsstörung mit depressiven Episoden hatte zu erheblichen Teilen das Vermögen verloren, intentional an der Umwelt teilzunehmen. Sie agierte ängstlich/vermeidend, zog sich aus Beziehungen zurück, war schließlich nicht mehr schulfähig. Dieser Mangel an Intentionalität zeigte sich in der Art, wie die Patientin zunächst stoisch die Musik mitmachte, unfähig ihr Spiel zu variieren oder auf Impulse seitens der Therapeutin einzugehen (kein Tempowechsel, keine Phrasierung). Auf derartige Anforderungen reagierte sie schließlich durch Abbruch. Im Lauf der Therapie wurde sie zunehmend initiativer, variationsreicher und gelöster (reagierte auf Tempowechsel und lachte die Therapeutin an, wenn sie deren Impulse bemerkte).

Auch im Beispiel von Kolbe (2016) bildete die fehlgerichtete Intentionalität von Herrn Voss eine wichtige therapeutische Größe. Indem Pflegeschüler Axel Herrn Voss eine auf seine durch eine Schizophrenie veränderten Wahrnehmungsmuster abgestimmte Lebenswelt anbott ermöglicht er ihm einen sinnvollen Erfahrungsraum, der den Beginn eines gemeinsamen therapeutischen Prozesses darstellt und Herrn Voss ermöglicht, seine Symptome zu überwinden, eigenständig seine Umwelt gesundheitsfördernd zu gestalten und wieder an der sozialen Umwelt teilzunehmen.

Auch in der Psychotraumatherapie (Manchini, 2016) ging es unter anderem darum, die soziale Isolation zu verringern. Die Patientin hatte Angst vor Kontakten.

Die soziale Umwelt wirkte bedrohlich oder führte zu einem Fremdheitsgefühl. Die Patientin verfügte über keine Verhaltensmuster, mit denen sie an ihre Umwelt hätte anschließen können. In der Therapie lernt sie, Ereignisse neu (als nicht bedrohlich) zu interpretieren und anschlussfähige Gewohnheiten sozialer Interaktion (Intentionalität) zu entwickeln, ein anstrengender, Ich-geführter Prozess.

Dieses Vermögen mit (mehr) Initiative auf Anforderungen zu reagieren, zeigt sich in verschiedenen therapeutischen zusammenhängen auf je eigene Art. Zum Beispiel entwickelte die Patientin mit Brustkrebs durch den Beratungsprozess das Vermögen, selbst eine Entscheidung treffen zu können (Jensen & Bertram, 2016). Sie bat die Breast-Care-Nurse nicht mehr um deren Rat, sondern entschied sich am Ende selbständig für die Operation, eine Intention, die (Willens-) Kraft erforderte. Und auch im Fallbeispiel von Eckardt (Eckhardt und Kolbe, 2016, S. 185-196) entwickelte ein Patient ein neues Vermögen, das ihn dazu befähigt, einen Rasenmäher sicher zu bedienen, sich damit sicher im Raum des Außengeländes einer Klinik zu bewegen und einer komplexen Aufgabe nachzugehen: Rasenmähen.

Abgesehen von der gewachsenen Regsamkeit wird im Fall der Musiktherapie auch *Widerstand* (Pumplün & Bertram, 2016, S. 102-103) zu einem bedeutenden Phänomen. In diese Regsamkeit (wieder) zu kommen, wird zunächst als Zumutung empfunden. Erst mit wachsendem Vermögen stellt sich Freude ein (vergl. Kap. 4.2).

Weiterhin wird am Beispiel der Musiktherapie deutlich, dass im Sinn einer *Kopplung* die habituellen Veränderungen im Musizieren mit den Wandlungen im Sozialverhalten einhergingen. Die Veränderungen im Zusammenhang zwischen Ichbewusstsein und Leib (vertikale Kopplung im Sinn des ökologischen Modells) korrelierten mit Veränderungen im Zusammenhang zwischen Person und Umwelt (horizontale Kopplung). Intentionalität wuchs auf beiden Dimensionen, vertikal und horizontal.

Neben beziehungsweise vor dieser Stärkung intentionaler Prozesse kann Therapie zunächst auch der Bewusstmachung von Intentionalität dienen; so werden in der Psychotraumatherapie dissoziierte Bereiche der Person (z.B. Gefühle oder Erinnerungen, vergl. Mancini, 2016) behutsam neu für das Bewusstsein erschlossen. Hierdurch wird unkontrolliert und bisweilen bedrohlich wirkende Intentionalität wieder wahrnehm- und später beeinflussbar.

## 3.2 Lösen dysfunktionaler Zustände

Bestimmte habituelle Gewohnheiten des leiblichen Agierens im Wahrnehmen und Handeln ("Scholastik der Existenz", vergl. Merleau-Ponty, 1974, S. 94) lösen sich zugunsten eines aktuelleren Wirklichkeitsbezugs. Das kann zum Beispiel einen pathologischen Rededrang betreffen, sozialen Rückzug (vergl. Kolbe, 2016) oder eine Schonhaltung, die durch keinen organischen Befund mehr gerechtfertigt ist (vergl. Bertram 2005, S. 92). Heine verweist 2016 mit Bezug auf Bertram (2016, Kap. 3) auf vergleichbare Wirkungen infolge einer Klingenden Waschung, die sich unter dem Konzept „Lösen" subsumieren lassen. Er interpretiert „Lösen" als Reduktion „sympathikotoner Dominanz" sowohl auf der leiblich (Entspannung, Leichtegefühl, Schmerzlinderung) als auch der seelischen Ebene (Gelassenheit, Entlastung von Angst; vergl. Heine, 2016, Kap. 3). Da sich Indikatoren für „Lösen" auch als Wirkung zahlreicher anderer manueller Therapien zeigen (klassische Massage, Reiki, Therapeutic Touch u.a., vergl. Bertram 2005, Kap. 3.2), scheint es sich um einen Indikator für eine weitverbreiteten therapeutische Wirksamkeit zu handeln.

## 3.3    Einssein / Assoziationserleben

### 3.3.1    Einssein mit sich selbst Erleben

Heine konstatiert als Wirkung der Klingenden Waschung Reaktionsweisen, die als Indikatoren für „Wiedereinsein" (vergl. Bertram 2005, Kap. 5.2.2; Bertram, 2016, Kap. 3) gelten können. Im Zusammenhang mit den Rhythmischen Einreibungen nach Wegma/Hauschka (RhE) wurden solche Wirkungen als *Wiedereinsein* kategorisiert, die mit – meist überraschenden – Assoziationserlebnissen einhergehen. In der Regel machen diese Erlebnisse erst eine vorherige dissoziative Störung bewusst. Ein typisches Beispiel ist das einer brustamputierten Patientin am ersten postoperativen Tag: Infolge der RhE am Morgen hatte sie ein überraschend deutliches Gefühl beziehungsweise Gespür wieder ganz zu sein (Bertram, 2005, S. 138f). Eine Patientin mit Magersucht und autoaggressivem Verhalten schrieb über ihre Erfahrungen, es sei, „…als würde man bei der Einreibung eine Schutzhülle bekommen und die Wunden geheilt bekommen" (a.a.O., S. 78).

Ein ähnlicher Effekt wird auch von Heine beschrieben (2016, Kap. 3). Im Zusammenhang mit der klingenden Waschung kann es zu dem Erleben eines Empfindens kommen, das in der Kindheit sehr bewusst, später aber verschüttet war. Das können zum Beispiel Geborgenheit sein oder auch Respekt. Dieses Bewusstwerden eines Teils der eigenen Person, zu dem sie bis dahin keinen Bezug (mehr) hatte ist auch im Zusammenhang mit den Rhythmischen Einreibungen nach Wegman/ Hauschka bekannt: Nicht selten kommt Trauer über den Verlust eines geliebten Menschen infolge oder während einer Behandlung zum Durchbruch. Oft fließen dann auch Tränen (Bertram 2005, S. 132); das können durchaus Tränen der Erleichterung sein, endlich trauern zu können.

Auch im Rahmen der Craniosacraltherapie kann es zu entsprechenden Phänomenen kommen (Glasen & Bertram, 2016). In diesem Fall nahm die Patientin ihre körperliche Verfassung und ihre Bedürfnisse nur unzureichend war. In der Therapie erlebte sie, dass es „mal um sie geht" (a.a.O., S. 179). Sie hatte das Gefühl, dass die Therapie etwas „sortiert" (a.a.O., S. 176) in ihr und findet für dieses Erleben des Wiedereinsseins die Worte „frisch gepuzzelt" (a.a.O., S. 179).

Es ist nicht verwunderlich, dass gerade manuelle Therapien das Phänomen *Einssein* hervorrufen. Ist es doch der physische Körper, der hier berührt wird. Das führt zu Tasterlebnissen, die die Patienten durch das Erleben ihrer Körpergrenzen auf sich selbst verweisen. Nach Fuchs „... erzeugt der Tastsinn die erste Grenze: Die Sonderung von Leib und Nicht-Leib, Selbst und Nicht-Selbst. ... Der Tastsinn erweist die reflexive Struktur der Leiblichkeit, die dadurch zur Grundlage des Selbstbewusstseins wird" (2000, S. 109). Tasterlebnisse des Wassers, der Hände, des festen Bodens der Waschschüssel bei einem Fußbad haben also immer auch den Charakter, den Menschen auf sich selbst zurück zu führen.

### 3.3.2 Einssein mit der Welt Erleben

Das Erleben einer Einheit oder Ganzheit muss nicht beschränkt sein auf die vertikale Dynamik von Körper und Leib, Bewusstsein und Ich. Im Zusammenhang mit dem Plastizieren einer Kugel (Kleinrath & Bertram, 2016) können Patienten ein Evidenzerleben haben in Bezug auf die Einheit von Ich und Welt: Das Wesen der Kugel wird erlebt als Gestalt im Bewusstsein, nicht im Tasten (dort liegt sie nur als Oberfläche vor); es wird weiterhin erlebt als Vermögen, die Kugel selbst hervorbringen zu können; und es wird drittens – und gleichzeitig – erlebt als eine Wirklichkeit, die identisch im Bewusstsein und in der Welt existiert. Mit Fuchs (2010) gesprochen handelt es sich hier um das Erleben einer rigiden horizontalen Kopplung zwischen der Person und ihrer Umwelt, die ggf. zu Tränen rühren kann (Kleinrath & Bertram, 2016, S. 152).

### 3.3.3 Als Ganze Person wahrgenommen werden wollen

Das Gefühl/Gespür des Einseins kann das zutiefst entlastende und wohltuende Ergebnis der Wirksamkeit einer komplementären Intervention sein. Neben diesem „Angebotscharakter" des Einseins als Therapieeffekt existiert auch die andere Seite. Das ist das bewusste Erleben eines Bedarfs nach der Wahrnehmung der eigenen Ganzheit aus der Perspektive der Umwelt (Therapeuten): Der Patientin, die um die Entscheidung für oder gegen eine brusterhaltende Operation rang, war es wichtig von ihrer Breast Care Nurse als ganzer Mensch mit seiner körperlich-leiblichen, seelischen und biografischen Situation gekannt zu werden; nur aus diesem Grund brachte sie in das Gespräch noch einmal den schon häufiger besprochenen Suizid ihres Sohnes auch in das letzte entscheidende Beratungsgespräch ein (Jensen & Bertram, 2016). Sie will das nur gesagt haben, gewissermaßen der Vollständigkeit halber.

Larissa, das Krankenhausschulkind mit der Essstörung wollte „nicht als halbe Person wahrgenommen werden" (Völler-Manchini, 2016). Die Lehrer (und Eltern) sollen sie in exakt dem Maß fordern, welches ihr möglich war (und sie damit weder als Individuum missachten noch überbehüten). Dafür musste sie als ganze Person mit allen Potenzialen und Schwächen erkannt werden.

Herr Voss wollte als Mensch mit Symptomen einer Psychose anerkannt werden (Kolbe, 2016). Die Überbetonung bzw. einseitige Betrachtung seiner Symptome unter Ausblenden seiner individuellen biografischen Erfahrungen hatte dazu geführt, dass sich Herr Voss trotz mehrfacher Kontakt- und Therapieangebote auf keine therapeutische Beziehung bzw. keinen therapeutischen Prozess einlassen konnte. Erst ein Auszubildender, der sein professionelles Handeln sowohl auf Grundlage eines personalen (das heißt individuell und biografisch) als auch abstrakten (Symptome einer Krankheit und Umgebungsvariablen) Menschenbildes gründete, konnte Herrn Voss das Gefühl „als ganze Person wahrgenommen zu werden" vermitteln.

Auch dem Fall Voss lag der Wunsch zugrunde, als ganze Person wahrgenommen werden zu wollen (vergl. Kolbe, 2016). Psychisch kranke Menschen werden oft stigmatisiert, da sie aufgrund ihrer veränderten Wahrnehmungen anders handeln als gesunde Menschen (Haynert, 2012, S. 16). Die Anerkennung aller Aspekte einer Person bildet nicht nur das konstitutive Moment einer Beziehungsgestaltung auf Augenhöhe, sie ist auch die Voraussetzung dafür, dass sich Herr Voss als ganze Person anerkannt fühlte (Kolbe, 2016).

## 3.4    Re-Integration

In der Psychotraumatherapie (Manchini, 2016) ging es darum, dass (bedrohliche) Gefühle, Vorstellungen und Wahrnehmungen wieder aktiv (intentional, als Ich-leistung der dissoziierten Persönlichkeit) in das Erleben und Handeln integriert werden. Das Ziel ist, dass ein Patient von ihnen nicht (z.B. vegetativ oder affektiv) überwältigt wird, sondern diese Aspekte der Persönlichkeit bewusst handhaben lernt. Am gegebenen Beispiel erlebte die Patientin Fr. X sich als „abgeschnittene

Marionette" (a.a.O., S. 52), die an sich selbst und der Umwelt wieder intentional teilhaben lernen wollte. Sie sucht nach Wegen, wieder die Herrschaft zu übernehmen über ihren Leib (Schwindelattacken, Schlafstörungen, Körperflashbacks) und ihre Psyche (Angst, Depression, ständige Alarmbereitschaft). Den bewussten Zugang zu ihren Erlebnissen bahnte sich die Patientin in der Therapie mittels verschiedener Vehikel: Imaginierte und gemalte Bilder; später Bewegung. Das waren assoziative Prozesse, die vor allem dazu dienen, das Kontinuum der eigenen Identität erlebbar und damit selbstbewusste Steuerung wieder möglich zu machen.

Die Psychotraumatherapie kann im Sinn des ökologischen Modells therapeutischer Prozesse als Top-Down-Strategie zur Kopplung dissoziierter Wesensbestandteile der Patientin bezeichnet werden. Teile der Umwelt, des Körpers, des Leibes und des Bewusstseins werden durch das Selbst (re-) integriert, so dass die Patientin sich (wieder) als ganzer Mensch mit eigener Identität (im zeitlichen Kontinuum) erleben und steuern kann. Im Vergleich zu der Patientin, die nach der Brustamputation ein Erleben von Ganzsein bzw. Unversehrtheit trotz körperlicher Traumatisierung durch eine Rhythmische Einreibung erfuhr (Bertram, 2005, S. 138), also eine Bottom-Up-Wirkung, ist es hier genau umgekehrt. Therapie wird in diesen beiden Fällen also wirksam, indem sie direkt an der traumatisierten Ebene, dort dem Selbst, hier dem Körper ansetzt.

Wie durch gezielte, individuelle Milieutherapie eine Reintegration gestörter visueller Wahrnehmung erfolgen kann zeigt, das Beispiel von Herrn Voss und Pflegeschüler Axel. Durch Kontrastbildung in Form von farbigen Untergründen und sich davon abhebenden Gebrauchsgegenständen, wie z.B. Teller und Tassen, schafft Axel es, für Herrn Voss ein Mikromilieu zu gestalten, welches dieser für Alltagshandlungen, in diesem Fall seine Mahlzeiten, nutzen kann. Axel leistete dies unter Berücksichtigung der Wahrnehmungsgesetze. In jedem Augenblick wird durch unser visuelles System eine Vielzahl von Informationen, die für die Wahrnehmung der Umwelt von Bedeutung sind, analysiert. Dazu gehören Farbe, Form und Struktur u.v.m. Die visuelle Informationsverarbeitung besteht darin festzulegen, welche Merkmale und welche möglichen Objekt zusammengehören. Um Objekte identifizieren und von anderen Objekten abgrenzen zu können, ist es von entscheidender Bedeutung, dass die Relationen zwischen den Merkmalen der einzelnen Objekte bestimmt werden. Erst aufgrund einer solchen Merkmalsbildung erfolgt die Abgrenzung zusammengehörender Bildbereiche, Bilder werden segmentiert. Axel hatte diesen Prozess durch die Gestaltung von Kontrastflächen für Herrn Voss ermöglicht (Kolbe, 2016).

## 3.5    Raumerleben

In der Eurythmietherapie (Bertram, Berger et al., 2016) zeigte sich, dass ein Teil der Teilnehmenden den Erfolg der Therapie zur Stressreduktion mit dem Erleben von Räumlichkeit assoziierte. Vermutlich waren es vordringlich diejenigen Teilnehmenden, die ihren Stress eher auf Umweltfaktoren (z.b. Familie oder Beruf) zurückführten, die realisierten, dass sie diesen Belastungen ausweichen konnten, indem sie mental „einen anderen Raum betraten". Die Therapie verschaffte ihnen offenbar die Möglichkeit, die relativ rigide Kopplung zwischen ihnen (Person) und (stressender) Umwelt aufzuheben. Sie gingen willkürlich „in eine andere Welt" (a.a.O., S. 35). Die Eurythmietherapie half ihnen, ihre Intentionalität bewusst auf das Ziehen einer mentalen Grenze zu richten. Und dahinter, jenseits der stressenden Umwelt, tat sich ein „Ruheraum" auf (a.a.O., S. 35). Dieser bewusst vollzogene habituelle Wechsel in einen anders intentionalen Bezug zur Welt (als dem im Modus der Stresswahrnehmung) macht bewusst, wie die Person selbst Teil der Stressursache ist und dass sie diese Kopplung von Wahrnehmen und Handeln im Modus des Stresses zumindest partiell aufheben kann.

Im unflektierten Alltag sind Umwelt und Person rigide gekoppelt, „verklebt" wie v. Weizsäcker 1973 sagt (S. 73). Die Eurythmietherapie eröffnete offenbar die Möglichkeit, die Umwelt und vor allem den Modus, in dem sie individuell wahrgenommen wird, bewusst zu erleben. Und sie macht bewusst, dass es Alternativen gibt, gewissermaßen alternative „Wahlintentionalitäten" mit der Umwelt zu interagieren. Diese Intentionalitätsalternativen sind ebenso wenig willkürlich wie zwingend. Es sind Wahrnehmungsofferten im Raum des Möglichen, genau so, wie ein grafisch dargestellter Quader auf zwei verschiedene Arten wahrgenommen werden kann (Bertram & Kolbe, 2016, S. 11). Beide sind richtig beziehungsweise wahr.

So wie diese Umwelt und der individuelle Bezug zu ihr bewusst werden, wird sie offenbar als Raum erlebt. Und es wird bewusst, dass aus verschiedenen Räumen gewählt werden kann. Therapieerfolg war hier also das Bewusstwerden des Vermögens zum Betreten eines anderen Raumes, indem der gleiche materielle Raum intentional anders wahrgenommen wird. Dieser andere Raum ist noch immer objektive Umwelt, offenbart aber einen anderen subjektiven Ausschnitt von und Zugang zu ihr. Mit von Uexküll gesprochen erschließen sich Personen neue Umwelten, indem sie intentional neue miteinander gekoppelte Merk- und Wirkmale identifizieren (vergl. S. 4).

Auch im Plastizieren kann es zu einem Raumerleben kommen (Kleinrath & Bertram, 2016). Hier betrifft es das Erleben der geometrischen Gestalt der Kugel. Genau genommen wird der nicht sichtbare Hohlraum beziehungsweise sein Zent-

rum während des Prozesses erlebt. Das teils fast nur traumbewusste Klopfen und
Drücken der Oberfläche orientiert sich an den Radien um das mehr gespürte als
vorgestellte Zentrum. Die Länge dieser Radien beschränkt das Klopfen und Drücken wodurch physisch aus Tonklümpchen eine Kugel entsteht. Patienten, die sich
darauf einlassen, kann in diesem Prozess bewusst werden, dass das Vermögen zu
diesem objektiven (Kugel-) Prozess Teil ihrer subjektiven Persönlichkeit ist. Sie erleben die Kongruenz von Ich und Welt, Subjekt und Objekt, sie erleben sich als Teil
der Welt. Dass das für Patienten – beispielsweise mit einer dissoziativen Störung
– ein fundamentales Erlebnis ist, das zu Tränen rühren kann, liegt auf der Hand.

Im Beitrag von Abel-Wolf wird deutlich, dass die Schule und der Unterricht
in einer forensisch-psychiatrischen Klinik sowohl in Form eines materiellen als
auch geistigen Raumes therapeutische Wirkung haben können (Abel-Wolf, 2016,
S. 197). Der Erwerb und die Entwicklung subjektiver Schemata, die einen gesellschaftlichen Charakter haben, werden durch den sozialen Raum, die Selektivität von Informationen und die Unterrichtsdidaktik und -methodik geprägt (ebd.).
Die Möglichkeit, andere Räumlichkeiten aufsuchen, und damit verbunden andere
Reize aufnehmen und andere Rollen einnehmen zu können, ist eine wichtige therapeutische Erfahrung für forensisch untergebrachte Patienten. Der Raumwechsel
stellt nicht nur eine Erweiterung ihrer Freiheits- und Bewegungsgrade dar. Er erst
ermöglicht es, in ein anderes Milieu als das einer Station einzutauchen und andere
Gedanken zu entwickeln.

## 3.6    Entscheiden können

Glasen und Bertram (2016) identifizierten als ein Phänomen für Wirksamkeit im
Zusammenhang mit der Craniosacraltherapie „Sich-Spüren und Sortieren" (S. 176).
Gemeint ist damit ein Entdecken der eigenen Verfassung und der eigenen Bedürfnisse, gefolgt von dem Vermögen, im Getriebe des Alltags Entscheidungen treffen
zu können, statt ihm ausgeliefert zu sein.

Im Zusammenhang mit den Rhythmischen Einreibungen nach Wegman/
Hauschka (Bertram, 2005, Kap. 5.2.3; Bertram 2016, Kap. 3) wurden viele Indikatoren identifiziert für das Phänomen „Neuvermögen", welches die neuerworbene
Bereitschaft und Fähigkeit indiziert, sich für oder gegen eine Therapie entscheiden, ein Problem neu interpretieren, ein Gefühl anders erleben zu können. Dieses Vermögen wird immer erlebt als ein Heraustreten aus dem allgegenwärtigen
Schatten der „Scholastik der Existenz" (Merleau-Ponty, 1974, S. 108), des gewohn-
heitsmäßigen Praktizierens eines Gedankens, einer Tat, eines Gefühls.

In dem psychotraumatherapeutischen Fallbeispiel (Manchini, 2016) fühlte sich die Patientin der Möglichkeit selbstgesteuerten Handelns beraubt, wie eine „abgeschnittene Marionette" (a.a.O., S. 52). Sie hatte die Fäden nicht in der Hand, wurde vielmehr überwältigt von Ereignissen in ihrer Umwelt und der Art, wie sie seelisch und körperlich drauf reagierte. Unter der Therapie konnte sie schließlich entscheiden, ein „lebendiger Mensch" werden zu wollen (a.a.O., S. 52). Das war die Grundlage für den mehrjährigen Therapieverlauf, in dem die Therapeutin verschiedene Angebote machte. Dazu zählten Imaginationen, Zeichnen von Bildern und bewegungstherapeutische Ansätze. Selbstbewusste Akteurin in diesen Therapien war die Patientin. Sie bestimmte das Maß und die Grenzen dessen, was gerade möglich war. Die Therapie ist also einerseits konsequent auf Partizipation angelegt und trainiert andererseits diese Möglichkeit zum selbstgesteuerten Handeln.

## 4    Merkmale

Die oben beschriebenen Wirksamkeitsphänomene zeichnen sich durch eine Reihe gemeinsamer Merkmale aus. Folgende konnten identifiziert werden.

### 4.1    Einleibung der Effekte

In der Fallbeschreibung aus der Psychotraumatherapie (Manchini, 2016) wird deutlich, wie die Patientin mit der imaginierten „Kiste der bedrohlichen Gefühle" (S. 53) ein Therapeutikum an der Hand hat, das es ihr erlaubt, den notwendigen Abstand zu ihren Traumatisierungen herzustellen. Was zu einer Zeit nicht bearbeitet werden kann, bleibt in der Kiste verschlossen. Alternierend sucht die Patientin die Kiste in ihrer Vorstellung auf und spürt ab, mit welcher Hilfe sie sich an die Bearbeitung des Inhalts machen kann. Die imaginierte und zweimal gezeichnete Kiste ist zu einer Ressource geworden, auf die bei Bedarf wohldosiert zurückgegriffen werden kann.

Dieser Effekt kann mit Bezug auf Böhme (2003) als „Einleibungseffekt" bezeichnet werden. So wie das Bewusstsein sich bei dem Einsatz eines physischen Werkzeugs an der Spitze dieses Werkzeugs befindet (die Schneide des Messers, die Spitze der Kugelschreibermine, das Autoreifenprofil auf regennasser Straße; vergl. Bertram & Kolbe, S. 17), ist es hier nach innen gerichtet. Die Kiste wird eingeleibt insofern sie mittels des fungierenden Leibes intendiert wird. Es spielt keine Rolle, ob ein Werkzeug physisch oder mental existent ist; wichtig ist, ob sein Gebrauch funktioniert und Routine werden kann.

Im Fall der Eurythmietherapie (Bertram, Berger et al. 2016) haben wir es besonders deutlich mit einem Einleibungseffekt zu tun: Das Betreten der „anderen Welt" um sich von Stressoren zu distanzieren, funktioniert nach der Therapie auch ohne die eurythmischen Übungen; allein das Erinnern der Sprache und Bewegungen ist hinreichend um den gleichen Effekt zu erzeugen wie die Therapie selbst.

## 4.2 Widerstand

Das Bahnen neuer intentionaler Muster kann als Anstrengung wahrgenommen werden und Widerstand auslösen. Am deutlichsten wird das in dem Beitrag von Pumplün und Bertram (2016). Zunächst spricht die Patientin sehr sparsam, bewegt sich zurückhaltend im Raum. Beim Musizieren ist sie zögerlich, lässt sich kaum auf Veränderungen ein, bricht eher ab. Später verzögert sie in solchen Situationen ihr Spiel. Erst langsam tastet sie sich lauschend in die Dynamik der Musik, beginnt schließlich Initiative zu übernehmen. In dem Maß, wie ihr das gelingt, schwindet auch ihr Missmut. Sie beginnt Blickkontakt aufzunehmen und lächelt der Therapeutin zu. Es macht den Eindruck, als hätte sie eine Strapaze hinter sich wie nach einem Muskelaufbautraining in der Krankengymnastik.

Das Bahnen neuer intentionaler Muster ist Training gegen einen Widerstand. Dieser kann zu Therapieabbruch oder Therapieverweigerung führen. Alle komplementären Therapien, die die Partizipation der Patienten erfordern, können zu diesem Widerstand führen. Wenn Studienteilnehmer bei der Eurythmietherapie von „albernem Rumgeschwinge" sprechen (Bertram, Berger et al., S. 34), eine Teilnehmerin nach der Plastiziertherapie abschätzig schreibt: „Wir haben eine Kugel geklopft, na toll!?" (Kleinrath & Bertram, 2016, S. 146), kann auch die Scheu mitschwingen, sich in dieser ungewohnten Aktivität vor anderen zu exponieren. Deutlich wird aber auch, dass Partizipation Engagement erfordert und gegebenenfalls recht anstrengend werden kann. Durch Anstrengung entwickeln sich schließlich erst die Therapieeffekte.

## 4.3 Wissen, was gut ist

Der Einsatz Komplementärer Verfahren folgt oft nicht einer vorab planbaren Strategie. Therapeuten sind gut beraten und werden erfolgreich, wenn sie selbst hinlauschen, wie Wirksamkeit sich einstellt. Und sie räumen ihren Patienten diagnostische Kompetenz ein. Im Fall der Psychtraumatherapie nutzte die Patientin beispielsweise ihre „Kiste" zur Aufbewahrung ihrer Verletzungen (Manchini,

2016, S. 53). Und sie entschied, welches Trauma daraus sie weiter bearbeiten wollte und auf welche Art – weil sie am besten einschätzen konnte, was sie aushielt. Auch Larissa konnte sehr genau sagen, welcher Hilfe sie von ihren Lehrern bedurfte (Völler-Manchini, 2016). Hier wurde versäumt, ihr ordentlich zuzuhören und ihre Gewichtsschwankungen und schließlich auffällige Magersucht wahrzunehmen. Hätte der Austausch zwischen Lehrern, Eltern und Larissa rechtzeitig begonnen, wäre der Krankenhausaufenthalt mit großer Wahrscheinlichkeit nicht erforderlich geworden. Die schulischen Anforderungen hätten differenziert auf sie abgestimmt werden können. Sie erwartete weder pauschale Schonung noch undifferenzierte Anforderung sondern konnte sehr genau sagen, wessen sie gewachsen war und was sie brauchte um mit ihrer Krise fertig zu werden.

Die um die Entscheidung für oder gegen eine brusterhaltende Operation ringende Patientin spürte mehr als dass sie wusste wessen sie bedurfte um zu einer Entscheidung kommen zu können (Jensen & Bertram, 2016). Die Breast-Care-Nurse machte ihr zahlreiche Angebote, die helfen, die postoperative Situation möglichst realistisch antizipieren zu können. Dazu zählen ebenso das Kennenlernen der Materialien wie helfende Gespräche, die Vermittlung einer Selbsthilfegruppe wie das Reflektieren des individuellen Sicherheitsbedürfnisses. Den Beratungsprozess steuerte die Patientin allerdings selbst, indem sie sich aus der vielfältigen Palette der Beratungsangebote das für sie erforderliche heraussuchte. Dazu gehörten Elemente, die für die meisten Patientinnen wichtig sind wie zum Beispiel das Kennenlernen der Silikonprothese; und es zählten sehr persönliche Aspekte dazu, wie das mehrmalige Gespräch über den Selbstmord des Sohnes. Hiermit legte die Patientin selbst die Basis für das Vertrauen in die Klinik, die Mitarbeiterinnen und die Breast-Care-Nurse, das es ihr ermöglichte selbst eine tragfähige Entscheidung treffen zu können.

## 5      Bedingungen

### 5.1      Milieu und Affordanz

Affordanz (Kramer, 2016) ist im Zusammenhang mit dem vorliegenden ökologischen Modell ein fruchtbares Konzept, weil es die andere Seite der Intentionalität beschreibt. Es sind die sehr komplexen Umweltbedingungen, die als Milieu im weitesten Sinn bei Menschen eine je bestimmte Art leiblichen Agierens auslösen. Zu dieser Umwelt zählen das Setting einer therapeutischen Einrichtung, eines Krankenzimmers, die Art, wie die Wände gestaltet sind und viele Ausstattungsmerkmale mehr. Es zählen der Einsatz von Hilfsmitteln, das Handling der Pflegenden und Therapeuten dazu, ihre Art zu kommunizieren, ihr ganzer Habitus. Die je spezifische Komposition dieser Umweltreize triggert ein komplexes leibliches Reaktionsmuster. Das ist zum Beispiel auch der Hintergrund des Konzepts der *Pflegerischen Gesten*: Eine bestimmte Haltung erzeugt eine bestimmte Resonanz (vergl. Heine 2016).

Es ist das vorbewusste leibliche Spüren, welches im Sinn der Person-Umwelt-Kopplung habituell angelegte Muster des leiblichen Agierens aktiviert. Diese Wirkung des therapeutischen Gesamtsettings kann unter Umständen sogar auf die Mitpatienten übergreifen. So passiert es regelmäßig, dass infolge einer Rhythmischen Einreibung nach Wegman/Hauschka nicht nur die behandelte Patientin einschläft. Eine Kollegin berichtete: „... also durch diese intensive Konzentration entsteht ja eine Ruhe im Raum und wenn ich dann herumschaue, dann reagieren die Mitpatienten; irgendwann fällt das Buch weg und sie atmen tiefer und irgendwann dösen die auch ein" (Bertram, 2005, S. 119). Von ähnlichen Erfahrungen berichtet auch Heine in diesem Buch. Erstmals beschrieben wurde dieses Phänomen durch Max Scheler (1948). Er nannte es „Gefühlsansteckung". An dieser Stelle lässt sich nur konstatieren, dass die durch ein therapeutisches Setting ausgelösten Affordanzen ein bisher unzureichend erforschtes Feld sind. Hier verbirgt sich sicher noch ein großes Potential, Therapieprozesse besser verstehen und lenken zu können.

## 5.2 Sinnlichkeit

Teils implizit, teils explizit verweisen zahlreiche Beiträge in diesem Buch auf die Bedeutung der Sinne für therapeutische Interventionen. Die Rhythmischen Einreibungen nach Wegman/Hauschka lösen therapeutische Effekte über die rhythmisch gestaltete Berührung der Haut aus (Layer, 2016). Ähnlich verhält es sich mit der Körperpflege (Heine, 2016). Auch die Kunsttherapien sprechen gleichzeitig das Gestaltungsvermögen und die Sinneswahrnehmung der Patienten an. Diese Einheit von Wahrnehmen und Handeln wurde zum Beispiel in den Beiträgen von Pumplün und Bertram (2016) zur Musiktherapie oder von Kleinrath und Bertram (2016) zum Plastizieren einer Kugel deutlich. Hören und Spielen, Tasten und Drücken/Klopfen bilden eine Einheit. Wahrnehmen und Tun sind die beiden Seiten menschlichen Vermögens zur Teilhabe an der Umwelt.

In diesem Sinn hat jede Begegnung zwischen therapeutisch Tätigem und Patienten therapeutische Bedeutung; immer löst sie leibliche Resonanz aus. Das machen nicht zuletzt die empirischen Untersuchungen zum Embodyment deutlich (vergl. Bertram & Kolbe, 2016; Storch, Cantieni et al., 2011). Diesem unterbewussten Einfluss des Milieus, der Kommunikation und Interaktion können Patienten sich nicht entziehen. Im besten Fall wirkt er heilsam.

## 6    Ein Schlusswort

Dieses Kapitel verfolgte das Ziel, eine Brücke zum dem einleitenden Beitrag über das ökologische Modell therapeutischer Prozesse zu schlagen (Bertram & Kolbe, 2016). Diese Brücke besteht aus dem empirischen Material, das therapeutisch arbeitende Kollegen, meist in Form von Fallbeschreibungen, beigetragen haben und seiner Analyse. Mit Genugtuung können wir feststellen, dass das ökologische Modell therapeutischer Prozesse, als Heuristik eingesetzt, in vielen Fällen Beschreibungs-, oft auch Erklärungspotential besitzt. Es hilft, die vielfältigen Erfahrungen zu ordnen und Zusammenhänge zwischen ihnen sichtbar zu machen. Darüber hinaus hat die Anwendung des Modells explizite Formulierungen bislang implizit beobachteter Phänomene und Indikatoren ermöglicht und verweist damit auf eine Möglichkeit, eine gemeinsame Sprache für therapeutische Prozesse und ihre Wirksamkeit bilden zu können. Auf jeden Fall konnte das Modell aber um neue und wichtige Phänomene und ihre Merkmale und Bedingungen erweitert werden.

Jetzt am Ende soll aber auch nicht versäumt werden, noch einmal darauf zu verweisen, was überhaupt der therapeutische Nutzen ist, wenn ein Patient sich *ganz fühlt, Lösung* erfährt, *sich einen neuen Raum erschließt*, sich als *eins mit der Welt* erlebt oder am *Widerstand* neues Vermögen entwickelt. All das hätte keine gesundheitliche Bedeutung, wenn es nicht schließlich auch körperliche Korrelate wären, die mit diesen Phänomenen einhergingen. Diese Korrelate sind die Wirkungen des Vegetativums, des Immunsystems, des Herz-Kreislaufsystems und des Hormonsystems. Als Teil der Person sind sie vertikal gekoppelt mit den drei weiteren Ebenen. Eine integrative Therapie zur Unterstützung salutogener autopoetischer Prozesse sollte diese vier Ebenen intendieren: Den Körper und den Leib, seelische Prozesse und die Potentiale des Selbst. Sie sollte anstreben, Zusammenhänge zwischen ihnen aufzudecken und zu kommunizieren, anstatt in den oft engen Grenzen disziplinärer Foci zu verharren. Dafür sind Begriffe erforderlich, die auch interdisziplinär verstanden werden können. Die in diesem Kapitel vorgestellten Phänomene und Indikatoren könnten dafür ein erster Schritt sein.

Und auch eine forschende Komplementärmedizin sollte lernen, mehrdimensional zu arbeiten und zu denken. Das bedeutet 1. Die körperlichen/physiologischen Indikatoren der Wirksamkeit integrativer Verfahren zu benennen und zu messen. 2. Die komplexen Phänomene zu beschreiben, die Auslöser dieser Wirksamkeit sind. Zu dieser Komplexität gehören Körper und Leib, Bewusstsein und Selbstbewusstsein sowie die Umwelt. Je mehr davon verstanden werden wird, desto präziser werden Indikationen gestellt und die richtige Therapiewahl getroffen werden können. Zu diesem Verständnis will vorliegender Band einen Beitrag leisten.

---

# 7 Literatur

Abel-Wolf, T. (2016). „Ich lerne, also wachse" – Zur Wirksamkeit schulischer Bildung in der Forensischen Psychiatrie. In M. Bertram & H. J. Kolbe (Hrg.), Dimensionen theraoeutischer Prozesse. Ein ökologisches Modell. Wiesbaden: Springer VS.

Grüny, C. (2004). *Zerstörte Erfahrung. Eine Phänomenologie des Schmerzes.* Würzburg: Königshausen & Neumann

Behrens, J., & Langer, G. (2006). *Evidence-based nursing and caring: interpretativ-hermeneutische und statistische Methoden für tägliche Pflegeentscheidungen* (2. Aufl.). Pflegeforschung, Pflegepraxis. Bern: Huber.

Bertram, M. (2005). *Der Therapeutische Prozess als Dialog: Strukturphänomenologische Untersuchung der Rhythmischen Einreibungen nach Wegman/Hauschka.* Berlin: Pro Business.

Bertram, M. (2016). Rhythmische Einreibungen nach Wegman/Hauschka – Forschungsmethoden und -ergebnisse. In M. Bertram & H. J. Kolbe (Hrg.), *Dimensionen therapeutischer Prozesse in der integrativen Medizin. Ein ökologisches Modell.* Wiesbaden: Springer VS.

Bertram, M., & Kolbe, H. J. (2016). Entwurf eines ökologischen Modells therapeutischer Prozesse. In M. Bertram & H. J. Kolbe (Hrg.), *Dimensionen therapeutischer Prozesse in der integrativen Medizin. Ein ökologisches* Modell (S. 1 – 28). Wiesbaden: Springer VS.

Bertram, M., Berger, B., Kanitz, J., Pretzer, K., & Seifert, G. (2016). „ … wie wenn man einen leeren Raum betritt": Effekte der Eurythmietherapie auf die Stresswahrnehmung im Vergleich zu einer sportlichen Intervention aus Sicht der Probanden. In M. Bertram & H. J. Kolbe (Hrg.), *Dimensionen therapeutischer Prozesse in der integrativen Medizin. Ein ökologisches Modell* (S. 29-44). Wiesbaden: Springer VS.

Bienstein, C., & Fröhlich, A. (2012). *Basale Stimulation in der Pflege: Die Grundlagen* (7. Aufl.). Verlag Hans Huber, Programmbereich Pflege. Bern: Huber.

Böhle, F., Brater, M., Maurus, A. (1997). *Pflegearbeit als situatives Handeln. Pflege, 10,* 18-22.

Böhme, G. (2003). *Leibsein als Aufgabe: Leibphilosophie in pragmatischer Hinsicht.* Die Graue Reihe: Vol. 38. Zug/Schweiz: Die Graue Edition.

Eckardt, R. (2016). Der therapeutische Rasenmäher. Die Wirksamkeit von gartentherapie im Außengelände einer forensischen Psychiatrie. In M. Bertram & H.J. Kolbe (Hrg.), *Dimensionen therapeutischer Prozesse in der integrativen Medizin. Ein ökologisches Modell.* Wiesbaden: Springer VS.

Elsbernd, A., & Glane, A. (1996). *Ich bin doch nicht aus Holz: Wie Patienten verletzende und schädigende Pflege erleben. Pflegeforschung.* Berlin: Ullstein Mosby.

Fuchs, T. (2000). *Leib, Raum, Person: Entwurf einer phänomenologischen Anthropologie.* Stuttgart: Klett-Cotta.

Fuchs, T. (2010). *Das Gehirn – ein Beziehungsorgan: Eine phänomenologisch-ökologische Konzeption* (3. Aufl.). Stuttgart: Kohlhammer.

Glasen, M., & Bertram, M. (2016). „Frisch gepuzzelt – richtig sortiert, dass es wieder so passt" Einzelfallbetrachtung aus der Craniosakraltherapie. In M. Bertram & H. J. Kolbe (Hrg.), *Dimensionen therapeutischer Prozesse in der integrativen Medizin. Ein ökologisches Modell.* Wiesbaden: Springer VS.

Göbel, T. (1982). *Die Quellen der Kunst: Lebendige Sinne und Phantasie als Schlüssel zur Architektur.* Dornach/Schweiz: Philosophisch-Anthroposophischer Verlag.

Grüny, C. (2004). *Zerstörte Erfahrung. Eine Phänomenologie des Schmerzes.* Würzburg: Königshausen & Neumann

Heine, R. (2016). Die „Klingende Waschung" – Eine Interpretation ihrer dialogischen Wirkung. In M. Bertram & H. J. Kolbe (Hrg.), *Dimensionen therapeutischer Prozesse in der integrativen Medizin. Ein ökologisches Modell.* Wiesbaden: Springer VS.

Hildebrandt, G., Lehofer, M., & Moser, M. (1998). *Chronobiologie und Chronomedizin: Biologische Rhythmen ; medizinische Konsequenzen.* Lernen & fortbilden. Stuttgart: Hippokrates.

Hildebrandt, G., Moser, M., & Lehofer, M. (2013). *Chronobiologie und Chronomedizin: Biologische Rhythmen Medizinische Konsequenzen* (2. Aufl.). Weiz: Human Research.

Husserl, E., & Ströker, E. (1995). *Cartesianische Meditationen: Eine Einleitung in die Phänomenologie* (3. Aufl.) Philosophische Bibliothek: Vol. 291. Hamburg: Felix Meiner.

Jensen, A., & Bertram, M. (2016). Wie soll ich mich entscheiden? – Ein Fall aus der Praxis einer Breast Care Nurse. In M. Bertram & H. J. Kolbe (Hrg.), *Dimensionen therapeutischer Prozesse in der integrativen Medizin. Ein ökologisches Modell.* Wiesbaden: Springer VS.

Kelle, U., & Kluge, S. (2010). *Vom Einzelfall zum Typus: Fallvergleich und Fallkontrastierung in der qualitativen Sozialforschung* (2. Bd.). Wiesbaden: VS, Verlag für Sozialwissenschaften.

Kleinrath, U., & Bertram, M. (2016). Ich habe eine Kugel gemacht und war glücklich – Die Kugel als Aufgabenstellung in der Kunsttherapie. In M. Bertram & H. J. Kolbe (Hrg.), *Dimensionen therapeutischer Prozesse in der integrativen Medizin. Ein ökologisches Modell.* Wiesbaden: Springer VS.

Kolbe, H. J. (2016). Milieu ist das was wirkt und als wirksam erlebt wird. In M. Bertram & H. J. Kolbe (Eds.), *Dimensionen therapeutischer Prozesse in der integrativen Medizin. Ein ökologisches Modell.* Wiesbaden: Springer VS.

Kramer, M. (2016). Gestaltung therapeutischer Settings – Möglichkeiten der Milieutherapie. In M. Bertram & H. J. Kolbe (Hrg.), *Dimensionen therapeutischer Prozesse in der integrativen Medizin. Ein ökologisches Modell.* Wiesbaden: Springer VS.

Layer, M. (2016). Sich auf der Erde Zuhause fühlen – Rhythmische Einreibungen nach Wegman/Hauschka. In M. Bertram & H. J. Kolbe (Eds.), *Dimensionen therapeutischer Prozesse in der integrativen Medizin. Ein ökologisches Modell* (S. 155-168). Wiesbaden: Springer VS.

Mancini, A. (2016). Das Gefühl, dass es da etwas Eigenes, einen unverwechselbaren inneren Kern gibt – Ein Fall aus der Psychotraumatherapie. In M. Bertram & H. J. Kolbe (Hrg.), *Dimensionen therapeutischer Prozesse in der integrativen Medizin. Ein ökologisches Modell.* Wiesbaden: Springer VS.

Merleau-Ponty, M., & Boehm, R. (1974). *Phänomenologie der Wahrnehmung* (Photomech. Nachdr.). Berlin: De Gruyter.

Pumplün, K., & Bertram, M. (2016). : Wieder teilhaben können – Musiktherapie in der Jugendpsychiatrie. In M. Bertram & H. J. Kolbe (Hrg.), *Dimensionen therapeutischer Prozesse in der integrativen Medizin. Ein ökologisches Modell*. Wiesbaden: Springer VS.

Scheler, M. (1948). *Wesen und Formen der Sympathie* (5. Aufl.). Frankfurt a.M.: Schulte-Bulmke.

Schreier, M. (2014). *Varianten qualitativer Inhaltsanalyse. Ein Wegweiser im Dickicht der Begrifflichkeiten*. Zugriff am 17. August 2014 unter www.qualitative-research.net/index.php/fqs/article/viewFile/2043/3636

Schulz von Thun, F. (2001). *Störungen und Klärungen: Allgemeine Psychologie der Kommunikation* (2001st ed.). Rororo: Vol. 61151. Reinbek bei Hamburg: Rowohlt.

Storch, M., Cantieni, B., Hüther, G., & Tschacher, W. (Hrg.). (2011). Embodiment: *Die Wechselwirkung von Körper und Psyche verstehen und nutzen ; mit Ergänzungskapitel „Embodiment im Zürcher Ressourcen Modell (ZRM)"* (2. Aufl.). Bern: Huber.

Völler-Mancini, A. (2016). „Ich möchte nicht als halbe Person behandelt werden" – Das pädagogisch-therapeutische Arbeitsbündnis als diagnostisches Potenzial im Krisenfall. In M. Bertram & H. J. Kolbe (Eds.), *Dimensionen therapeutischer Prozesse in der integrativen Medizin. Ein ökologisches Modell*. Wiesbaden: Springer VS.

Weizsäcker, V. v. (1973). *Der Gestaltkreis: Theorie der Einheit von Wahrnehmen und Bewegen*. [Frankfurt a. Main]: Suhrkamp.

The manufacturer's authorised representative in the EU is Springer Nature Customer Service Centre GmbH, Europaplatz 3, 69115 Heidelberg, Germany. If you have any concerns regarding our products, please contact ProductSafety@springernature.com

Printed and bound by CPI Group (UK) Ltd, Croydon, CR0 4YY

27/04/2026
02097614-0004